关爱的专业化

——护士工作的质性研究

马冬玲◎著

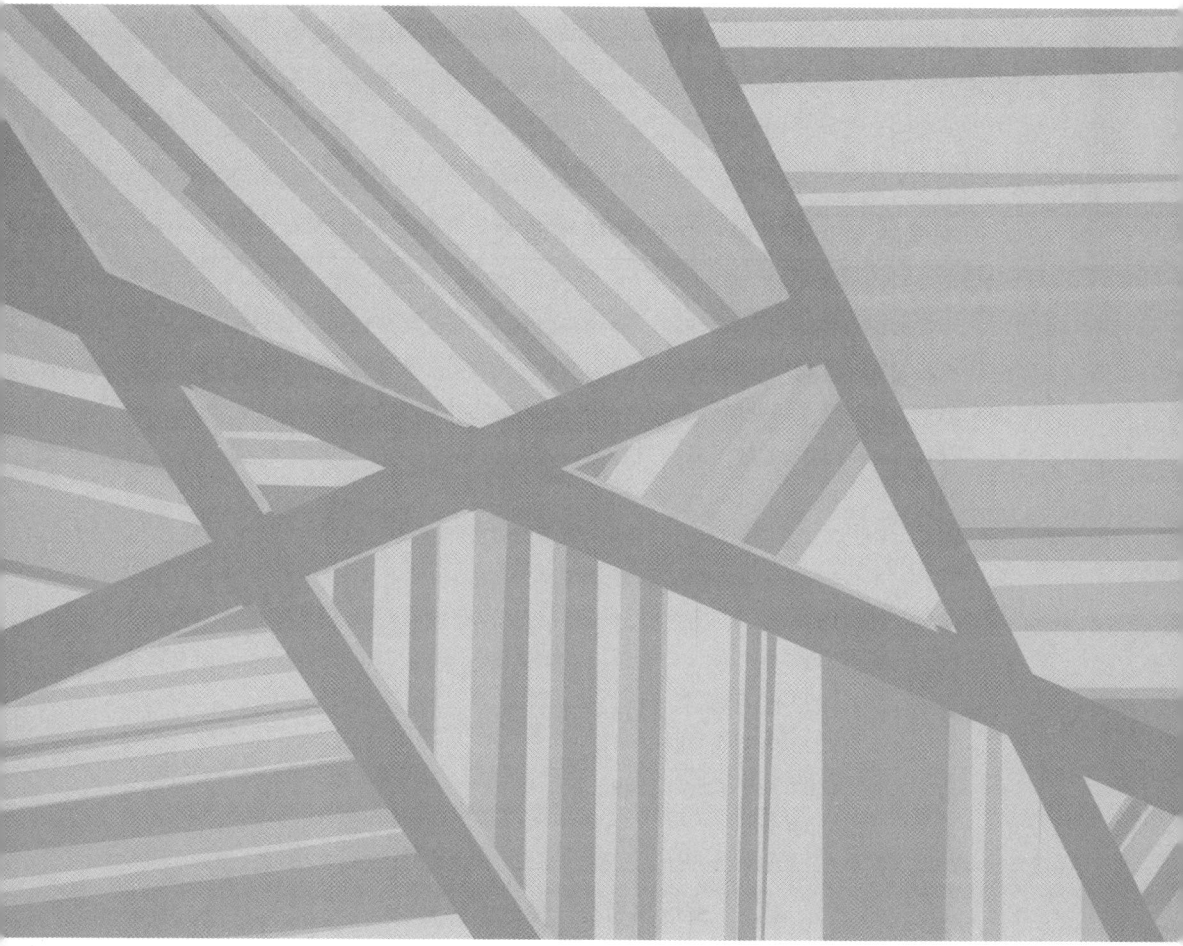

九州出版社
JIUZHOUPRESS

图书在版编目（CIP）数据

关爱的专业化：护士工作的质性研究/马冬玲著
.—北京：九州出版社，2021.10
ISBN 978-7-5225-0693-7

Ⅰ. ①关… Ⅱ. ①马… Ⅲ. ①护理学—研究 Ⅳ.
①R47

中国版本图书馆CIP数据核字（2021）第241499号

关爱的专业化：护士工作的质性研究

作　　者	马冬玲　著
责任编辑	黄明佳　沧　桑
出版发行	九州出版社
地　　址	北京市西城区阜外大街甲35号（100037）
发行电话	（010）68992190/3/5/6
网　　址	www.jiuzhoupress.com
印　　刷	河北信德印刷有限公司
开　　本	700毫米×980毫米　16开
印　　张	16.5
字　　数	243千字
版　　次	2022年2月第1版
印　　次	2022年2月第1次印刷
书　　号	ISBN 978-7-5225-0693-7
定　　价	58.00元

尊重护士，爱护护士。

——1942 年 5 月 12 日，为纪念国际护士节，
毛泽东同志在延安《解放日报》上发表题词

护士工作受到党和国家的重视，社会上也愈来愈认识到护士工作的重要性。护士工作是一门医学科学的带有综合性的学科，一贯的成为医疗、健康不可缺少的一部分，不是一般的简单的劳动，正是这样，护士工作者应该认识到是一种光荣的任务。你们护士工作者无论是在革命战争或社会主义建设中，都涌现出许多先进集体、先进人物，作出了可歌可颂的感人的模范事迹。现在我国正处在开创社会主义新局面的时期，我希望全国护士工作者，都向他们学习，超过他们，要努力提高护理工作的水平，提高服务的质量，更好地全心全意地位各族人民，特别是病伤人的服务，为四化建设作出新贡献。

——1984 年 5 月 12 日，中华护理学会名誉理事长邓颖超向全国护士祝贺护士节（贺信，节选）

序　言

护理是以关爱为特征的职业，对人类的生命存续和生活质量具有重要意义。然而，这项由女性为主来从事的劳动却常常消失在人们的视野中，马冬玲的《关爱的专业化——护士工作的质性研究》将护士作为主体，展示她们的工作的专业性和为了病人的实践，并从社会学角度开创了对中国护士这一职业群体的实证研究。这项研究对于中国护士的研究具有重要的现实意义；研究还从理论上拓展了以女性为主体的职业中复杂权力关系的认识，是一部具有女性主义理论价值的著作。

这部书稿从女性主义立场与视角出发，运用“专业化”的分析框架，从护士与外部社会力量的互动角度，剖析护理劳动的专业化过程，解析此过程中性别因素的作用。研究发现：一是护理的专业化是护士作为主体与外部力量协商的过程，这些外部力量包括社会、患者、医生、组织等，协商的内容是护理劳动和护士的社会位置与社会价值；二是护理专业化过程中，社会性别因素贯穿于协商过程中，既可能是专业化的合法性来源，又可能是专业化的发展障碍；三是护理专业化的过程中，护士发挥主体能动性并取得一定进展：从护理职业的发展历史来看，护理作为职业的诞生是女性先驱努力的结果，在当时具有女性解放的积极意义，从职业发展的现状来看，护士工作已经成为以关爱为专业本质、基本具备专业属性的职业，从主体实践与认同来看，护士为实践专业性进行智力、体力和情感劳动，并认同自己的专业身份；四是护理专业化的过程遭遇外部力量的结构性限制，这种限制包括社会文化的限制：如护理是“伺候人”的次等工作的观念以及有关女性气质、性别分工等性别意识形态；也包括医学霸权的排斥：一些医生强调医学专业的文凭优势、学科优势和市场价值优势，通过核心活的垄断、专业壁垒的设立、话语权优势以及性别意识形态来维系自己的专业权威；还包括科层机构的贬损：通过市场话语和专业话语的巧妙结合以及男性化组织的制度设计，组织利用又贬损护士的劳动。对这些限制、排斥和贬损，护士们力图对自己劳动的专业性进行辩解和抗争。文章最后讨论了三个问题，一是专业化与劳动的性别分工；二是专业化与知识、情感；三是护理专业化的机遇与挑战。

该著作采用质性研究方法，通过个案访谈、观察、文献等途径收集资料，勾勒了护理职业的前世今生，全面生动地描绘了护士的困境与尊严。全书脉络清晰，材料丰富，资料鲜活，文字流畅。研究的创新之处在于：一是着重展示了以女性为主体的职业的专业化问题，拓展了专业化研究的研究对象、研究内容和研究框架；二是强调了护士作为主体与社会结构的互动；三是深化了性别研究的相关内容。护理劳动的本质是关爱，是我们社会促进社会和谐的团结要素，必须充分认可和尊重其价值，促进其专业化，以惠及社会上所有需要照顾和关爱的人。该著作的出版将有利于社会了解护理职业的发展过程及其与性别的关系，有利于社会了解护理，尊重护士。

研究如果能够更多地从女性主义理论出发，做出理论化归纳，将会更为精彩，期待她有更多的研究著作出版。

佟新

2020 年 12 月

目　录

导 论

一、研究背景与问题的提出

瞧！
在那哀凄之舍
我看见，提灯女神
穿梭于闪烁的灯影下，
轻身掠过一间间病房。
恍若置身梦中的天堂，
缄默的受难者缓缓转身
亲吻她的影子，当它
落在昏暗的墙上。

——朗费罗《提灯女神》①

这首由 19 世纪美国杰出诗人朗费罗所做的《提灯女神》，赞美的是现代护理业的创始人英国护士佛罗伦斯·南丁格尔（Florence Nightingale，1820—1910）。佛罗伦斯·南丁格尔夜以继日地照料伤病员，每晚会手提油灯巡视伤病员，被士兵们亲切地称呼为“提灯女神”，以此表示对她的崇高敬意。

经过护理业一个多世纪的发展，尽管提灯是不必要的了，朗费罗诗歌中

① 安妮·马修森（Annie Matheson）：《佛罗伦萨·南丁格尔传》，浙江文艺出版社 2012 年版。

描述的夜晚照顾工作依然是护士职业的重要内容之一，护理对人情感上的慰藉也依然被看成是其职业的内在特征之一。一百年来，人们始终期待着护士工作中出现关爱的精神与情怀，不同的是如今人们更多地将关爱看成职业素养，将护士职业看作是一种以关爱为特征的、专业性的照顾劳动。

这种认识的变化显示了护理的进展。护理学从萌芽到现在，经历了一个从初级到高级、从简单劳务到严谨学科的缓慢发展过程。护理学的诞生始于19世纪中期，以佛罗伦斯·南丁格尔将护理确定为一门具有独立价值的学科为标志。随着护理教育、护理管理和护理科技的发展进步，护理逐步发展成为人类社会不可缺少的职业。从业者被称为护士。有人认为护理已经成为具有自己独特专业特征和专业行为的专业[①②]。

在中国，护理作为一项职业出现在20世纪10年代。经过百年的发展，到2018年，中国注册护士人数达到409.8万，占全部卫生人员的33.3%，全部卫生技术人员的43.1%[③]。2008年颁布的《护士条例》第二条规定："本条例所称护士，是指经执业注册取得护士执业证书，依照本条例规定从事护理活动，履行保护生命、减轻痛苦、增进健康职责的卫生技术人员。"护理工作在2019年修订的《国民经济行业分类代码》中属于编号为84的"卫生"服务，是代码为Q的"卫生和社会工作"的一部分。按照职业分类及代码表，编号为"20508"的"护理人员"指"从事患者、社会人群的身心整体护理、辅助医疗、指导康复和预防保健、健康教育的专业人员，包括内科护士、儿科护士、急诊护士、外科护士、社区护士、助产士、口腔科护士、妇产科护士、中医护士。"从该定义以及国家其他有关人口、劳动等统计中的定义来看，护士在国家的职业体系中均被界定为"专业技术人员"。

护士作为一个专业/职业群体，一个突出的特征是女性化。一名男性护士往往被称作"男护士/男护"，而"护士"几乎等于"女护士"，可见，这

① 赵采花、史东江：《护理专业的界定》，《现代护理》2005年第11卷第1期。

② 王斌全、赵晓云：《护理"专业"的界定与发展现状》，《护理研究》2008年第15期。

③ 国家卫生健康委员会编：《2019中国卫生健康统计年鉴》，中国协和医科大学出版社2019年版。

个职业的默认性别为女性。在世界范围内，护理职业的女性化是一个普遍的现实：20 世纪 70 年代，一项对发达地区 24 个国家的研究表明，护士 90% 以上雇佣的是妇女，瑞典 1990 年的数据也显示了同样的格局[①]。1980–1991 年，从保加利亚、芬兰、日本、波兰等发达国家到塞浦路斯等发展中国家，妇女占从业人员的 97% 至 100% 的女性化程度非常高的职业中均包括护士、助理护士等[②]。1991 年，美国“护士”中女性占比例达 94.80%，在“最多女性从事之十项行业”中排在第 4，容纳了 3.05% 的就业女性。2000 年，美国一共有 270 万注册护士，其中男性仅占 5.4%[③]。2018 年，中国注册护士中女性占 97.7%[④]。据国内的有关抽样调查，女大学生所占比例最高的 10 个职业领域，注册护士为 94.5%，排在第二，仅在幼儿园教师（96.1%）之后[⑤]。

但是，目前国内对于护士在专业序列位阶上的位置还存在分歧。有人认可护理的专业性，也有人认为护士属于半（准）专业性职业，还有人认为护士不是专业技术人员，而是服务员。这些分歧显示护理的专业化仍面临障碍。“护理工作的专业化及其限制”这一问题值得我们从社会学的视角，就其在当前时空下的境况进行研究，以积累资料，促进深入讨论。

这里将讨论的具体问题包括：1. 从业发展的历史角度来看，护理是如何专业化的？从专业发展的角度来看，护理劳动的专业化取得了什么进展？从专业实践的角度来看，护士们如何“做”专业？护士们如何认识、感受并回应护理专业化遇到的结构性限制？

---

① 联合国：《1970—1990 年世界妇女状况：趋势和统计数据》，ST/ESA/STAT/SER.K/8，1993 年版，第 87 页。

② 联合国：《1995 年世界妇女状况：趋势和统计数字》，ST/ESA/STAT/SER.K/12，1995 年版，第 141 页。

③ Susan A LaRocco, *A Grounded Theory Study of Socializing Men into Nursing. Journal of Men' s Studies*. Harriman: Spring 2007. Vol. 15, Iss. 2: P. 120.

④ 国家卫生健康委员会编：《2019 中国卫生健康统计年鉴》，中国协和医科大学出版社 2019 年版，第 32 页。

⑤ 石彤、王献蜜：《大学生就业质量的性别差异》，中华女子学院学报，2009 年第 21 卷第 6 期，第 68—73 页。

二、国内外相关研究

有关护士专业化的研究建立在以往有关护士 / 护理研究与专业化研究的成就与局限之上，这些研究为本研究提供了研究的起点。

（一）护士 / 护理研究

长久以来，关于护理和护士的研究主要属于医学领域，关注的议题以具体的护理技术为主。随着科技的发展以及人们的健康观发生重大变化，医学模式由“生物医学模式”向“生物—心理—社会模式”的转变。这种转变使得医学、护理学与社会学的结合成为可能。1894 年“医学社会学”概念首次出现，20 世纪 30 年代特别是 50 年代，医学社会学得到了较大发展，催生了护理社会学于 20 世纪 80 年代从医学社会学中分支出来，成为一个新兴边缘学科[①]。总体来讲，护理社会学在国内外都还处于起步阶段。在中国，医学社会学兴起于 20 世纪 80 年代初，护理社会学的兴起则要更晚些，以 1993 年出版的《护理社会学》为标志。

医学社会学和护理社会学均研究护理议题。护理社会学以社会学的观点、方法探讨护理的发展规律，研究护理中的社会问题和社会中的护理学问题。护理社会学的研究对象是护理人员、护理组织、医生、病人、医疗保健机构、社会人群、社会机构及其他社会现象之间的相互关系，其研究内容包括：对病人个体和群体的研究（如疾病模式、护理问题等），对护士、护理管理人员的个体和群体的研究（包括护理人员流动、管理等），对护理社会组织的研究（结构和作用、教育等），对护理社会关系的研究（包括护患关系、护医关系、护院关系、患者与医院关系等），对护理和患者中的某些特殊问题（如生命的价值观、安乐死、生活紧张对健康的影响等）的研究等[②]。护理社会学中对护士的研究主要涉及护士角色、护患（包括患者、患者家属等）关系、护士与医院内各部门的关系等。此外，护士 / 护理也经常成为劳

---

① 王益锵主编：《护理社会学》，中国科学技术出版社 1993 年版，序。

② 王益锵主编：《护理社会学》，中国科学技术出版社 1993 年版，第 1—3 页。

动社会学和女性主义的研究对象。

国外有关护士及其劳动的社会科学研究较为丰富，主要包括以下几条进路：一是从技术的角度出发，研讨护理中的技术面向；二是从情感劳动的角度出发，解析护理劳动中的情感面向；三是分析护理与社会的关系，主要是医护关系、护理与国家的关系、护理的社会回报等。当然，这几个方面并非边界清晰，而是往往交叉在一起的。

一是讨论技术发展与护理的影响。长久以来，护理激发了不少关于工作和技术的讨论。其中的代表作是玛格丽格·桑德尔洛夫斯基（Margarete Sandelowski）2000 年的著作《设备与欲望：性别、技术与美国护理》（*Devices and desires*：*Gender, Technology, and American Nursing*）。她在书中借用性别与技术研究领域中的理论和方法论，从历史的角度分析了护理和技术的关系。她认为，在美国护理的社会历史发展中，现代医学特别是诊断技术使护士的作用得到形塑和加强："护士是软科技，使医生能够使用新的诊断硬件。"她还认为，技术是一种物质文化，体现了使劳动分工得以组织起来的权力和不平等社会关系的历史。因此，技术具有二重性（dualities）："既是物质现实，又是社会建构；既是原因，又是后果；既是变化的发动者，又是调和者。它既是客观的物质的，又是社会建构的实体；与人类行为既相分离，又有联系；既是设备，又是欲望"①。

二是护理中的非技术面向——情感劳动。诸多有关护士/护理的研究有一个突出的特点，即将护理与情感劳动联系起来。这源自于霍赫希尔德提出"情感劳动"的概念并将护士定义为情感劳动。之后，诸多研究沿袭和发展了霍赫希尔德的情感劳动概念，对护士情感劳动的内容、表现方式和对劳动者的影响等进行了研究。研究者认为，这种对临床照料中的非技术层面特别是情感劳动层面的关注反映了护理学中的社会科学基础。非技术层面日益成为护理的关注焦点。但是，现代医院管理日趋理性化和科层化，使她们不得不试图不断地平衡护理中的"高深科技"（High Tech）和"深度接触"

① Margarete Sandelowski, 2000. *Devices and desires*: *Gender*, *Technology*, *and American Nursing*, Chapel Hill: University of North Carolina Press.

（High-touch）要求。同时，这种医院管理和医学发展中的理性化和男性化使护士从事的健康照顾工作（其中充满了日常的和女性化的"细节"）有被贬值和遮蔽的趋向[①]。同时，安德鲁·琼斯（Andrew W. Jones）认为，照顾的逻辑与商业化的逻辑是相悖的[②]。

三是讨论护理与性别意识形态。由于护士和医生性别构成上的差异（护士职业的高度女性化以及医生职业的相对男性化）以及权力关系的存在，性别因素一直在解释护士角色与护理专业的相关问题时具有特别重要的意义。关于医护之间关系的社会学研究，很多地集中于社会和健康专业中的社会性别角色、刻板印象以及劳动性别分工[③]。有研究认为，护理和医学之间的不平等建基于男性和女性之间的不平等[④⑤⑥⑦⑧]，医生—护士关系框架本质上是父权制的[⑨]，护医关系从历史上来说是女性护士抵抗男性医生权威的过程[⑩]。总

---

① Virginia Olesen and Debora Bone, *Emotions in rationalizing organizations: conceptual notes from professional nursing in the USA*. From Gillian Bendelow and Simon J. Williams (eds), 1998. *Emotions in Social Life: Critical Themes and Contemporary Issues*. Routledge: London and New York: PP. 281-299.

② Caring Labor and Class Consciousness: The Class Dynamics of Gendered Work. *Sociological Forum*, Vol. 16, No. 2 (Jun., 2001).

③ Sarah J Sweet and Ian J Norman, The nurse-doctor relationship: a selective literature review, *Journal of Advanced Nursing*, 1995, 22: PP. 165-170.

④ Ashley J, Hospitals，*Paternalism and the Role of the Nurse*, Teachers College Press, New York, 1976.

⑤ Robertson, *Navarro V, Class Struggle the State and Medicme Martin*, London, 1978.

⑥ Passau-Buck S, *Caring vs curing the politics of health care In Socialization*, Sexism and Stereotyping (Muff J ed), Moshy, New York, 1982: PP. 203-209.

⑦ Keddy B, Gillis M, Jacobs P, Burton H & Rogers M (1986) The doctor-nurse relationship an histoncal perspective, *Journal of Advanced Nursing*, 1993, 11: PP. 745-753.

⑧ Allan I, Artificial sexuality, *Nursing Standard*, 1992, 6(19): PP. 50-51.

⑨ Wright S, New nurses new boundaries, *Nursing Practice*, 1985, 1(1): PP. 32-39.

⑩ Barbara Zelek1 and Susan P Phillips, Gender and power: Nurses and doctors in Canada, *International Journal for Equity Health*. 2003; V.2: 1. Published online 2003 February 11. doi: 10.1186/1475-9276-2-1.

之，如果没有对不同时期社会中男人和女人之间关系的了解，就无法达致对护士—医生之间关系本质的令人信服的理解[①]。

护医关系与性别角色分工及性别气质紧密相连。Keddy等人1986年的访谈发现，护士和医生之间的权力差异与社会上的劳动性别分工有关[②]。有学者表示，医护关系可用家庭中的丈夫和妻子角色来类比：护士照看身体的和情感的环境，而医生决定真正重要的工作是什么，以及该如何做[③④]。有关护士的研究也认为"传统的医生、护士形象的典型模式是医生是父亲形象，而护士是母亲形象"[⑤]。对男护士的访谈发现，男医生避免跟他们一起工作，显示护士服务于医生需求的医护关系仍很大程度地依赖于对护理的女性气质身份认同[⑥]。对护理劳动社会回报的定量研究发现，在控制教育和工作经验等变量之后，含有照顾的劳动（如咨询、健康服务、儿童监护等）往往比其他劳动薪酬低，无论从事者是男是女，但女性更多地承担这种相对性的薪酬惩罚，因为女性比男性更多地从事此类工作[⑦]。

女护士在男性主宰的医疗劳动分工中占据从属的、非专业性的角色，显示了性别意识形态在照顾专业中的显著性[⑧]，而这种性别意识形态影响了护理

① Dingwall R & McIntosh J(eds), *Readings in the Sociology of Nursing*, Churchill Livingstone, Edinburgh, 1978.

② Sarah J Sweet and Ian J Norman, The nurse-doctor relationship: a selective literature review, *Journal of Advanced Nursing*, 1995, 22.

③ Oakley A, The importance of being a nurse, *Nursing Times*, 1984, 80(59): PP. 24-27.

④ Abbott P & Wallace C (eds), *Social work and nursing a history In The Sociology of the Caring Professions* Falmer Press, Basingstoke, Hampshire, 1990.

⑤ [美]威廉·科克汉姆著，杨辉、张拓红等译：《医学社会学》，华夏出版社2000年版，第211页。

⑥ Sarah J Sweet and Ian J Norman, The nurse-doctor relationship: a selective literature review, *Journal of Advanced Nursing*, 1995, 22.

⑦ Paula England, Michelle Budig, Nancy Folbre. Wages of Virtue: The Relative Pay of Care Work. *Social Problems*, Vol. 49, No. 4 (Nov., 2002): PP. 455-473.

⑧ Wright S, New nurses new boundaries, *Nursing Practice*, 1985, 1(1).

的专业发展。"照顾"本身被看成是女性角色的延伸，护理从属于医学[①②]；护理的照料被看成是被动的、女性的气质，而医学的治疗被看成是进取的、男性的气质[③④]。有专家认为，南丁格尔的护理培训思想把母亲和管家的最优秀品质赋予了她理想中的护士形象，这种思想将护士的社会角色定位于服从医生的监督和领导上，这是护士职业化难以取得成功、难以建立平等协作的医护关系的重要因素之一[⑤]。Margarete Sandelowski（2000）认为，由于护理工作中存在性别隔离以及由医生控制的长期存在的劳动性别分工权力，尽管护士的教育水平提高、技术增加，仍不得不为一个性别化的职业次等阶级地位进行抗争[⑥]。有的研究则关注护理专业中的种族、阶级和社会性别分化与交织[⑦]。Celia Davies 研究了护理中的性别与专业困境[⑧]。

四是从护理专业的社会性出发，认为护理的专业化和女性化受更广大的社会政治环境（包括性别政治）的影响。如 Katrin Schultheiss 在其著作《身体与灵魂：1880–1922 年法国的政治和护理专业化》（Bodies and Souls: Politics and the Professionalization of Nursing in France，1880–1922）中，回顾了 1880–1992 年间法国护理的专业化过程，认为这一过程的特征和结果是深深嵌入

① Dingwall R. & Lewis P (eds), *The Sociology of the Professions Macmillan*, London, 1983.

② Darbyshire P., The burden of history, *Nursing Times*, 1987, 83(4): PP. 32-34.

③ Passau-Buck S, *Caring vs curing the politics of health care In Socialization*, Sexism and Stereotyping (Muff J ed), Moshy, New York, 1982.

④ Sarah J Sweet and Ian J Norman, The nurse-doctor relationship: a selective literature review, *Journal of Advanced Nursing*, 1995, 22.

⑤ 姜安丽：《21 世纪护理教育发展现状及我国护理教育面临的挑战和发展策略》，《解放军护理杂志》2004 年第 12 期。

⑥ Margarete Sandelowski, *2000. Devices and desires*: *Gender*, *Technology*, *and American Nursing*, Chapel Hill: University of North Carolina Press.

⑦ Marks, Shula. 1994. *Divided sisterhood*: *Race*, *class and gender in the South African nursing profession.* Johannesburg: Witwatersrand University Press.

⑧ Celia Davies. 1995. *Gender and the Professional Predicament in Nursing*. Buckingham and Philadelphia: Open University Press.

在当时民族国家关于现代化的想象、关于技术和公民身份（包括女性的公民身份）的政治冲突之中的[①]。Samantha Mei-che Pang在其著作《现代中国的护理伦理——冲突的价值和竞争性的角色要求》（Nursing Ethics in Modern China: Conflicting Values and Competing Role Requirements）中，则讨论了现代中国不同阶段的国家需求和护理专业伦理之间的冲突给护士带来的影响[②]。

国内有关护士的研究主要从管理角度关注其职业满意度、职业压力等议题，但关于护士的情感/绪劳动的描述性与对策性研究也日益增多，个别研究通过护士群体的调研来发现转型期中国职业女性社会支持的独特的内生逻辑[③]，有个别护理学涉及到护士的职业地位[④]。

（二）专业化研究

专业（profession）的概念最早是从拉丁文演化而来的，原意指公开表达自己的观点或信仰。在历史上，只有医学、法学和神学被人们接受为专业。如今，专业人士这个词汇可以识别许多领域中的人，并赋予其更丰富的内涵。

早在1915年，弗莱斯纳（A. Flexner）就发表了关于专业特征的标准，并成为判断不同职业专业特征的基本尺度。之后，包括格林伍德（Ernest Greenwood）、莫尔（Wilbert E. Moore）、康普顿（Beulah R. Compton）等在内的学着先后提出了多种界定专业的标准[⑤]。1981年，Kelly发展了Flexner的

---

① Katrin Schultheiss. *2001. Bodies and Souls*: *Politics and the Professionalization of Nursing in France 1880-1922*, Harvard University Press: PP. 9-10.

② Samantha Mei-che Pang. 2003. *Nursing Ethics in Modern China: Conflicting Values and Competing Role Requirements.* Amasterdam-New York, NY.

③ 聂春雷、童星：《社会转型、职业女性与社会支持——护士群体个案研究》，《思想战线》2005年第2期。

④ 曹祝萍：《医护关系研究——历史、现状、存在问题及形成因素分析》，石河子大学2008年硕士研究生毕业论文。

⑤ 夏学銮：《社会工作的三维性质》，《北京大学学报（哲学社会科学版）》2000年第1期。

专业标准[①]。如今，作为一个科学术语，"专业"社会学意义上的定义是："专业"是一种职业，其要求经过高级培训，工作方式通常为脑力劳动而不是体力劳动[②]；它是"指一群人在从事一种必须经过专门教育或训练，具有较高深和独特的专门知识和技术，按照一定的标准进行的活动，通过这种活动将解决人生和社会问题，促进社会进步并获得相应的报酬待遇和社会地位的专门职业"[③]。布朗德士强调了三个方面的内容：专业应该是正式的全日制（full-time）职业；专业应该拥有深奥的知识和技能，而这些知识和技能可以通过教育和训练而获得；专业应该向它的客户和公众提供高质量的、无私的服务。以上三点构成了专业三个最基本的属性，并获得了大多数社会学家的首肯。

赵康（2000）[④]认为，"专业"是一个科学术语，一个富有历史、文化含义而又变化的概念，主要指一部分知识含量极高的特殊职业。他结合国内外资料概括出成熟专业的六条属性：1）是一个正式的全日制职业。2）拥有专业组织和伦理法规；3）拥有一个包含着深奥知识和技能的科学知识体系，以及传授/获得这些知识和技能的完善的教育和训练机制；4）具有极大的社会效益和经济效益；5）获得国家特许的市场保护；6）具有高度自治的特点。非专业的职业群体如果要求其专业地位，必须按照特定的属性来进行检验，如果他们拥有这些属性，他们就会取得专业地位[⑤]。

专业性（professionalism）又称专业主义、专业精神、职业精神，是专业从事者在服务于他人的实践中对专业知识和技能、专业伦理的体现。

专业化（professionalization）也有译作职业化的。国外专业化研究经历了从静态描述到动态观察的发展。格林伍德（Ernest Greenwood）率先用一

① Armando T. Morales and Bradford W. Sheafor. *Social Work: A Profession of Many Faces*[M]. Sixth Edition. Allyn and Bacon, 1992: P. 30.

② 赵采花、史东江：《护理专业的界定》，《现代护理》2005 年第 11 卷第 1 期。

③ 王斌全、赵晓云：《护理"专业"的界定与发展现状》，《护理研究》2008 年第 15 期。

④ 赵康：《专业、专业属性及判断成熟专业的六条标准——一个社会学角度的分析》，《社会学研究》2000 年第 5 期。

⑤ 夏学銮：《社会工作的三维性质》，《北京大学学报（哲学社会科学版）》2000 年第 1 期。

种相对的方法界定专业。他认为，任何职业都具有某种专业属性，差异只是在于程度问题。因此，他将关于专业属性的静态过程描述转变成职业向专业化过程迈进的动态过程观察①。赵康（2001）认为，专业化可以被界定为一个社会过程或工程，在这一过程/工程中，在“国家”“社会”（客户和公众）、“大学”和“该活动本身”4个实体要素间错综复杂的互动作用驱使下，一个具有潜在价值、确定的人类活动发展成长，经由“次级专长”“准职业”“形成的职业”“出现的专业”阶段，最终达成“成熟专业”的身份。与此同时，与该活动相应的人群组织和自治程度，科学知识体系和知识获取系统，经济和社会效益，以及国家和社会对该活动的规范和保护程度，也逐步从低级形态进化至高级、发达状态②。

国内专业化研究，在理论方面较为人知的是赵康（2000、2001）和刘思达（2006）对西方专业化、职业社会学研究的介绍、应用与发展。针对特定职业群体的专业化研究涉及面较广，如律师、企业家、大学校长、医院院长、法官、公务员、教师、高校辅导员、社会工作人员、记者、节目主持人、猎头、保险业务员等。

总体来说，专业化研究主要集中于职业化过程中知识的作用以及使某些行业团体能够实现其对专业化技能的垄断要求的社会条件，归根结底，强调的核心是一套（科学的）知识和技能：“科学知识体系对于专业的重要性已被很多社会学家所关注”③。

与国外有关护士/护理的研究所激发的社会学讨论相比，我国相关研究总的来说无论是数量还是质量都显得相对单薄，在研究视角的选取、方法的创新和理论的推进上，也需要进一步的发展。从专业化研究来看，对护士群体专业化过程的综合性研究还较为鲜见。特别是，无论国外还是国内的研

① 夏学銮：《社会工作的三维性质》，《北京大学学报（哲学社会科学版）》2000年第1期。

② 赵康：《专业化运动理论：人类社会中专业性职业发展历程的理论假设》，《社会学研究》2001年第5期。

③ 赵康：《专业、专业属性及判断成熟专业的六条标准——一个社会学角度的分析》，《社会学研究》2000年第5期。

究，对护理职业的专业性与职业的女性气质之间的联系、这种联系对护士主体性的塑造还缺乏深入的分析。因此，从社会学和女性学的视角对当代中国护理的专业化进行研究是必要的。

三、研究框架与意义

（一）研究框架

本研究使用格林伍德（Ernest Greenwood）与赵康的专业化框架，即将专业化看成一个社会过程/工程，将护理的专业化看成是“该活动本身”与其他外部力量之间互动的过程。但与赵康把专业化看成“该活动本身”与“国家”“社会”（客户和公众）、“大学”互动的框架不同，本研究认为，虽然国家作为一个专业建构与实践的宏观环境、大学作为从业者社会化的场所对其专业知识的掌握与伦理的内化具有重要性，但社会（客户和公众）、专业竞争者（医师）和组织这三者的互动对护士从事护理工作（“该活动”）具有更加直接、更加深远的影响。此外，这些互动的微观过程本身既然是在“国家”宏观经济政治背景下进行的，也就能反映“国家”的干预特征；这些微观过程既是由已经过“大学”社会化的个体来实施，一定程度上也就能反映“大学”的社会化成果。

本研究的目标群体是护士。尽管目前从事护理/照顾的人群广泛，包括从家属的护理/照顾、护工的护理/照顾、护士的护理/照顾等内容和知识水平不同的照顾，但本文中所涉护士是2008年颁布的《护士条例》（中华人民共和国国务院令第517号）规定中所界定的护士：“经执业注册取得护士执业证书，依照本条例规定从事护理活动，履行保护生命、减轻痛苦、增进健康职责的卫生技术人员。”这一人群代表了从家庭内的无酬护理/照顾到护士的有酬护理/照顾这一专业化链条上的最高端，代表着护理/照顾类劳动发展的方向，其境遇可预示所有照顾性劳动在专业化发展中的机遇与挑战。

（二）研究意义

护士是受过科学训练的、给予爱和关怀的人群。护士作为医疗卫生体系中提供健康服务的重要力量，已经成为一个具有相当规模和重要社会功能的职业群体。特别是医疗机构的护理工作直接服务于患者，“关系到医疗质量和患者安全，关系到人民群众的身体健康和就医感受”①。

伴随着社会的发展，特别是医学模式从生物模式转变为生理—社会——心理模式以及人口老龄化的到来，对护理的需求日益旺盛。不仅婴儿、病人、残疾人、失能老人等社会群体对护理的需要相当迫切，而且对预防保健有需求的其他群体同样需要护理知识的帮助。可以说，社会中的每个人从呱呱坠地到撒手人寰，都可能需要护士的照顾。对专业化护士的需求将不断增长，护士对社会的意义更趋重大。了解这一职业的发展过程与障碍，有利于采取相应措施促进其专业化发展，为社会提供更好的护理服务。护士是一个专业化的职业群体，也是一个女性化的职业群体。在当今中国转型的时代背景中，在倡导以人为本的科学发展观、以病人为中心的健康理念特别是健康中国理念的提出背景下，进行护士职业研究，能够增加我们对一个专业以及一个性别的社会位置与社会境遇的了解，有助于我们更好地理解并尊重关爱劳动的价值以及女性工作的价值，从而提高护理地位，促进护理科学发展，最终有利于其为社会提供更好的护理服务。此外，这样的研究还有助于理解更大范围内的其他女性占据主导地位的服务性职业（如幼儿教师、保姆等）的职业特征，理解性别气质、性别分工乃至性别关系。因此，本书从社会和谐发展、以人为本的角度出发，倡导在医院改革和医疗改革中，以平等的态度重新认识和尊重护理职业及其价值，提升护理职业的社会地位，消除性别隔离，促进护理职业发展。在政策层面，本研究可以成为国家出台有关劳动政策、教育政策和医疗卫生服务政策的政策建议基础。

在理论推进上，本研究主要有以下创新努力，构成了研究的理论意义：

一是拓展专业化研究的研究对象、研究视角和研究框架。从研究对象的

---

① 《国家卫生健康委办公厅关于进一步加强医疗机构护理工作的通知》（国卫办医发〔2020〕11号）。

选取上来说，以往对护士这一职业群体的职业化过程进行的综合性研究还较为鲜见；从研究视角来说，以往的职业化研究缺少对性别议题如劳动性别分工、职业性别隔离等的关注，本研究则强化了性别视角；从研究框架来说，本研究建立了一个包括专业活动本身（历史、进展与实践）与社会（客户与公众）、同领域的竞争者（医生）以及专业活动的场所（医疗机构）互动的综合性框架。

二是强调主体与结构的互动。本研究既关注当前时空下制度性和结构性的因素，也关注劳动过程中护士们具体的实践过程和个体活生生的体验与行动，强调研究对象的主体性。专业化中"该活动本身"是由具体的人（护士）和人的集合（护理组织等）来实践的，主体的认识与行为对互动具有重要意义，并且这种互动也会反过来塑造主体性。

三是深化性别研究的相关内容。对妇女的劳动、劳动性别分工的研究是性别研究的重要内容，但往往缺乏对具体职业的性别隔离的历史、现状与原因的细致分析。本研究是在这方面的一个尝试。

四、研究方法

（一）研究的方法论

本研究是一个女性主义视角下的研究。女性主义研究（又称妇女研究）是关于妇女与性别知识的生产、再生产与传播的。它不仅要求将女性的经验"添加"进知识生产的体系中去，而且要批判性地看待传统的研究方法与知识，生产出能够更加有效地反映社会生活实在的知识来。"在一个强调社会建构的'实在'世界中，如何能讲述更好的故事既是女性主义方法论努力追求的目标，也是必须继续回答的一个问题"①。

本研究采取女性主义立场论，力图通过讲述"不同的"故事来讲述"更

① 魏开琼：《女性主义方法论：能否讲述更好的故事》，《浙江学刊》2008 年第 6 期。

好的”故事。女性主义立场论（feminist standpoint）或称激进女性主义是女性主义经验论的独特形式，后者既是一种认识论，也是一种方法论，始于对认识客观性和价值中立性的批判。它反对主流科学的方法论原则，认为“证明的情境”与“发现的情境”是无法区分的，从问题的发现和确认、到假说的检验和证据的解释，整个过程无不受到社会文化与价值主体的影响。因此，并不存在唯一的、通用的、传统意义上那种抽象的、可靠的、价值无涉的科学方法，方法本身也受到男性统治的意识形态的影响。因此女性主义立场论的方法论，其实就是女性主义立场的认识论选择。它的特征是重视性别因素对科学的影响，并且将主体自身置于批判分析的框架中当作活生生的研究主题，把女性经验作为科学问题与证据的一个重要来源[①]。同时，知识带有知识生产者的标记，女性的主体性也应该印在知识生产的标记上。

立场论强调“视角”和诠释。女性主义认识论强调女性的经验对认识的重要性，注意妇女的视角和由于妇女在社会中的地位产生的问题，认为女性经验是认识的基础。由此也产生一个问题：这种烙印着女性主体性的知识是传统的还是更好的？这一讨论的要点是，经验的证据是“真”还是“更真”？一些研究者认为，女性主义知识只是与男性的知识不同，只是添加和补充。但也有研究者相信，相对于传统的知识生产，由于女性处于社会边缘的特殊存在，基于女性经验的认识具有更少的偏颇性，可以产生更少偏见和歪曲的知识，更能正确认识世界，要优于处于主流地位的男性的经验。“一个人的经验越边缘，它也就越真”[②]。经验（experience）是历史“不可化约”（irreducible）的基础。来自不同立场的证据“证明了一个具有另样价值和习俗的世界”，这个世界的存在证明了社会领域的“霸权建构（hegemonic constructions）的欺骗性”，能够“扩大视野，矫正由于视觉不准确和不完整所造成的疏忽”。而这种挑战的合法性，是基于“证据的权威性、他者的直接经验”。威廉姆斯认为，经验作为主观证据的观念“不但作为事实（truth），而且作为最真实可靠的事实”，作为“所有（后来的）推理和分析

① 吴小英：《女性主义的科学重建》，《自然辩证法研究》1996 年 09 期。

② 邱仁宗：《女性主义哲学述介》，《哲学动态》2000 年第 1 期。

的基础被提供出来”[①]。

（二）研究方法

本研究采用质性研究方法，这是由研究内容、研究对象和质性研究方法自身的特点决定的。质性研究是“以研究者本人作为研究工具，在自然情境下采用多种资料收集方法，对社会现象进行深入的整体性探究，主要使用归纳法分析资料和形成理论，通过与研究对象互动对其行为和意义建构进行解释性理解的一种活动。”质性研究强调与研究对象做经验主义的考察和分析，对其进行解释性理解，强调的是阐释主义的传统[②]。选择质性研究方法，是因为“在市场过渡的研究中，应多用参与观察和深入的个案分析，才能揭示社会过程、行动及动机……是最有利于研究转型社会的，因为这种方法，是能敏感地捕捉社群在结构不稳定的时刻及空间里，如何应变、计算、考虑及发生冲突。Ethnographic research 就是最接近 transition moment，transition space 里的主体与行动的一种研究法”[③]。

质性研究最适合研究惯常社会行动（及其形态）、行动者的主观经验、影响行动和经验的条件（外在，内在）和行动者与结构的互动关系。质性研究的特点是关注现象的特殊表现或深入理解，结果一般不具有“可重复性”[④]。这都是与本研究的目标相匹配的。

本文采用质性研究方法的一个重要原因在于质性研究方法的关系主义方法论。陈向明（2008）指出，尽管质性研究定位于个体主义方法论，但研究对象的个体并非孤立地存在于文化背景中，“质性研究已经从方法论上的个

---

① [美]琼·威·斯科特著，蔡一平译，束永珍校：《经验的证据》，载于[美]佩吉·麦克拉肯主编，艾晓明、柯倩婷副主编：《女权主义理论读本》，广西师范大学出版社2007年版，第557—588页。

② 陈向明主编：《质性研究：反思与评论》，重庆大学出版社2008年版。

③ 李静君：《劳工与性别：西方学界对中国的分析》，1999年，文章来源：http://www.tsinghua.edu.cn/docsn/shxx/site/chinac/laogong/ljj.htm。上网时间：2008年1月3日。

④ 陈向明主编：《质性研究：反思与评论》，重庆大学出版社2008年版。

体主义走向了关系主义，在个体与集体之间，个人与文化之间，现在与过去之间思考问题”①。虽然研究的对象是护理专业，但笔者需要将其置于社会文化、制度和历史的关系交织的背景中，置于其与医生、病人等其他群体的联系之中进行研究。

本文采用质性研究方法的另一重要原因在于质性研究采用的资料收集方法。质性研究采用归纳法的研究论证步骤（inductive approach），研究者由资料（data）出发，找出关键词、概念，再由关键词、概念归纳出解释社会现象的原理、原则②。也就是说，质性研究的结论从原始资料中产生，是对社会规则和意义的解释性理解③。笔者研究的护理劳动是护士们各种态度及行为的总和，是一个动态的过程，很难通过问卷调查全面地反映出来。笔者要探索背后的逻辑，就必须深入理解被研究者的言语和行为，才能感知并归纳出其行动背后的逻辑。质性研究强调“深入了解和体验”研究对象的生活情境的理念，贯穿于笔者收集资料及分析资料的整个过程。质性研究的主旨就在于发掘当事人的经验，从当事人的经验、角度来了解他/她的世界，而不是用一些社会上或学术上的、已存在的偏见或刻板印象来了解或评断一个社会现象或一件事例。这对那些向来没有机会使他/她们的经验被包括在知识体系内的弱势群体特别有意义，也意味着既有的知识内容会受到新的知识内容、视角的冲击④。

在资料收集方法方面，质性研究资料的收集主要采用观察、访谈、文献档案分析、视听材料分析四种主要途径，其中访谈被看作是质性研究者用来收集数据的最重要的工具。我首先对H省一位熟识的资深护士进行了访谈，形成访谈提纲后主要在北京一家三级甲等医院（T医院）进行田野调查（个

---

① 陈向明主编：《质性研究：反思与评论》，重庆大学出版社2008年版。

② 熊丙纯：《质性研究方法刍议：来自社会性别视角的探索》，《社会学研究》2001年第5期。

③ 陈向明主编：《质性研究：反思与评论》，重庆大学出版社2008年版。

④ 熊丙纯：《质性研究方法刍议：来自社会性别视角的探索》，《社会学研究》2001年第5期。

案访谈与参与观察）。T 医院是一家三级甲等医院，一些学科具有全国性的优势，其组织结构和组织管理具有典型性、代表性和导向性，能大体反映当前公立医院管理的主要特征。后在同等级别的 Y 医院进行了补充访谈。访谈延续数年，第一个访谈始于 2007 年，到 2010 年，当发现信息已经饱和之后，我终止了访谈工作。经过数年的积累，我先后对共计 32 名护士、医生、患者进行了半结构式的个案访谈。其中护士 23 人，护生 2 人，医生 5 人，病人 2 人。这 25 名护士 / 生的分布大概如下：20–30 岁的 6 名，30–40 岁的 12 名，40 岁及以上的 7 名，其中 2 名护生分别为大二（20 岁）和大四学生（22 岁）。从科室来看，分布在外科、内科、眼科、中医科、急诊科、保健中心等。从学历来看，以大专为主，有少数本科，也有极个别中专。5 名医生的基本情况是：3 位女性，其中一位 26 岁，另外两位均为 33 岁；2 位男性，均不到 30 岁。从科室来看，来自骨科、急诊内科和中医科。2 名病人的基本情况是：均为男性，40 多岁，一位前后住院时间半年，一位预期住院半个月。每次访谈最少持续半小时，最久的一次达到两小时。这些访谈有的经访谈对象同意进行了录音，有的经事后回溯进行了整理，形成 25 万字左右的文本。文中对受访者进行了编码，其中 A 代表“护士”，B 代表“病人”，C 代表“医生”，D 代表“护生”。A、B、C、D 后的数字代表访谈顺序。此外，本人在该医院 15 天的住院生活以及 4 次观察提供了了解访谈对象工作背景和场景的参考资料。

尽管未能对 T 医院管理人员进行访谈，但我从该院网站浏览了上百期内刊，涉及该院 2009 至今的主要工作，从中可以发现管理者的主要工作和关注点。我还下载了该院管理者发表的论文，以期从中发现管理者的管理理念和方法。本研究还使用了有关统计材料、有关护理护士的政策法规、护理类史料（著作、报纸等）、护理行业内的资料（护理协会报告等；护理年会报告；护理专业研讨会、会议等汇编；护理类、医学类期刊报纸等）、一般性期刊杂志上有关护理、护士的相关内容（如《人民日报》《中国妇女报》《工人日报》等）。此外，一些网络文本（来自百度护士吧、中华护士网、男护网等）也具有一定的启发性。

五、主要内容

全文的主旨是从女性主义的立场与视角出发，运用“专业化”的分析框架，结合护理业的行业特征，从护士与外部社会力量的互动角度，剖析护理劳动的专业化过程，透视此过程中性别因素的作用。

全书分为四个部分，第一部分是导论，介绍研究的背景、意义、已有研究、方法论及方法。

第二部分包括第二章到第四章，从护士个人与群体的主体性角度，分析护理专业化的历史、进展与实践。其中第二章从历史的角度探讨，护理劳动专业化之初女性化的特点是如何纳入这个过程中的；第三章检视当前护士的专业化进展，特别是作为一个专业，护理劳动的专业性体现在哪些方面；第四章讨论护士们如何“做”专业，即护理专业的实践，以及护士们的专业认同与性别认同。

第三部分包括第五章到第七章，从主体与结构互动的角度，探讨护理进一步专业化面临的结构性障碍及护士们的感受、回应与行动。其中第五章讨论以媒体为代表的社会如何认识护理专业及其特征，以及护士们的回应；第六章讨论在与医学与医生的冲突中，护理的专业性如何界定以及护士们如何回应；第七章讨论护士们如何认识和感受组织对专业的管理控制。

最后一部分即第八章是总结和讨论。

第一章　进步与妥协：西方护理职业化中的性别建构

中国护理职业具有舶来性的特点，并且这一特点在很大程度上塑造了中国护理的职业特征包括性别特征。因此，有必要回溯西方护理职业化的历程，来更好地理解中国护理的职业/专业化过程与职业特征。在西方社会中，“护士”（nurse）这个词有“母亲与孩子的关系”的涵义，护士最初的形象是“母亲的化身”，护士和母亲有同样的作用，是母性的象征[①]。由于关怀被看成是女性的本能和特质，护理从业者的女性化似乎与护理的职业伦理相匹配。不过，尽管“护士”与“女性”之间具有不可否认的联系，但这一社会现象是否是“自然”（女性生理特质和基于此的性别分工）的体现和历史的必然呢？本章试图通过考察19世纪西方职业化过程来回答这一问题。

一、前职业化的传统护理

护理的历史和人类的历史一样长久。但是，一直到19世纪中期之前，护理者普遍缺乏系统的护理知识，护理概念不是一个有自己的知识体系和专业培训过程的正式职业。传统意义上的护理或者是建立在口口相传经验之上的家庭内的义务，或者是“一种出于灵魂上的考虑而定位于宗教的活动”[②]，或是下贱的、收入低的、不受人尊敬的糊口行为。

---

① [美]威廉·科克汉姆著，杨辉、张拓红等译：《医学社会学》，华夏出版社2000年版，第211页。

② 同上。

（一）作为家庭义务的护理

在生产力极不发达的远古时代，护理是先于医疗出现的，而且最初它是人类在面临生存挑战时的一种自觉行为[①]。长久以来，护理主要是在社区和家庭内进行，一般由家庭中的女性（母亲、女儿等）作为家庭义务来从事，与女性作为母亲和养育者的角色紧密联系。邻居家的女人也可能帮忙[②]。家人之外的照顾责任往往被落到奴隶、贫穷妇女或是妓女身上[③]。

应该说，由于女性在人类再生产中的独特位置，她们在长期的历史分工中比男性更多地扮演了维护周围人群健康、照顾老幼病残等的作用，这种传统的女性角色深刻影响了护士的职业形象。不过，家庭内地位低下的男性如奴隶、仆人等，也较多地出现在护理工作之中。

（二）作为宗教召唤的护理

家庭外的护理活动受宗教影响至大。信徒们在爱、服务和拯救的名义下，参加到照顾那些需要帮助之人的活动中去，并且与宗教的教义一道，专用于服务医院内外的同胞。最早的“医院”也是作为基督教信仰胜利的结果出现的[④]。19 世纪晚期以前，医院只是作为虔诚基地发挥穷人的避难所、收容所等有限作用，医院护理工作被认为是一种慈善事业，是让那些做护理工作的人通过帮助不幸的人而得到心灵解脱的一种手段[⑤]。长期以来，医院护理是作为基督教服务由宗教团体提供的。许多虔诚的男女信徒参与到护理病患

① 王斌全、赵晓云：《护理的起源》，《护理研究》2006 年 4 月第 20 卷第 4 上旬版（总第 174 期），第 939 页。

② Francesca M. Cancian & Stacey J. Oliker, *2000. Caring and gender*. Pine Forge Press: 28.

③ Michelle Fortunato. Ancient History of Nursing. http://www.ehow.com/about_6131230_ancient-history-nursing.html. 更新于 May 17, 2010. 上网时间：2011 年 4 月 29 日。

④ [美] 罗伊 · 波特（Porter，Roy）编著，张大庆等译：《剑桥医学史》，吉林人民出版社 2000 年版，第 333 页。

⑤ [美] 威廉 · 科克汉姆著，杨辉、张拓红等译：《医学社会学》，华夏出版社 2000 年版，第 211 页。

的活动中来。

一方面，女信徒为数不少。在古罗马时期，便有一批贵族妇女，以上帝之名去往穷人住所和医院照顾病人[①]。公元初期，在欧洲大陆由基督教和天主教设立的一些医院里，有一些具有一定文化教养和社会地位的女信徒——称为女执事（deaconess）——进行护理[②]。公元390年，罗马的基督教徒、贵妇法比欧拉（Fabiola）建立了一所医院，并照顾病人和穷人：她“亲手喂病人进食，用少许水湿润行将就木者干涸的嘴唇”[③]。公元400年，在君士坦丁堡有40名女执事担任这种护理工作，此后，修女们代替了女执事的职务[④]。成立于公元650年的法国巴黎医院，最初的护理工作由修女担任[⑤]。13–14世纪，罗马天主教在世界各地设立了不少教堂和医院，在医院里担任护理工作的人被称为姐妹（sister），这一说法流传至今[⑥]。中世纪的基督教义导致第一个女性护理团体“奥古斯汀姐妹团”（the Augustinian Sisters）的形成。16世纪初期，“慈善姐妹团”（the Sisters of Charity）建立了首个有组织化教育课程的护理团体[⑦]。直到19世纪，欧洲大陆护理事业仍较多地保留在妇女慈善会等组织中。

另一方面，从事护理的信徒中也不乏大量的男性成员。公元3世纪，帕拉博拉尼（Parabolani）的男性率先创建了一所医院并提供护理照顾，这被

---

① Francesca M. Cancian & Stacey J. Oliker, *Caring and Gender*. Pine Forge Press, 2000.

② 王琇瑛：《护理发展简史》，上海科学技术出版社 1987 年版，第 15 页。

③ [美] 罗伊 · 波特（Porter, Roy）编著，张大庆等译：《剑桥医学史》，吉林人民出版社 2000 年版，第 333—335 页。

④ 王琇瑛：《护理发展简史》，上海科学技术出版社 1987 年版，第 15 页。

⑤ 王琇瑛：《护理发展简史》，上海科学技术出版社 1987 年版，第 17 页。

⑥ 王琇瑛：《护理发展简史》，上海科学技术出版社 1987 年版，第 16 页。

⑦ Michelle Fortunato. Ancient History of Nursing. http://www.ehow.com/about_6131230_ancient-history-nursing.html. 更新于 May 17, 2010. 上网时间：2011 年 4 月 29 日。

视为欧洲护理的开始[①]。公元4世纪创立的慈善团体中，许多组织都是由男性组成的[②]。4到5世纪，不少男性为病人、伤者和将死之人进行某种形式的护理[③]。到11世纪—13世纪，男性就已经承担了一半的护理工作[④]。如成立于1095年的圣安东尼兄弟教团（the Brothers of St Anthony）就曾照顾丹毒（一种使毁容的皮肤疾病）患者。12世纪—13世纪十字军东征期间，对伤病士兵和群众中的病人和难民进行急救和护理的均为男性[⑤⑥]。14世纪以来肆虐欧洲几个世纪的鼠疫时期，一些男性因在照护病人中将自己暴露于传染疾病中而声名大振。15世纪晚期的天赐圣若望（St. John of God）、亚历山大兄弟等机构也通过向乞讨者、麻风病患者、低能者和疯子等提供护理服务展示福音[⑦]。实际上，整个中世纪，军队中的、宗教中的和世俗阶层的男性持续提供护理照顾[⑧]。16世纪，有组织的护理活动消失了，但18世纪随着慈善医院的大规模出现又再次出现，此时男性和女性都做护理工作，不过存在性别隔离现象，男性主要负责照顾男性，同时主要照顾酗酒者、有暴力倾向者、精神病患者以及有传染病的患者[⑨]。

---

① Joan Evans. Men in Nursing: A Historical and Feminist Perspective. *Journal of Advanced Nursing*, Volume 47, Issue 3, August 2004: PP. 321-328.

② Bullough Vern L. Men. Women, and Nursing History. *Journal of Professional Nursing*, 1994, 10(3).

③ Joan Evans. Men in Nursing: A Historical and Feminist Perspective. *Journal of Advanced Nursing*, Volume 47, Issue 3, August 2004: PP. 321-328.

④ Squires TE. Men in nursing. *Registered nurse*. 1995. 58(7): PP. 26-28.

⑤ Francesca M. Cancian & Stacey J. Oliker, *2000. Caring and gender*. Pine Forge Press.

⑥ 维基百科，men in nursing 词条。http://en.wikipedia.org/wiki/Men_in_nursing. 上网时间：2011年5月6日.

⑦ Joan Evans. Men in Nursing: A Historical and Feminist Perspective. *Journal of Advanced Nursing*, Volume 47, Issue 3, August 2004: PP. 321-328.

⑧ 维基百科，men in nursing 词条。http://en.wikipedia.org/wiki/Men_in_nursing. 上网时间：2011年5月6日.

⑨ Joan Evans. Men in Nursing: A Historical and Feminist Perspective. *Journal of Advanced Nursing*, Volume 47, Issue 3, August 2004: PP. 321-328.

（三）作为贱业的护理

19世纪晚期之前，在医院、济贫所等机构中还有一些男性和女性从事护理劳动。这些人以来自底层、没有受过教育、未婚或丧偶的中老年妇女为主，吃住在医院，不仅从事护理工作，也干医院内的各种“脏活”，多以一日三餐为报酬①。在乔治时代②的英国，典型的护士常常是醉醺醺、衣冠不整的悍妇③。Brian Abel-Smith（1960）的研究发现，病所中也有男性护理者，他们跟女性护理者一样，肮脏、粗俗、笨拙、不服管教。在伦敦的某济贫所，18个贫民护理者全部超过60岁，有的护理者甚至曾出入感化院达16次之多。这些人既无阅读能力也无足够的体力和德行，根本无法为患者提供有效的护理服务。这些机构不仅工作条件差、劳动强度大（要从早到晚地干活），在医院内外的经济与社会地位都很低，根本无法吸引可靠的或是负责任的年轻人从事护理劳动。因此，总体来说，伦敦的受雇护士极为稀少：1854年，伦敦仅有70个受雇护士，到1866年增加到111个。④

（四）其他地区和文化中的男性护理

在欧洲之外从事护理活动的男性也不乏其人。在美洲大陆，活跃于1550年左右的墨西哥人弗莱拉·胡安·迪美纳（Friar Juan de Mena）被广泛认可为日后美国的第一个护士，他对患者的护理工作受到广泛尊重⑤。1783年，新奥尔良的一名奴隶因其出色的护理工作而获得了自由，他后来成为美国第

---

① Francesca M. Cancian & Stacey J. Oliker, *Caring and Gender*. Pine Forge Press, 2000

② 从1714年到1820年，英国连着有四位国王名叫乔治，史称“乔治时代”。

③ [美]罗伊·波特（Porter, Roy）编著，张大庆等译：《剑桥医学史》，吉林人民出版社2000年版，第345—346页。

④ Brian Abel-Smith. 1960. *A History of the Nursing Profession*. London: Heinemann: PP. 11-14.

⑤ Michelle Fortunato. Ancient History of Nursing. http://www.ehow.com/about_6131230_ancient-history-nursing.html. 更新于May 17, 2010. 上网时间：2011年4月29日。

一位黑人医生。直到 1900 年之前，美国的男护士学校都是相当普遍的，给生病和受伤的男性提供付酬护理服务的也多是男性[①]，并且美国的第一所护士学校仅允许男性进入[②]。此外，男性在殖民时期的澳大利亚护理工作中也发挥了重要作用[③]。

历史上，不仅西方社会中承担护理职责的男性普遍存在，在一些文化中，男性甚至被认为比女性更有能力照顾病患。例如，公元前 225 年由印度国王阿索卡（Asoka）创办的 18 所医院里，只有男子担任护理工作[④⑤]。最早的护理学校也在公元 250 年前后建立于印度，仅允许男性进入。当时的印度文化认为女性不如男性纯净，因此，男性是主要的护理照顾者，帮助病人行走、按摩、沐浴、煮饭、喂食和整理床铺。在当时的阿拉伯文化中，女性也被认为难以担任护理责任[⑥]。

检视历史，我们就会发现，与目前人们的普遍看法不同，女性和护理之间的联系并未被看成是理所当然之事，女性并不从一开始就被认为是担任护理工作的当然人群。男女两性都曾出现在护理工作中，并发挥了同样重要的

① Michelle Fortunato. Ancient History of Nursing. http://www.ehow.com/about_6131230_ancient-history-nursing.html. 更新于 May 17, 2010. 上网时间：2011 年 4 月 29 日。

② Sylvia Brandon, book review of Men in Nursing, edited by Chad O' Lynn and Russell Tranbarger. New York: Springer Publishing, 2006. 来源：http://web.ebscohost.com/ehost/pdfviewer/pdfviewer?vid=1&hid=12&sid=a80b2ac8-dad0-466b-8592-b54237dd3fa6%40sessionmgr14.

③ Judith Barber, All the young men gone: losing men in the gentrification of Australian nursing circa 1860–1899, *Nursing Inquiry*, Volume 3, Issue 4, December 1996.

④ 王琇瑛：《护理发展简史》，上海科学技术出版社 1987 年版，第 13 页。

⑤ 王桂生：《现代护理学理论基础》，新疆人民卫生出版社 2003 年版，第 218—224 页。

⑥ Michelle Fortunato. Ancient History of Nursing. http://www.ehow.com/about_6131230_ancient-history-nursing.html. 更新于 May 17, 2010. 上网时间：2011 年 4 月 29 日。

历史作用，且到 19 世纪后期，男性仍然与女性一样从事着大量护理工作[①]。有人甚至认为，护理曾是一个男性主导的职业[②]。此外，有的文化甚至将女性排除在护理之外。

不过，对男女两性来说，护理责任的社会空间和社会意义仍存在一些差异：所有阶层的女性都更多地承担作为家庭义务的护理责任，同时护理作为一种基督教慈善行为的理想大大减少了中上层女性外出参与护理活动的社会阻力，而底层妇女不受当时中产阶级有关女性气质的性别规范约束，以护理劳动为生计。与女性相比，男性更早、更多地出现在有组织的护理活动中，更普遍地出现在战场上的护理中，也更广泛地出现在对传染病患者护理和有暴力倾向的患者等高危人群的护理中。对男性来说，护理可能既是虔诚行为，也是体现兄弟情谊和男性气质的方式。

二、职业化的现代护理

技术变迁、社会需求和商业 / 市场机会共同构成了一个专业产生的契机[③]。现代护理的职业化也可说遵循了这些过程。

（一）护理技术的发展

在长期与自然互动的过程中，人类积累了一些护理康复知识，但外国古代医学史中，医疗和护理没有明确的分工，也没有“护士”这样的一个职称[④]。随着现代化医院的进步，护理业发生了变化——越来越专业化并建立

① Carolyn Mackintosh. A historical study of men in nursing. *Journal of Advanced Nursing*, Volume 26, Issue 2, August 1997: PP. 232-236.

② Joseph P. Zbilut. Men in Nursing. *Journal of Nursing Scholarship*, Volume 38, Issue 3. September 2006: P. 206.

③ 赵康：《专业、专业属性及判断成熟专业的六条标准——一个社会学角度的分析》，《社会学研究》2000 年第 5 期。

④ 王琇瑛：《护理发展简史》，上海科学技术出版社 1987 年版，第 12—14 页。

了自己的专业体系[①]。时至今日，护理已经作为一个综合性专业大大发展起来了。一些研究者按照弗莱克斯纳（Flexner）在1915年提出，凯利（Kelly）于1981年修订的关于专业特征的标准，认为护理已经成为具有自己独特专业特征和专业行为的专业[②③]。

护理专业地位的发展和社会地位的转变与现代医学的巨大进步息息相关。西方古代医学具有医学、巫术和宗教紧密联系的特点，在中国也存在“巫医同源”的说法。但是，随着十九世纪中后期物理学、化学、微生物学等学科的发展和在医学中的广泛运用，带来了转折性的医学进步，现代医学的专业地位得到确立，医学知识的权威及社会影响力大大增强，导致了医学社会地位的根本转变[④]。

作为医学分支的护理学的发展首先是现代医学分裂的结果。随着现代医学理性知识体系的建立和发展，人们对疾病的发生、发展过程有了更深刻的认识，医疗和护理才得以分工，并推动了护理学的进步。特别是医学方面的细菌学、麻醉法、外科学的发展，爱克斯射线和镭的发现，提高了对护理工作的科学技术要求[⑤]。护理学校和护理教育体系的建立，也使得护理知识和技术得到总结、归纳、传播，形成自己的学科体系。

（二）对护理技术的社会 / 市场需求与认可

现代医学技术促进了现代医院的迅猛发展，医学（包括护理技术）的发展和医院环境的改善使得医院从慈善机构转变为现代的健康照顾场所，成为对所有阶层的人进行医学治疗、照顾的中心。对医院治疗、照顾需要的增加也使得对更大规模的、组织得更好的医院劳动力的需求大幅上升，包括对护

① [美] 罗伊 · 波特（Porter，Roy）编著，张大庆等译：《剑桥医学史》，吉林人民出版社2000年版，第367页。

② 赵采花、史东江：《护理专业的界定》，《现代护理》2005年第11卷第1期。

③ 王斌全、赵晓云：《护理“专业”的界定与发展现状》，《护理研究》2008年第15期。

④ [法] 菲力普 · 亚当、克洛迪娜 · 赫尔兹里奇著，王吉会译：《疾病与医学社会学》，天津人民出版社2005年版。

⑤ 王立章、李懿秀：《护理学与护士工作》，《人民日报》1956年12月31日第7版。

理人员的需求的剧增。

以弗洛伦斯·南丁格尔（Florence Nightingale，1820–1910）为代表的关注医院改革与慈善事业的男女改革家和护理先驱者发现，这是一个很好的使护理走向专业化之路的机会，可以创造一个新的、不同于以往传统护理的受过教育的护士职业[①]，并使之成为专门面向受过一定教育的女性的重要职业选择。但是，早期南丁格尔等人的努力并未引起太多影响。

事实上，是克里米亚战争给了南丁格尔一个提供大规模护理服务、体现护理社会价值、发展护理专业技能的机会，并最终得以把护士确立为一种正式的职业。1853 年爆发的克里米亚战争中，由于英军医疗救护条件非常低劣，伤员乏人照顾，死亡率高达近 50%。1854 年到 1856 年，她率领 38 名护士参加克里米亚战争前线的伤病员护理工作，通过科学的管理，只能收容 1700 名伤员的战地医院经她安排竟收达 3000–4000 名伤员。短短 6 个月时间，伤病员死亡率迅速下降至 2.2%，最后降低到 1%[②③④]。这种奇迹般的、有目共睹的护理效果震动了全国，使英国社会广泛认识到护理是关乎人的生命健康的工作。南丁格尔在工作中展现的护理技巧和管理方法 / 艺术使社会上认可了护理工作是一种“技术”，护理工作从此受到社会重视，护理工作的重要性亦为人们所承认。

回国后，南丁格尔通过撰写医院管理报告、著书立说、开创护士学校等方式，倡导护理的科学性。她得到社会各界包括英王室的大力支持，于 1860 年在伦敦创立英国第一所护士学校圣托玛斯医院，其办学宗旨是将护理作为一门科学的职业，试验一种非宗教性质的新型学校，建立新的教育体制和方

---

① Francesca M. Cancian & Stacey J. Oliker, 2000. Caring and gender. Pine Forge Press: 28-29.

② [美]H · P · 恰范特、蔡勇美，刘宗秀、阮芳赋：《医学社会学》，上海人民出版社 1987 年版，第 54—56 页。

③ 李道明、陈东：《世界红十字日和国际护士节》，《人民日报》1991 年 5 月 7 日第 7 版。

④ Cecil Woodham-Smith 著，熊中贵、姚树林、景耀译：《南丁格尔传》，人民卫生出版社 2000 年版，前言第 7 页。

法培养护士[①]。1887年，在毕业于英国皇家医院护士学校的、国际护士会首创者芬威克（Fenwick）的倡议下，成立了世界上第一个护士团体——英国皇家护士协会。1892年，芬威克担任《英国护士杂志》主编一职，并在提高护士教育水平、倡导护士进修教育、建立护理统一标准以及注册护士学校等方面，做出重要贡献[②]。随着护理的科学性被社会所认可，护理也日益世俗化，原本在公众头脑里扮演“自愿献身者”的护士形象开始发生改变，一些人逐渐认识到存在受过培训的、有效率的、高待遇的专职护士[③]。

到19世纪末期，英国护士学校培养出一千余名学员，其中大多数优秀者均被英、美、亚洲各国医院聘请去开办护士学校[④]。“南丁格尔护士训练学校”的课程和组织管理成为欧亚大陆上许多护士学校的模式。之后，西欧各国以及全世界各地的护理工作和护士教育得到迅速发展，护理职业化也在世界范围内得以实现[⑤]。

然而，即便护理工作得以专业化和职业化，也并不必然要只由女性来承担。究竟是什么因素造成了这一职业的女性化呢？

三、护理职业的女性化

正如文章前面提到的，女性化是现代护理职业的重要特征，不仅护理被看成是“女性的工作”，护士的大众形象也多集中于“那些被普遍认可为女性气质的特征”之上：这种刻板印象假设在男性和女性之间存在一种“本质性的”心理差异，并认为在女性同养育和护理、同情和照顾、自我牺牲及从

① 王琇瑛：《护理发展简史》，上海科学技术出版社1987年版，第25—26页。

② 佚名：《我是护士我骄傲——南丁格尔下的宣言》，《北京娱乐信报》2003年05月12日。http://news.sina.com.cn/c/2003-05-12/02351047232.shtml. 上网时间：2011-5-27.

③ Cecil Woodham-Smith著，熊中贵、姚树林、景耀译：《南丁格尔传》，人民卫生出版社2000年版，第478页。

④ 王琇瑛：《护理发展简史》，上海科学技术出版社1987年版，第27页。

⑤ 百度百科：弗洛伦斯·南丁格尔。上网时间：2010年6月10日。

属之间存在一种特别的匹配性[①]。护理职业的女性化特征是伴随着西方护理职业化的过程同时出现的，其影响因素十分复杂，但这种现象的出现与以下几个社会因素的关联值得分析。

（一）早期护理先驱对护理本质与女性特质的理解

护理职业的女性化首先来自南丁格尔等护理先驱对护理职业和本质的理解。尽管男性也从事护理工作，但是，传统的女性形象极大地影响了护士这种职业的社会角色[②]。

虽然强调护理的知识性，但南丁格尔时期的护理领袖们也坚持在护理和女性气质之间有着内在联系。护理先驱们关于护理本质和女性特质的联系一方面跟基督教关于爱、服务和拯救的教义以及强化妇女从属地位的制度相关，另一方面也来自维多利亚时代的英国有关女性在家庭中的护理实践。事实上，南丁格尔是把母亲和管家的最优秀品质赋予在她理想的护士形象中[③]。她对护士提出的职业期望是：责任心强的、清洁的、有自我牺牲精神的、勇敢的、头脑冷静的、工作努力的、遵从医生的、像慈母般温柔的、就像是“经过专业训练的天使”[④]。在其代表作《护理札记》中她更是提出：“每一个女人都是护士。”[⑤]可以说，她对护理的理解是女性本能加上护理知识。

南丁格尔对当时英国的女权主义运动并不抱有支持态度（虽然后者对女性教育权的要求实际上支持了她需要的受教育的护士来源），也没有为妇女

① Shula Marks. *The Gender Dilemma in Nursing History: The Case of the South African Mine Hospitals*. Seminar delivered in Oxford Brookes University, December 2000.

② [美]威廉·科克汉姆著，杨辉、张拓红等译：《医学社会学》，华夏出版社2000年版，第211页。

③ [美]威廉·科克汉姆著，杨辉、张拓红等译：《医学社会学》，华夏出版社2000年版，第213页。

④ [美]H·P·恰范特、蔡勇美、刘宗秀、阮芳赋：《医学社会学》，上海人民出版社1987年版，第54—56页。

⑤ [英]弗洛伦斯·南丁格尔著，庞洵译：《护理札记》，中国人民大学出版社2004年版，前言。

解放事业所动心或是将其与她自己所致力于的公共卫生事业联系起来[①②]。事实上，她在《护理札记》的结尾强烈攻击了“要求妇女能做男人做的一切，包括医学和其他专业”的“女权者的梦话”，相信妇女们当时已经有了超过她们需要的、能够施展才华的机会（当好护士）[③]。虽然当时并非所有护理先驱都同意南丁格尔关于女性和护理的观点，但由于南丁格尔在社会上的巨大成就和影响，其他的声音也就被慢慢被隐匿了。

在这种背景下，护理被看成是一种对女性来说自然而且适宜的职业[④]。

（二）与医生群体关于护理和护士位置的冲突与妥协

对护理和女性气质之间内在联系的强调，也可看作是对护理专业化过程中面临的巨大挑战——护理在医学中的位置问题——的一个回应和妥协。当时的一个现实问题是，医学领域还有另一个更强有力的群体——医生，他们将自己界定为同一领域的专家，并且不欢迎竞争。

19 世纪中后期以前，绝大多数大夫受到的医学训练很少，当时的医生不仅对治疗疾病没有什么帮助，甚至可能致命。有人指出，直到 19 世纪中叶时，“疾病和医生给霍乱牺牲者的机会是均等的”[⑤]。当时护理相对持有不成熟医学知识的大夫而言，在实际上有着更加有效的至于病人的策略，因此

① Cecil Woodham-Smith 著，熊中贵、姚树林、景耀译：《南丁格尔传》，人民卫生出版社 2000 年版，第 483 页。

② 但若因此将南丁格尔看成反女权主义者就未免过于简化了。她与女权主义运动的关系远比这里能叙述的复杂，且在生命不同时期存在变化。早期南丁格尔与女权主义运动的疏离可能在一定程度上与她对当时女权主义运动的方式（如以男性为标准要求权利的）不认同有关，而并非因为反对提高妇女地位和社会权利。

③ Cecil Woodham-Smith 著，熊中贵、姚树林、景耀译：《南丁格尔传》，人民卫生出版社 2000 年版，第 338 页、第 480 页。

④ Judith Barber, All the young men gone: losing men in the gentrification of Australian nursing circa 1860–1899, *Nursing Inquiry*, Volume 3, Issue 4, December 1996: PP. 218-224.

⑤ [美] 威廉 · 科克汉姆著，杨辉、张拓红等译：《医学社会学》，华夏出版社 2000 年版，第 180 页。

护理在当时比医学更让人期待[1][2]。但是大夫多为男性，往往出身于中上层社会阶级且很早就建立起了排外性的专业组织，这些社会优势使得护士很难跟他们争论一个类似的专业地位。在医学领域的职业冲突过程中，大夫们能够轻易地将与自己的工作内容有所重合的职业——不仅包括护士，还包括技师等——置于从属地位[3]。

事实上，早在1854年南丁格尔带领护士们奔赴克罗米亚战场时，医师们已经意识到这群“业余的医护工作者”对自己的威胁，他们对南丁格尔充满敌意和怀疑，他们主张，没有医师指示护士们不能擅自行动，也不能涉足病房[4]。南丁格尔最初开办护士学校时曾征求医院的100名医生的意见，只有4名赞成，其余的都反对，认为护士的工作不需要什么改变。有的说：“护士不过是比家里的女佣人会做泥敷剂、清洁卫生、照顾病人的需要而已”，有的说：“护士只不过是一个可靠的仆人，应由中年妇女来担任或已婚、驯服、又受过家务困扰的妇女更好”[5]。在此后护理作为专业发展的过程中，很多医生认识到，训练有素的护士是对其在医院环境中的权威和回报的潜在竞争者，他们极力反对对护士的培训。甚至到20世纪初，仍有大夫对护士“过多”的培训进行警示：“如果……护理指导课程嫁接到一定的普通教育上，由一堆有用的常识支持，那么我们可以期待一个能干的护士——假如她具有护理本能的话。一个好护士是天生的，不是训练出来的。”“在医院里普遍盛行的（护士）培训不仅包罗万象到了荒谬的地步，而且危险，简直足以

---

① Francesca M. Cancian & Stacey J. Oliker, *2000. Caring and gender*. Pine Forge Press: PP. 30-32.

② [美]罗伊·波特（Porter，Roy）编著，张大庆等译：《剑桥医学史》，吉林人民出版社2000年版，第346—347页。

③ Francesca M. Cancian & Stacey J. Oliker, *2000. Caring and gender*. Pine Forge Press: PP. 30-32.

④ [英]弗洛伦斯·南丁格尔著，庞洵译：《护理札记》，中国人民大学出版社2004年版，第157页。

⑤ 王琇瑛：《护理发展简史》，上海科学技术出版社1987年版，第26页。

使护士们认为自己可以僭越医生的功能了。”[①]

在美国，19世纪末当妇女作为护士、助产士甚至医生进入医学界时，当时一位医生的评论表明了他们感受到的威胁：

> “我们行业中许多人已觉察到，医学教育和妇女的介入是一个可怕而邪恶的企图，他们试图由此抹杀两性之区别——在打破禁区之后的对解剖和生理知识的获得以及由此产生的病态的好奇和渴望的满足——在履行外科和内科职责时，在办公室工作中完全打破了在自然界中严格的性别区分。”[②]

因此，不协商好与医生团体的边界并得到其容忍（既然不是支持）是不可能的。护理领袖必须建立有别于医学的专门的知识领域和独特的专业种类。在编写和建立自己的照护知识以实现对专门技术的主张时，护士们强调了护理的专长在于照护的情感性的和人际的部分[③]，即强调了负责的、温顺的女性照顾的天然治愈能力。对护理能力的这一方面的强调与社会上关于女性关怀本能的认识相符，也就进一步为这一职业的女性化打下了基础。

由于女性在社会上对男性的从属地位，这种对护理专业位置的界定也就是对医疗领域内护士对医生从属位置的界定。事实上，早在克罗米亚战争期间，南丁格尔便认识到在她能完成任何事前，必须赢得医生们的信任。为此，她严格遵守使护士处于屈从地位的规章制度，导致护士“既不是评论家，也不是改革家，只是他们（指医生）手中的驯服工具”[④]。这当然使

---

① Francesca M. Cancian & Stacey J. Oliker, *2000. Caring and gender*. Pine Forge Press: PP. 30-31.

② [美]罗伊·波特（Porter, Roy）编著，张大庆等译：《剑桥医学史》，吉林人民出版社2000年版，第532页。

③ Francesca M. Cancian & Stacey J. Oliker, *2000. Caring and gender*. Pine Forge Press: P. 30.

④ Cecil Woodham-Smith 著，熊中贵、姚树林、景耀译：《南丁格尔传》，人民卫生出版社2000年版，第162—166页。

得护理职业丧失了建立自己的职业地位所必须的领导和独立的品质。不过，也许没有别的途径能让护士在一个以男性为主导的医学领域得到官方认可的职位①。

（三）医院和护理教育的改革

19世纪的医院改革中，也建立了一种以男性医生作为有权威的父亲的家庭模式，而护士作为家庭中的女性以及病人作为需要照顾的孩子形象使这一家庭模式完整化了，并且也反映和迎合了社会上关于性别劳动分工的价值规范②。在这种情况下，男性作为护士的概念也就日益与当时流行的制度性家庭模式不相适应了。

但要社会接受护士是体面工作的概念，还需要解决当时医院女护士的社会形象问题。早期医院缺乏系统管理，包括对护士的监管制度。对女性来说，出入满是男性病人的医院（他们中的许多人是可以走动的）并非体面之事。这也是一些医院出现丑闻的重要原因。有的女护士就因为允许男病人将賂聘留在自己胸部受到严厉的斥责③。人们甚至认为这些人品行不端或者根本就是娼妓④。不过，在南丁格尔时期对医院和护理教育的系统化改革中，医院更加整齐有序，教育和培训中也将行为举止的端庄列为重要内容。医院中护士长的设立也成为有效的护士监督管理制度，包括对护士日间行为举止、夜晚住宿等的一系列规定，力图树立护士端庄正派的职业女性的形象。

（四）劳动力市场的影响

早期护理被塑造成"崇高的职业"而吸引了一批上层阶级出身的女性。

---

① [美]威廉·科克汉姆著，杨辉、张拓红等译：《医学社会学》，华夏出版社2000年版，第213页。

② Joan Evans. Men in Nursing: A Historical and Feminist Perspective. *Journal of Advanced Nursing*, Volume 47, Issue 3, August 2004: P. 51.

③ Brian Abel-Smith. 1960. A History of the Nursing Profession. London: Heinemann: 10.

④ [美]威廉·科克汉姆著，杨辉、张拓红等译：《医学社会学》，华夏出版社2000年版，第211页。

南丁格尔1853年在英国建立了医院，通过正规的计划培训那些她招聘的来自中、上阶层家庭的人作为护士。由于护士的职责和社会上关于中上层女性行为标准之间的角色冲突，她的医院并不是很成功，例如，有些护士不愿意观察裸体，或不乐意参加病人身体检查[①]。而且，这些出身较高的女性也大大增加了医院的成本。

之后，护理学校开始从中下层阶级中征召一些具有良好品质的"见习护士"，这些人遵守纪律、易于训练。19世纪后期和20世纪早期，医院和医院的护士学校数量迅速增加，同时，大量来自国外的移民和农村的妇女涌入劳动力市场。因为给了妇女一个自食其力的机会，并且在社会上受到尊敬，所以护理对这些妇女中的许多人来说是一个很有吸引力的职业[②]。此外，她们也并不受当时社会上关于中上层女性行为标准的束缚，所以更容易接受和适应护理工作。这些妇女的加入，大大降低了医院护理劳动力的成本，也促使了这个职业的迅猛发展。可以说，只对女性受雇者具有吸引力的工资标准也成为该职业女性化的重要原因[③]。不过，由于护士学校的学生主要是来自低收入家庭的、希望提高经济收入和社会地位的女性，选拔她们的条件就是能够听从指挥（可不改）。"男尊女卑"的思想沿传使得以女性为主的护士群体习惯从属于以男性为主的医生，执行医生的命令。

在护理职业化的过程中，通过迎合长期存在的父权制思想，训练有素的护士在健康照顾工作中成功地创造了一个由其能力和女性美德相混合后所定义起来的从属性的专业。她们的从属性权威和治疗角色得到了公众的认可[④]。随着南丁格尔的护理训练模式被其他国家大力引进，护理职业日益被界定

---

① [美]威廉·科克汉姆著，杨辉、张拓红等译：《医学社会学》，华夏出版社2000年版，第212页。

② [美]威廉·科克汉姆著，杨辉、张拓红等译：《医学社会学》，华夏出版社2000年版，第213页。

③ Judith Barber, All the young men gone: losing men in the gentrification of Australian nursing circa 1860–1899, *Nursing Inquiry*, Volume 3, Issue 4, December 1996.

④ Francesca M. Cancian & Stacey J. Oliker, *2000. Caring and gender*. Pine Forge Press: P. 31.

（可不改）为“女性”的职业，到 19 世纪后半期，承担护理责任的男性数量急剧下降了[①]。国外研究还用将男护士的身体触碰性化的文化来解释男护士的离开[②]。到了1930年，美国注册护士中仅有1%的男性[③]。不过，随着工业革命时期医学、科学和工业的迅速发展，医学研究等护理以外的更好的也是更“适合男性”的工作机会越来越多，当他们发现更有吸引力的职业后，就离开了护理职业[④]。

西方护理职业化的历史表明，护理职业的性别特征并非女性气质的自然体现，而更多的是一个社会建构过程。为了争取一个独立的专业位置，部分出于护理先驱者对护理工作本质和女性特质的理解，部分出于对医生们抵抗的应对和妥协，再加上有着医院改革以及劳动力市场对降低劳动力成本的要求等各方面的考虑，在西方护理职业化过程中，护理的职业特征便和女性特质紧密联系在一起了。这种努力成功排除了来自社会和医师的阻碍，使女性是天然的照顾者这个概念得到认可，并由此提供了护士专业化的合法性。

---

① Judith Barber, All the young men gone: losing men in the gentrification of Australian nursing circa 1860–1899, *Nursing Inquiry*, Volume 3, Issue 4, December 1996: PP. 218-224.

② Joan A. Evans, Cautious caregivers: gender stereotypes and the sexualization of men nurses’ touch. *Journal of Advanced Nursing*, 2002. 40(4): PP. 441-448.

③ 维基百科，men in nursing 词条。http://en.wikipedia.org/wiki/Men_in_nursing. 上网时间：2011 年 5 月 6 日 .

④ Susan T. *Caring Knows No Gender*: *Break the stereotype and boost the number of men in nursing*. Am J Num. 2003. 103(5): PP. 65-68.

第二章　近代护理的职业化与性别化

像中国现代化过程中其他许多职业一样，“护士职业伴随着近代医学和西式医院传入中国而成为一个新兴职业”[①]。这一舶来性的特点在很大程度上塑造了中国护理的职业化过程与特征，包括性别特征。当然这个过程也是与中国社会文化协商的过程。

一、西方现代护理职业的东渐

（一）早期护理的职业化

早在远古时期，中国周口店山顶洞穴的“北京猿人”已经预备初步护理技术。三千多年以来，中医重视调养（护理）在医疗中的重要作用，即有“三分治七分养”之说，并有丰富的关于医疗护理技术的记载[②]。但是，中国近代护理是随着西医和宗教的传入开始形成和发展的[③]。在此之前，与西方一样，长期以来，中医的医、药、护没有分工，病人多由医生或亲属照顾[④]，

① 李秀华、郭燕红主编：《中华护理学会百年史话 1909—2009》，人民卫生出版社 2009 年版，第 4 页。

② 王琇瑛：《护理发展简史》，上海科学技术出版社 1987 年版，第 2—4 页。

③ 刘燕萍、霍杰：《中国护理的世纪回眸（一）》，《当代护士》2001 年第 5 期。

④ 王琇瑛：《护理发展简史》，上海科学技术出版社 1987 年版，第 4 页。

没有独立的护理专业和护理人员[①]，家属们往往缺乏专门的护理技术："吾国护士事业，考读史册，似无专载，此种事物例为家人之责，父母兄妹应急处理者。技术方面素无研究，经历寡陋亦不可靠，而迄今内地多处，仍固守此习"[②]，因此，往往并不能起到促进康复的效果，甚至给病人造成危害："病者虽有人看护，殊不能减轻其病苦。看护者虽怜爱病人，因不谙病情，不明护病法，不知施以合理的守护以减轻病者之痛苦，且往往过于姑息，至使病者保终身之憾，死于此种看护之手者，亦多有之（此种情形，中国今日之社会，尤屡见不鲜，令人可叹）。"[③]

1840 年的鸦片战争掀开了中国近代史的篇章。建立在十九世纪物理学、化学、微生物学等学科进步之上的现代医学知识的权威及社会影响力大大增强，带来了医学社会地位的根本转变。当时，西医——包括作为现代医学分支的护理学——作为优势知识也被期待能用于打开中国传教之门户，大批外国传教士、医生、护士来到中国，南丁格尔式的中国近代护理开始形成[④]。

西方教会医院在中国的建立可说是提供了最早的护士实践及展示西方现代护理技术的场所。美国护士麦克奇尼（Elizabeth M.Mckechine）是此时来华的第一位护士："查护士执业之最初传入中国时，为 1884 年，有西人汤穆森夫人东渡来华，在上海建设医务处，即今之妇孺医院是也。"[⑤]当年，她在上海实施科学的护理技术，包括用火炉自制蒸馏水以供腹部手术之用，亲自配置各种外用药膏，备置各种医疗、护理用具，护理效果良好，得到当地社会认可[⑥]。类似的护理工作使得护理作为一门有用的技术得到社会承认。

最早的正规护士教育也由西人推动建立起来。"当时美国护士密女士，在上海西门妇孺医院执行其合理的护病法，并招收学生以为之助，各教会

---

① 刘燕萍、霍杰：《中国护理的世纪回眸（一）》，《当代护士》2001 年第 5 期。
② 陈朱碧辉：《护士职业之介绍》,《医学周刊集》1932 年第 3 卷第 3 期，第 170—171 页。
③ 李核：《我所认识的护士》,《医学周刊集》1932 年第 6 卷第 4 期，第 155—157 页。
④ 刘燕萍、霍杰：《中国护理的世纪回眸（一）》，《当代护士》2001 年第 5 期。
⑤ 陈朱碧辉：《护士职业之介绍》,《医学周刊集》1932 年第 6 卷第 3 期。
⑥ 刘燕萍、霍杰：《中国护理的世纪回眸（一）》，《当代护士》2001 年第 5 期。

医院乃先后设立护病学校训育中国学生，以后才有以看护为职业的中华护士”[①]。20世纪初，教会在中国迅速发展，英美两国许多专业护士受教会组织的派遣，来华从事护理工作，但远远无法满足教会医院发展的需要。因此，各地教会医院开始着手大量培训中国护士，主要是在医院设立附属护士学校[②]。许多教会医学院增设了护士专业，其中北京协和医学院、山东齐鲁大学医学院、湖南湘雅医学院还提供了护士专业的大学课程。1900–1915 年间，英美教会所办的护士学校有 36 所，民国时期 139 所非正式护士学校中，由教会医院主办者达 119 所[③]。1907 年，由美国攻读医学归来的中国女子留学第一人金雅梅在天津创设医科学校，并培养护士，成为首位培养护士的中国人[④]。

在西方医学和护理先驱盖仪贞等人的引导、推动下，护士的专业团体——中华护士会也建立起来。中华护士会初创于 1908 年，1912 年始正式成立[⑤]。会议“厘定会章，拟定课程，翻译书籍等”[⑥]，1912年的会议还拟订了护士统一考试的计划和有关规定，可以说设定了中国护士教育和职业发展的基本框架，在中国现代护理业的发展中发挥了巨大的作用。当时中华护士会是由 7 名外籍护士和 2 名外籍医生创建的，在当时是一个纯属于外籍人员的组织。1914 年以来，学会职员均由各地教会医院派外籍护士兼任，这种状况一直持续到1928年，中国护士武哲英首任[⑦]。1914年召开的中华护理学会第一届全国护士代表大会上，出席的会议代表共 24 人，来自全国 8 省 21 所

① 李核：《我所认识的护士》，《医学周刊集》1932 年第六卷第四期。

② 刘燕萍、霍杰：《中国护理的世纪回眸（一）》，《当代护士》2001 年第 5 期。

③ 刘燕萍、霍杰：《中国护理的世纪回眸（一）》，《当代护士》2001 年第 5 期。

④ 李秀华、郭燕红主编：《中华护理学会百年史话 1909-2009》，人民卫生出版社 2009 年版，第 3—4 页。

⑤ 一说中华护士会创立于 1915 年，由暑期中旅居牯岭的长沙湘雅医院护士长盖仪贞硕士联络避暑的教会医院欧美护士创立。但这里仍依最新出版的《护士百年史话》界定的 1912 年为准。

⑥ 李核：《我所认识的护士》，《医学周刊集》1932 年第六卷第四期。

⑦ 刘燕萍：《中国护理的世纪回眸（二）》，《当代护士》2001 年第 6 期。

公立医院与教会医院，其中外籍护士 23 人，中国护士 1 人[①]。

（二）西方护理的科学面庞

作为医学分支的护理学的发展是现代医学分裂的结果，即是以自然科学为其知识基础。在向中国的传播中，西方护理先驱通过几个方面力图体现其科学性：

一是体现在课程的设置方面。1949 年新中国成立之前，因我国护士学校有公立、私立、教会等多种性质，各护士学校在课程方面尚无统一标准，但主要课程如护病学、内外科、小儿科、产科、妇科等主要课程一致[②]。1912 年的护士会规定："凡医院之设有病床二十五位者，可设立一护病学校，招收学生，名曰护生，教以护病各种课程，为期三年至四年"。当时拟定"护病课程"分预科本科两级："前六月为预科学期，授以初级护病学，解剖学，生理学，伦理学，心理学，细菌学，绷带学，应用化学等，复在医院内实习，本科分为各科护病学（如内科，外科，小儿科等），护病解剖学，护病生理学，护病细菌学，护病药物学，护病饮食学，护病推拿法等，正式在病房实验。"[③]1914 年中华护理学会第一届全国护士代表大会上，被选为总干事的信宝珠指出："应以更科学的方法使中国护士获得护病知识，应将一些无需训练既可做之事，如清洁卫生等工作交由女佣去做，改变护士被视为仆人的观念。"[④]

1921 年中华护士会规定的课程包括解剖学、生理学、卫生学、裹伤法、

---

① 李秀华、郭燕红主编：《中华护理学会百年史话 1909-2009》，人民卫生出版社 2009 年版，第 137 页。

② 李秀华、郭燕红主编：《中华护理学会百年史话 1909-2009》，人民卫生出版社 2009 年，第 140 页。

③ 王琇瑛：《护理发展简史》，上海科学技术出版社 1987 年版。

④ 李秀华、郭燕红主编：《中华护理学会百年史话 1909-2009》，人民卫生出版社 2009 年版，第 14 页。

药学、内科、外科护病法等[1]。

二是体现在对学生文化程度的要求上。1926 年第八届全国护士代表大会上建议护士入学程度为初中毕业者[2]。1932 年 9 月 5–10 日召开的第十一届全国护士会员代表大会上做出决定，将护士学校学生的入学程度从 1938 年起一律改为高中毕业。这在当时全中国民众总体教育水平还比较有限的情况下，无疑是很高的要求[3]。1940 年燕京大学校方请协和医院护士来校讲演，相关人士宣称："学习护士者，除应具有专门医学知识及普通学识外，且需实地实习，故系一种手脑并用之职业"[4]。

三是对考试和从业资格的垄断。1912 年护士会指出："护生在中华护士会立案之护病学校，学习期满时，由护士会考试，授以护士文凭，国内各医院均可录用之"[5]。当年也拟定了统一的考试计划和相关的规定[6]。1914 年第一届全国护士代表大会制定并通过了护士学校注册章程，定于 1915 年开始举办全国毕业护士会考，护校毕业生均须参加，通过会考方能取得正式护士之资格[7]。当年，中华护士会注册护士学校为 4 所，此后逐年增加，到 1920 年增至 30 所，1930 年共计 135 所，1937–1946 年间曾达到 394 所，截至 1948 年，总计在中华护士会注册的护士学校有 183 所，注册和培养护士约 3 万

---

① 李秀华、郭燕红主编：《中华护理学会百年史话 1909-2009》，人民卫生出版社 2009 年版，第 139 页。

② 李秀华、郭燕红主编：《中华护理学会百年史话 1909-2009》，人民卫生出版社 2009 年版，第 24 页。

③ 李秀华、郭燕红主编：《中华护理学会百年史话 1909-2009》，人民卫生出版社 2009 年版，第 140—142 页。

④ 《准护士会中护士讲护士：女子职业以此为宜，实地实习手脑并用》，《燕京新闻》1940 年第 6 卷第 25 期第 3 版。

⑤ 李核：《我所认识的护士》，《医学周刊集》1932 年第 6 卷第 4 期。

⑥ 李秀华、郭燕红主编：《中华护理学会百年史话 1909-2009》，人民卫生出版社 2009 年版，第 17 页。

⑦ 李秀华、郭燕红主编：《中华护理学会百年史话 1909-2009》，人民卫生出版社 2009 年版，第 14 页。

人[①]。1915年，中华护士会组织的第一次全国毕业护士会考中，报名者仅7人，及格者3人。1935年，中华护士会毕业总数达到4805人[②]。1937年—1947年间，全国毕业护士会考合格、经护士会发给毕业证书者3941人。截至1946年9月30日，共发出毕业文凭94873张[③]。

四是体现在护理专业期刊的发展方面。1908年开始，中国博医会的刊物《博医会报》免费为护士们提供1–2页篇幅，主要用于护士之间进行联系与活动[④]。1920年1月，中国第一本护士期刊《中国护士四季报》在上海问世，是《中华护理杂志》的前身。在书籍方面，1920年前，护理方面的教材相当稀少，仅有一位外国护士翻译的《护理学原理及实习》以及中国护士钟茂芳翻译的《护士手册》。到1933年，根据国际护士会统计后宣布，中国出版的护理书籍数量居各会员国第四位[⑤]。这些期刊的发展，对护理知识的积累和发展、对护士之间的交流沟通都起到了重要作用，也形成了一个区别于他业的知识共同体。

此外，之前中国文字中并无“护士”二字，在将“Nurse”一词翻译成“护士”的过程中，这个职业的知识性也得到强化。西方“Nurse”初来中国时，被称为“看护”，这个称呼无法将护士与类似仆人的“看护妇”区分开来。钟茂芳根据《康熙字典》将“Nurse”一词的涵义译为“护”字，保留了其原意中呵护、养育、营养、照顾等的含义和母性的象征，而“士”则是指受过相当教育的人。“护士”一词经1914年第一届全国护士代表大会通过，

---

① 李秀华、郭燕红主编：《中华护理学会百年史话 1909-2009》，人民卫生出版社 2009 年版，第 131—133 页。

② 李秀华、郭燕红主编：《中华护理学会百年史话 1909-2009》，人民卫生出版社 2009 年版，第 136 页。

③ 李秀华、郭燕红主编：《中华护理学会百年史话 1909-2009》，人民卫生出版社 2009 年版，第 136—137 页。

④ 李秀华、郭燕红主编：《中华护理学会百年史话 1909-2009》，人民卫生出版社 2009 年版，第 10 页。

⑤ 王琇瑛：《护理发展简史》，上海科学技术出版社 1987 年版，第 85 页。

遂取代“看护”之称[①]。

通过这些途径，中国护理先驱们渐渐在社会上树立了一个专业的护士职业形象，形成了与传统的家庭看护和“看护妇”之间的决裂，并建立起一个制度性的专业壁垒。

（三）中国社会对西方现代护理的接受

与西方护理职业化的过程不同，中国的护理专业化没有单独面对医生的挑战，没有经过西方那种与医师的艰难博弈过程。这是因为，护理是作为西医学总体的一部分进入中国的，当时争议的焦点不是医护专业位置的问题，而是中西医之争。当西医决定性地取得合法地位，西方护理的一套知识技术和伦理也进入中国，并成为护理女性化的专业和社会基础。

西方护理学作为西医的组成部分来到中国，其科学性正应合了国家和知识分子的需求，受到欢迎。对国民卫生健康水平之提高的关注是护理受肯定的主要原因。当时的中国，由于长期以来医疗条件的落后，缺乏卫生知识，加上中医在公共卫生及传染病等健康议题方面作为有限，建立在西方现代科学基础上的新医以其在扑灭传染病上的迅速性和治疗效果方面的可见性在中国得到普遍认可，护理学的效果也得到承认。一些医学界人士纷纷在报刊中撰文介绍护理学和护士职业在西方的发展，突出其作为新医组成部分的科学性，以及中国护理业与西方的差距。“近代文明国家，城，市，乡，镇，各有大小医院，医院中之主要人员，除医师外，还有护士，有了这二种人员，才能容纳病人，所以护士与医师，在医院中居于同等的重要位置。”[②]

时人认为，护士可以在病人护理和公共卫生等方面发挥较大作用：“从事此职业者，既可服务于医院，又可从事于公共卫生事业，将卫生常识普及于社会各团体各分子间，推行卫生教育，从事预防工作等。总之，为护士

---

① 李秀华、郭燕红主编：《中华护理学会百年史话 1909-2009》，人民卫生出版社 2009 年版，第 13 页。

② 李核：《我所认识的护士》，《医学周刊集》1932 年第 6 卷第 4 期。

者，方可服务社会，为人群谋幸福也。”[①]

中国护理界也力图使西方现代护理技术对中国的现代化进程起到作用。在第一届全国护士大会上即讨论“护士会如何能协助中国”，强调要“使中华护士会真能有助于中国”“使其日行千里，达到最高标准，使国家成为健康快乐之国家。”[②]

随着护理事业在中国的传播与发展，国民政府也认识到其对国民健康的作用，并开始加以规范。1934 年 12 月，国民政府统一由“内政部”和“教育部”共派代表 4 人，聘用资深护士会员 5 名，组成中央护士教育委员会。此后，该委员会成为新中国成立前中国护士教育的最高行政领导机构，陆续接管护校注册、护士登记和教学管理工作[③]。在国家主管教育的部门内设立护士教育委员会使得我国的护理教育被纳入国家教育行政系统，与其他各类学科的教育受到同等重视，并实现了由政府负责护士学校立案与护士注册登记的管理工作，使护士具有了国家承认的法律地位，提高了护士及护士职业在社会的地位[④]。

护理科学性的一面吸引了一些中学毕业生投身于这一新兴行业：“我国人民，对于护病事业，既无正确的认识，学习者自少，中学毕业生更不愿投身护病学校，后经护士会宣传提倡，试渐为人注意，护病学校之程度乃渐次提高，现在大多数护病学校，须有中学程度，始得报名应考，闻北平协和医院附属护病学校，须高中毕业生及有同等学力者，始能合格”[⑤]。“只见（护士）穿白衣给人诊病，状颇耀人，又有许多教会医院，入学校除读书外，什

---

① 《准护士会中护士讲护士：好职业以此为宜，实地实习手脑并用》，《燕京新闻》1940 年第 6 卷第 25 期第 3 版。

② 李秀华、郭燕红主编：《中华护理学会百年史话 1909-2009》，人民卫生出版社 2009 年版，第 13 页。

③ 李秀华、郭燕红主编：《中华护理学会百年史话 1909-2009》，人民卫生出版社 2009 年版，第 37 页。

④ 李秀华、郭燕红主编：《中华护理学会百年史话 1909-2009》，人民卫生出版社 2009 年版，第 128 页。

⑤ 李核：《我所认识的护士》，《医学周刊集》1932 年第 6 卷第 4 期。

么静脉注射，手术疗治，开放给药等，都有实习的机会，于是更引起人之注意，进医院学习了。”①

不过，也有人担心这个过程中西人的侵袭。1936 年，护士学校已达 178 个，所有教会学校都独立于中国教育行政系统之外，不遵循中国政府规定的一切规章制度，掌握办学大权的外国人自订教学内容和教学方法，自成一体。中国的护理教育主权亦不例外地掌握在外国人手里②。“西人有意占取护士教育中心，1909 年于牯岭开第一次会议，1915 年成立中华护士会，竟掌中国全国护士教育行政。该会随属华人主持，乃受西人支配，执权仍西人在握。”③

二、近代护理职业中的性别协商

西方护理职业不仅具有科学性的特点，还具有女性化的特点。当时在中国的西方护理先驱秉承西方的护理理念，遵循南丁格尔的“每一个女人都是护士”的观念，认为护理女性化是护理职业特征的一部分，从而推动了中国护理职业的女性化。

西方护理历史表明，男性在其中曾发挥了重要的作用。在中国，男护士也在相当长的时间里与女护士共同从业。甚至可以说，尽管女看护之说传入中国已久，由于当时中国传统社会“男外女内”的性别分工，女性外出工作少，以及“男女大防之礼教”“男女授受不亲”等思想的存在，使得早期护理职业对女性是关闭的。女护士护理男病人这项工作在 1918 年前是社会与国人感到不可思议，医院中难以接受/出现的事情④。相反，早期协和医学堂附属医院是男医院，医学堂和护士学校只招男生。1906 年创建的北京协和

---

① 田维范：《关于男护士出路之商榷》，《医事公论》1935 年第 2 卷第 19 期。

② 刘燕萍、霍杰：《中国护理的世纪回眸（一）》，《当代护士》2001 年第 5 期。

③ 解冰士：《中国男护士将往哪里去》，《医事公论》1935 年第 2 卷第 18 期。

④ 李秀华、郭燕红主编：《中华护理学会百年史话 1909—2009》，人民卫生出版社 2009 年版，第 18 页。

护士训练学校，当时只招收男生。[1]上海仁济医院、武汉普爱医院也分男女医院。北京同仁医院、湖北普爱医院、保定思罗医院等还开办男护士学校[2]。1915年，中华护理学会第二届全国护士会员代表大会提出，需要培养男护士。1918年，北京协和医院护理主任霍华德（Howard）提出了培养男护士的看法，认为男护士将是长期的工作需要。1922年，社会上开始讨论“中国男护士的价值”，认为男护士在将来若干年间仍适宜护理男性病人，尤其在偏僻地区更能体现男护士存在的必要性。1928年，第九届全国护士代表大会通过男女护士和护生的工作服样式，可见男护士依然是考虑的对象。1930年的第十届全国护士代表大会，来自全国各地的男女护士代表130人参加了大会。[3]直到1935年，一则招考护士的消息要求仍写道：“不论性别，均得报名应考”，录用额数为“男女各五名”。[4]当时的社会文化认为，男护士的存在必要性不仅在于男女的身体禁忌，还在于男性在护理工作中的体力优势。“护士学校随医院而增加，西人每感女性不及男性工作迅速，于是招收男护士，男女护士日见其多。”[5]

可见，男性并没有一开始就被排斥在中国护理教育与护理职业之外，而是起了很大的作用。“根据中国护士历史来看，男护士过去是曾有光荣之一页，而且中国护士能有今天的地位，也是过去男护士用血汗苦斗的结果，所以奠定中国护士界的基础者男护士实有力焉。”[6]但是到了1945年，一些护理学校招生已开始仅限于女性。[7]

---

① 刘燕萍、霍杰：《中国护理的世纪回眸（一）》，《当代护士》2001年第5期。

② 李秀华、郭燕红主编：《中华护理学会百年史话 1909—2009》，人民卫生出版社 2009年版，第6页。

③ 李秀华、郭燕红：《中华护理学会百年史话 1909—2009》，人民卫生出版社 2009年版，第31页。

④ 本局消息：《本局招考男女护士，分发所属各医院服务》，《卫生月刊》1935年第1期。

⑤ 解冰士：《中国男护士将往哪里去》，《医事公论》1935年第2期。

⑥ 花新人：《男护士们当前严重的问题——读了冒牌医师打针杀人新闻后》，《医事公论》1936年第4卷第3期。

⑦ 李完白：《男护士出路之建议》，《中国护士报》1947年第2期。

那么，近代中国护理职业的女性化是如何发生的？在这个过程中，职业是如何与特定社会文化特别是性别文化协商的？什么职业适合哪个性别？其背后是性别规范文化的争论与协商。这里我们关注护理这一职业是如何经历了对女性从关闭到开放乃至女性化的过程，主要从职业空间、服务对象、职业特征与职业回报四个方面，讨论这一过程中性别与职业的互动过程。

（一）职业空间与性别解放

在女性进入护理行业的过程中，首先要打破“男子治外，女子治内”的古训带来的公私领域隔离，创造机会使女性从家庭中走出来，参与到社会生产之中。随着西方女权主义思想的传入，国内知识分子积极推动男女平等，支持女性平等接受教育和参加公共劳动，使得女性谋取社会职业所承受的阻力大为减小，是为女性得以进入护理职业的社会大环境。

维新派的强国保种探讨，以及新文化运动先驱对西方天赋人权思想的吸纳，促使他们提倡男女平等，认为妇女要彻底解放，获得人格独立和社会地位，须以“经济独立”为基础。①职业便日益成为妇女解放的中心议题。《大公报》编辑吕碧城认为，女性需要“自养、自立”。②秋瑾在《敬告姊妹们》一文中倡导女性学工艺、做教习、开工厂等养活自己，“可使男子敬重，洗了无用的名，收了自由的福”。1921 年在《妇女杂志》关于妇女与职业的讨论中，陈问涛提出：“女子若有了独立性的职业，便有了独立的经济。经济既能独立，虽不说社交公开，自然会社交公开，虽不说婚姻自由，自然会婚姻自由。”③韶先则认为：“女子受职业教育后，具有独立生活的能力，则对于自己的地位也可以增进。”④有的推动者从两性能力的角度入手，认为男女在

---

① 冯剑侠：《“无冕皇后”还是“交际花”：民国女记者的媒介形象与自我认同》，《妇女研究论丛》2012 年第 6 期，第 59—64 页。

② 刘纳、吕碧城：《予之宗教观》，中国文史出版社 1998 年版。

③ 陈问涛：《提倡独立性的女子职业》，《妇女杂志》1921 年第 7 期。

④ 韶先：《女子职业教育之必要》，《妇女杂志》1921 年第 7 期。

能力上并无本质上的差别，女子也有工作的能力，且可从事所有职业。[①] 有的推动者还从减轻男性负担的角度推进。[②]

正如前文所述，早期护理职业的空间并不对女性开放。如果没有这些关于男女平等和妇女解放的探讨为妇女从事社会职业打开观念上的大门和进入职业生活的空间，很难想象女性能够走出家门，进入护理职业。新文化运动以后,“职业女性”这一新的社会角色已经获得其话语和制度层面的合法性。[③] 到二十世纪二三十年代，“职业妇女发展到一定规模，成为妇女界中一支中坚力量，几乎在社会的各个行业中都有女性的身影。”[④] 护理行业也不例外。尽管受传统性别分工意识的影响，女性可以进入的职业仍与女性在家庭中的义务存在明显的关联，但是护理这一新兴职业的出现，无疑给女性提供了经济独立和参与社会的空间。社会上出现了一批具有护理专业知识的女性，其中一些人甚至走上了成名成家的道路，改变了社会对女性能力和社会贡献的评价，有助于提高女性群体的社会形象和社会地位。尽管护士收入不高，但相对有限的工作机会来说，已经算是一个可以养活自己且能独立的工作机会了。尤·琼恩在自传中描述了她接受一位逃婚的农村女孩为实习护士的经历，在她的帮助下，这位女孩用做护理挣来的钱换得了家人对其婚姻自主的认可。[⑤] 琼恩能够接受女孩做自己的帮手，反映了她本人具有男女平等的意识。她认为，女性应该为自己的婚姻做主、应该在社会上工作，同时她认为女孩有学习和工作的能力，是可以训练出来的。由于当时社会上护士相对于普通老百姓的受教育水平高，具有一定的医学知识，收入体面，她们被称为“护士小姐”，能得到患者和社会的尊重。

妇女进入护理职业的现象，虽然并非完全受到近代思想启蒙的直接影

① 《女子之新职业》,《女子世界（上海）》1907 年第 2 期。

② 黄石：《妇女果不适于职业么》,《妇女杂志》1924 年第 10 期。

③ 冯剑侠：《“无冕皇后”还是“交际花”：民国女记者的媒介形象与自我认同》,《妇女研究论丛》2012 年第 6 期，第 59—64 页。

④ 刘方：《民国时期的新兴职业女性》，吉林大学硕士论文 2006 年。

⑤ [加拿大] 琼 · 尤恩 著，黄诚、何兰译：《在中国当护士的年月 1933—1939》，时事出版社 1984 年版。

响，但是女性个体解放、独立自主、男女平等的话语成为女性进入现代护理职业的一个促进因素，使得护理职业开了女禁。

（二）服务对象与性别隔离

早期女医界也从护理职业服务对象的角度着手，利用“男女有别”的传统观念，发展出“女子之病皆由女医诊治”的主张，推动女性进入该职业，其中包含了对传统性别规范的利用与超越。

性别隔离“发源于古老的女体禁忌，被男权社会将原本保持中立立场的安全保障措施置换为歧视女性、压迫女性的性别政治工具。”[①]清末时的广州博爱医院，风气早开，男女实行同校，但分左右座，中间以帐幔隔开。上海仁济医院、武汉普爱医院也分男女医院。[②]为此，早期中国女医界力图使用各种策略争取在医学领域的空间和位置，其中包括利用“男女有别”的传统观念，发展“女子之病皆由女医诊治”的主张，以赢得社会认可。继之，又利用护理工作的科学性一面，将女性适合护理所有病患的观念推动到全社会。

“女子之病皆由女医诊治”这一主张，最早由医界女先驱张竹君（1876—1964）明确提出。在《女子中西医学院简章》里，她这样写道：“夫妇女所患之病多于男子，且往往有隐情不能言者。以男医审女病，不过十得其五，若外症之在下体者，更无论矣！伊古以来，妇女之枉折者，不知凡几，岂不大可悲耶？”她强调，“女性之身体”不同于“男性之身体”。张竹君认为，女人之病比男性多且复杂，并且以男性治疗女性之病会因女性“有隐情不能言”而存在很大缺陷。1907年，上海《女子世界》的另外一篇文章《女子之新职业》也表达了类似的观点：“女子之事，唯女子能知之，男子之不能深知女子之事，亦尤女子之不能深知男子之事也。譬如女子而为医，则其与女子以便利者，甚无量也，且能与女子以职业于人类经济界上亦大有裨

---

① 施文斐：《性别隔离与男权话语中的权力运作》，《山东女子学院学报》2017年第3期。

② 李秀华、郭燕红：《中华护理学会百年史话 1909—2009》，人民卫生出版社2009年版，第6页。

益云。”[1]

护理是疾病治疗的环节之一。“男女之别”，不仅体现在疾病治疗部分，而且存在于护理部分。这种主张既被父权制社会所认同，也因考虑了患者伦理道德规范之需要，而得到女性患者的拥护，成为一个相当有效的策略，使得同性护理成为合法，也为女性成为职业护士创造了空间。二十世纪一二十年代，北京的医院里，男医生和男护士负责男病人的医疗与护理，女医生和女护士负责女病人的医疗与护理。外籍护士于1912年在苏州博习医院开办男生看护学校，之后又外请女护士服务于女病房内。[2]

但是，这种要求男女在空间上、身体上的隔离的“男女有别”规范无法解决让女护士护理男病人的问题。当时，中国的护理先驱认为，“女护士不能护理男病人”这一习俗严重影响了护理事业的发展。1914年，美国护士信宝珠在《训练中国护士之法》一文中指出：“中国必须变更风俗，否则，护士则不能成为完美之护士……护士必须兼看护男女病人，方能为一完整之护士。”[3]

由是，他们着手对中国护士进行性别改造。这种诉求更是通过一系列制度性的方法加以实施。1918年，中华护士会第四届全国护士会员代表大会一致通过改变“女护士不能护理男病人”的决定。具体的做法是，先由外籍女护士陪同中国女护士共同工作，并要求中国女护士在男病房工作时举止端庄文雅，以逐渐改变男病人对女护士的看法。[4]改造中，以现代医学科学技术和客观的态度看待患者的身体成为策略之一。当然，由于早期民间家庭护理中的主体多为女性家属，她们的护理角色从家庭扩展到劳动力市场也有一定的社会文化基础。

---

① 《女子之新职业》，《女子世界（上海）》1907年第2期。

② 李秀华、郭燕红：《中华护理学会百年史话1909—2009》，人民卫生出版社2009年版，第18页。

③ 李秀华、郭燕红：《中华护理学会百年史话1909—2009》人民卫生出版社2009年版，第18页。

④ 李秀华、郭燕红：《中华护理学会百年史话1909—2009》，人民卫生出版社2009年版，第18—19页。

这些举措逐渐打破了孔孟“男女授受不亲”的封建礼教束缚，在中国近代护理学史上可称为一个革命性的突破。“女护士不能护理男病人”的历史被改变了。当然，这项工作的变革并非一帆风顺。据 1920 年调查，男病房内实行由女护士看护，在全国医院中仅有 7 所。在中华护士会的推动下，1920 年以后男女同校风气大开，各校才开始正式招收女生。到 1934 年，65%的医院（167 所医院中有 101 所）由女护士在男病房开展护理工作。[①]

（三）职业特征与性别气质的关联

西方护理职业走过了男性化 / 非性化到女性化的历程。当时在中国的西方护理先驱秉承西方的护理理念，通过宣传等形式逐渐将护理职业与女性气质联系在一起，建立起男性不适合从事护理的社会氛围。

南丁格尔等护理先驱虽然强调护理的知识性，但坚持在护理和女性气质之间有着某种内在的联系性，南丁格尔本人对护理的理解就是女性的本能加上护理知识。社会也将护理看成是对女性来说自然且适宜的职业。[②]像中国现代化过程中的其他职业一样，护士职业伴随着近代医学和西式医院传入中国，而成为一个新兴职业。

随着对西方护理职业了解的深入，在护士会等护理机构的宣传和护士团体领袖基于自身对护理职业特性理解造成的垄断，社会上渐渐认同护理职业与女性气质是相匹配的。一方面，护理职业所需要的温柔沉稳与女性特质紧密联系。“论护士工作，在先进各国皆女性为之，纵有男性亦是凤毛麟角，以女子性情温柔，态度和蔼，于此事颇为适宜，亦是女子近代最高尚之职业，男子性质不相近，无庸赘言。”[③]1940年，燕京大学校方请协和医院的护士演讲，对该校的护士生活及课程概况略加解释。当时，其演讲题目为《以护士为职业》，其中提出：“在中国现状下，护事职业颇占重要地位。尤以女

---

① 刘燕萍：《中国护理史上的男护士》，《当代护士（综合版）》2004 年第 2 期。

② Judith Barber. All the Young Men Gone: Losing Men in the Gentrification of Australian Nursing Circa 1860–1899. *Nursing Inquiry*, No 4, 1996: PP. 218-224.

③ 田维范：《关于男护士出路之商榷》，《医事公论》1935 年第 2 期。

子最适宜从事此业，盖彼等赋有温柔之性情与沉稳之耐性也。”[①] 另一方面，护理职业与女性的母职，即“护婴”角色紧密联系。例如，1935 年解冰士在《医事公论》撰文表示，受过护理训练的女性虽有在医院从事护理事业的，“亦有多作‘新娘’‘太太’们在家‘护婴’了。吾敢言之：护士事业绝非男子职业，乃将来贤妻良母中的一种训练”。[②]

随着对护理职业性别特质看法的改变，护士一职被视为女性的专门职业。社会上开始认为男子学护士已不合时尚，甚至认为男护士的存在是畸形的。解冰士提出：“根本护士的始祖南丁格尔她是女性，她主办的护士学校没有产出一位男性来。这种畸形的中国护士界招收男性，是社会上不需要的。”[③] 田维范也认为：“护士在中国根本是畸形的，女子充此业，也蒙各界所赞许，同时我也说过，不近乎男之本性，因此男护士在医院已无立足之地，这是铁般的事实。”[④]

时任中国男护士改进社领导人的花新人认为，社会上关于护士的合适性别是女性的看法导致了男护士的窘境：“因要适合目前社会需要和迎合民众心理起见，男护士乃渐渐地被淘汰过去。”他也认为，当时的中华护士会对男护士的偏见起了不利的作用。“去年男护士界曾发动组织中国男护士改进社，而中华护士会不但是不加以同情援助，反而捏造许多反宣传来破坏。”[⑤] 他的意见从一个侧面反映了当时护理界有关护理职业与性别气质的争论。

（四）职业回报与性别角色

如果说，职业的性别特征女性化给了男护士一大打击，那么随着女护士的增加和其他社会经济因素带来的职业回报的下降，又给了男护士再次被排

① 《准护士会中护士讲护士：女子职业以此为宜，实地实习手脑并用》，《燕京新闻》1940 年第 6 期。

② 解冰士：《中国男护士将往哪里去》，《医事公论》1935 年第 2 期。

③ 解冰士：《中国男护士将往哪里去》，《医事公论》1935 年第 2 期。

④ 田维范：《关于男护士出路之商榷》，《医事公论》1935 年第 2 期。

⑤ 花新人：《男护士们当前严重的问题——读了冒牌医师打针杀人新闻后》，《医事公论》1936 年第 4 期。

挤出去的理由。

一是护理职业女性化对男护士的就业形成挤压，失业问题严重。由于社会日益接受女性更适合护理职业，加上女性对职业回报的要求更低，男护士丢饭碗的情况日益严重。1918 年第四届、1922 年第六届、1932 年第十一届全国护士会员代表大会交流的学术文章中，有《培养男护士是长期需要的工作》《中国男护士之将来》《中国男护士的价值》《今日中国男护士之出路》等论文关注男护士的职业发展问题。[①] 到 1935 年，持有中华护士会文凭者，"计 4805 人，男性占 1477 人，女性占 3328 人"[②]，显然女多男少。早先训练出来的男护士渐渐流失，"继任护士事业者，仅占男护士总数十分之三"。[③] 这使得男护士的出路问题日益受到关注。1935 年，田维范在《医事公论》上讨论男护士的饭碗问题。"近来使我惊讶！在各报医学周刊医事杂志，时常见到讨论'男护士'问题，其内容要点，很明显的，是闹饭碗的恐慌！""因受种种摧残乃至于无条件下频遭生计之摧毁，随时随地均感受不堪言喻之苦，失业者徒增，固不必言，而暂时得维持现状者，亦寥寥无几。"[④] 男护士的境遇太糟糕，"像'出路'、'失业'、'前途'、'生存'种种问题是与日俱进的追逼过来"。"全国之男护士既无法在各医事机构立足服务，又不能凭所有能力自由努力以求最低立足之余地，欲升学求深造更苦无转机以求收容，四面楚歌，到处不同，危胁交加，出路何在？"[⑤]

二是国家医事政策的改变影响了男护士的职业发展。1935 年以前，男性能够参与到护士职业中，主要因为这一职业是当时初中毕业者的一个较好出路。"四载毕业后，在医院工作者很少，到各城市乡村独立门户开诊者，比比皆是，在军法时期，当军医处长助人者，颇不乏人，而工作的效能，与

---

① 李秀华、郭燕红：《中华护理学会百年史话 1909—2009》，人民卫生出版社 2009 年版，第 177—179 页。

② 解冰士：《中国男护士将往哪里去》，《医事公论》1935 年第 2 期。

③ 解冰士：《中国男护士将往哪里去》，《医事公论》1935 年第 2 期。

④ 田维范：《关于男护士出路之商榷》，《医事公论》1935 年第 2 期。

⑤ 田维范：《关于男护士出路之商榷》，《医事公论》1935 年第 2 期。

野鸡大学毕业，手执行医证，挺胸鼓肚者，并无差异！故一般无力向学的青年心目中则羡慕矣！”[①]然而，“年来政府已渐上轨道，对于医事建设，亦认真加以整顿，过去男护士之出路，早已断绝并加取缔”。这种政策改变的影响因素较多，可能与社会需求、医界发展、劳动力供给等均有关，但客观上导致了男护士发展前途受限。“军医的调理严格了，护士是不合格的；那卫生事务所快伸张到农村去，取缔无执照的医生们；医院里为着迎合社会人心理而单用女性，永不能进去了；中国男护士将往哪里去？”[②]

三是护士职业的收入不再能满足男性养家者的角色之完成。早在1888年，《申报》就在其刊出的《论妇女做工宜设善章》一文中指出，妇女做工对于家庭有益处。“妇女做工，得钱谋食，真贫家之一大养济院，原不必遽行禁止。”[③]但社会主流只是将女性的收入作为家庭收入的补充，男性仍被期待为家庭经济的顶梁柱。对近代上海女店员的研究发现，当时管理者认为男职员所得为“家庭工资”，女职员则支领“个人工资”，家庭责任的多寡合理化为男女工资的差异。[④]1935年后，转做军医或赴农村任医职的机会既失，医院也为女护士所占据。男护士失业状况严重，虽然有能够继续担任护士的，但是其生活费用和待遇十多年不变。在物价飞涨的时候更是不合水准，对于承担养家主要责任的男性来说，委实不堪重负。“现在细微月薪之收入，既不能尽人子孝养父母之责，又不能负担儿女教育之费，对于国家对于家庭均无成绩可言，溷度一生，令人不胜悲戚。”[⑤]1935年刊登的录取护士的月薪仅有15元。[⑥]当时的调查显示，这是北平医院护士的平均工资水平（该调查显示，当时低级警察工资为13—16元，低级职员14元以上，电力公司雇员17元以

---

① 田维范：《关于男护士出路之商榷》，《医事公论》1935年第2期。

② 解冰士：《中国男护士将往哪里去》，《医事公论》1935年第2期。

③ 《论妇女做工宜设善章》，《申报》1888年4月1日。

④ 连玲玲：《“追求独立”或“崇尚摩登”？——近代上海女店职员的出现及其形象塑造》，《近代中国妇女史研究》2006年第14期，第1—50页。

⑤ 田维范：《关于男护士出路之商榷》，《医事公论》1935年第2期。

⑥ 本局消息：《本局招考男女护士，分发所属各医院服务》，《卫生月刊》1935年第1期。

上)。[①] 如果一位男性以此收入养活一个家庭，那么生活就会比较拮据。

为了解决男护士的职业发展问题，中华护士会也采取了一些应对措施。1936年，中华护士会特组织一个“男护士问题专门委员会”，调查关于男护士之全部问题。1939年，男护士失业问题较为突出，为减少失业之纷扰，中华护士会建议男护士可兼任技士工作等，以使护士职业有所保障。[②] 有关心者建议停止招收男护士[③]，还有的建议强化继续教育，或是大规模集训[④]，特别是分门(性别)训练，以充分利用男性工作迅速的优势。[⑤] 但是，历经20多年的努力，这个问题依然没有得到解决。直到1947年，“男护士的出路是目前医事界上一个严重问题”。[⑥]1948年10月，第三届(总第十六届)全国护士会员代表大会上提出的议案中，仍包括“男护士的出路应如何解决”的问题。[⑦]

从社会和男护士自身的角度来看，护理不再是一个适合男性的职业。由于护理职业被广泛看成是女性特质和优势的体现，而不符合男性特质，但男性作为养家者的性别角色规范也在起作用，男护士的处境尴尬并日益退出。由此，护理职业逐渐排除了男性，成为女性专属的职业。根据中国第二历史档案馆的资料，到1943年10月16日止，女性看护人数达到4472人，女性西医人数达到1197人，约占到当时医护人员总数的37.78%，比其他行业的女性人数多得多。[⑧]

---

① 北京档案馆:《档案与北京史国际学术讨论会论文集》，中国档案出版社2003年版。

② 李秀华、郭燕红:《中华护理学会百年史话1909—2009》，人民卫生出版社2009年版，第37页。

③ 花新人:《男护士们当前严重的问题——读了冒牌医师打针杀人新闻后》，《医事公论》1936年第4期。

④ 李完白:《男护士出路之建议》，《中国护士报》1947年第2期。

⑤ 田维范:《关于男护士出路之商榷》，《医事公论》1935年第2期。

⑥ 李完白:《男护士出路之建议》，《中国护士报》1947年第2期。

⑦ 李秀华、郭燕红:《中华护理学会百年史话1909—2009》，人民卫生出版社2009年版，第49页。

⑧ 陈蔚:《浅析民国时期的留学女子与现代医疗事业》，《内蒙古工业大学学报(社会科学版)》，2010年版第3期。

由于国家医事政策的改变和干预，加上护士团体领袖基于自身对护理职业特性理解造成的有力垄断，导致男性对护理职业期望慢慢落空，男护士处境尴尬并日益退出。这样，护理职业逐渐成功地排除了男性，“成为”女性专属的职业。如此，中国现代护理职业便在与社会各方面的协商互动中形成了与西方护理业同样的特质——女性化。

检视中国近代护理职业化的历史，我们发现，来自西方的护理先驱通过各种方式建立了护士职业的专业化形象，配合早期女医先驱的能动策略，应和民族国家和知识分子对西方先进科学的拥抱、对男女平等意识的引入以及中国文化中女性作为照顾者的传统性别角色和性别分工，将一个既包括科学知识也强调与女性特质结合的现代职业移植到了中国。

这是一个与传统性别文化相协商的过程。首先，现代的关于妇女独立解放和男女平等的话语为女性进入职业提供了必要的支持性社会环境。护理作为一个新兴的职业选择，与当时妇女解放的话语相结合，得到妇女解放派的支持，给了女性进入该职业的空间。同时，这个过程中又有对传统性别文化的利用。例如，利用男女有别、男女授受不亲的思想，突出护理对象对女护士的需求，以解决服务对象与文化传统中男女授受不亲之间的一个冲突；利用对女性温柔沉稳等性格特质和母职（护婴角色）的要求，以及西方护理职业的女性化特征，将女性、母性与护理的职业需求结合起来，使得女性适合做护理的观念深入人心；最后，护理职业的女性化还通过降低男护士的职业回报将他们排挤出去。可以说，无论从职业提供的机会与回报，还是从职业本身的要求来看，中国近代护理职业的女性化都有其合理性与历史必然性。

从西方和中国民国时期护理专业化的过程来看，性别在其中都是一个重要的因素：首先，护理是在现代化的过程中，伴随着公私领域的划分以及妇女解放的进程，从私领域中女性的家务劳动发展、延伸到公领域，成为劳动力商品的。其次，在护理职业化过程中，护理作为一个专业得到医师群体的接纳是以接受一个从属性的社会位置——护理学从属于医学、女性护士从属于男性医师群体——为代价的。再次，性别隔离、传统性别分工等文化以及女性作为天然照顾者的意识形态是女性从事护理职业的合法性来源，男性应该承担养家责任的角色负担与护理职业无法承载这种期待的冲突以及女性作为劳动力的相对廉价性得到市场认可使得男性被排斥出去。护理女性化的这些代价在当时可能是值得的，因为毕竟它给女性提供了相对的自由和解放。但随着女权主义运动的发展和护士主体性的进一步生发，这些意识形态和代价的合理性被质疑。

第三章　护理专业化的进展

赵康（2000）总结了成熟专业的六条属性：是一个正式的全日制职业、拥有专业组织和伦理法规、拥有一个包含着深奥知识和技能的科学知识体系以及传授 / 获得这些知识和技能的完善的教育和训练机制、具有极大的社会效益和经济效益、获得国家特许的市场保护、具有高度自治的特点[①]。时至今日，中国的专业护理主要依托于体制内机构开展，自行开业者寥寥，高度自治无从谈起。因此，本章将以赵康的总结为框架，从成熟专业的几条属性出发，讨论中国讨论护理作为专业的发展进度与成就。

一、护士群体的构成与人口学特征

（一）护士的定义与分类

护士是从事护理劳动的专业技术人员。作为医疗机构的重要角色类型，它是相对于在医疗领域承担其他工作的角色类型而言的，和医生、医务管理人员、医疗技术人员及其他卫生保健人员共同完成维护和增进人群健康的任务。

《社会学百科辞典》中，护士是指“受过护理专业教育，掌握护理、病房管理的知识和技术，有一般卫生预防工作能力的初、中、高级卫生人员。”

---

① 赵康：《专业、专业属性及判断成熟专业的六条标准——一个社会学角度的分析》，《社会学研究》2000 年第 5 期。

《中国成人教育百科全书·生物·医学》的定义是："护士就是在一定的医疗或保健机构中担任护理工作的人员"。护士这一名称是我国护理界前辈钟茂芳从英文"nurse"一词翻译为中文并沿用至今的。她认为担任护理工作的人应是受过专门教育并有学识的，故译为"士"。《中国百科大辞典》对护士的定义是："经护理专业教育、掌握护理、病房管理的知识和技术，并具有一般卫生预防工作能力的卫生人员。"

按照1993年颁布的《中华人民共和国护士管理办法》（卫生部令第31号），护士指的是"具有取得《中华人民共和国护士执业证书》并经过注册的护理专业技术人员。"按照2008年颁布的《护士条例》（中华人民共和国国务院令第517号），护士是指"经执业注册取得护士执业证书，依照本条例规定从事护理活动，履行保护生命、减轻痛苦、增进健康职责的卫生技术人员。"

护士按照承担职责的不同可以划分为护士、护士长、护士主任；按照专科领域或所从事的工作性质可以划分为营养护士、保健护士、保育护士；按照职称可以划分为护士、护师、主管护师、副主任护师、主任护师。按照科室可以包括内科护士、儿科护士、急诊护士、外科护士、社区护士、助产士、口腔科护士、妇产科护士、中医护士等。按工作场所可分为门诊护士和病房护士。此外还有一些新型的护士角色类型，如老年护士、学校护士、护士专家等①。从工作内容来看，可以涉及临床护理、护理管理、护理研究、护理教育乃至治疗等领域，这些工作内容可以重叠。

（二）护士的人口学特征

根据《2019中国卫生健康统计年鉴》，2018年卫生人员数共计9529179人，其中注册护士4098630人②，主要人口学特征如下：

---

① 王益锵主编：《护理社会学》，中国科学技术出版社1993年版，第17页。

② 国家卫生健康委员会编：《2019中国卫生健康统计年鉴》，中国协和医科大学出版社2019年版，第32页。

分类		卫生技术人员	
		合计	其中注册护士
		100.0	100.0
性别	男	28.2	2.3
	女	71.8	97.7
年龄	25 岁以下	5.7	7.7
	25–34 岁	38.8	50.6
	35–44 岁	26.5	22.1
	45–54 岁	18.0	12.7
	55–59 岁	5.3	3.4
	60 岁及以上	5.7	1.5
工作年限	5 年以下	18.3	21.3
	5–9 年	25.1	31.2
	10–19 年	23.5	23.9
	20–29 年	18.6	14.3
	30 年及以上	14.5	9.3
学历	研究生	5.6	0.2
	大学本科	30.6	20.8
	大专	39.3	48.9
	中专	23.1	29.6
	高中及以下	1.5	0.6
专业技术资格	正高	1.9	0.2
	副高	6.1	2.4
	中级	19.5	15.9
	师级 / 助理	29.9	25.1
	士级	31.6	47.5
	不详	11.0	8.8
按聘任技术职务分	正高	1.8	0.2
	副高	6.2	2.4
	中级	20.1	15.9
	师级 / 助理	31.2	26.1
	士级	30.9	47.5
	待聘	9.8	8.0

从上表可以看出，注册护士中女性占到 97.7%，具有高度女性化的特点；从年龄来看，34 岁及以下的占到一半以上（58.3%），45 岁及以上的不

到20%，说明从业者中年轻的较多；从学历来看，以大、中专为主；专业技术资格和聘任技术职务以初、中级为主。在整个卫生技术人员中，护士呈现女性化、年轻化、学历偏低和专业技术职称职务偏低的情况。

从护士的分布来看：4098630名注册护士中，有58.99%在城市工作（2417653人），40.01%在农村工作（1680977人），相对集中在城市地区①；分布在东部、中部和西部的分别为43.93%（1800611人）、28.59%（1171717人）和27.48%（1126302人），经济发达地区护士数量相对较多②。

注册护士按登记注册类型分③，77.89%在公立机构注册（3192474人），22.11%在非公立机构注册（906156人），表明集中登记于公立机构；按主办单位分，在政府办的单位工作的占72.44%（2969197人），在社会办的健康部门工作的占12.27%（502978人），在个人办的健康部门工作的占15.28%（626455人），说明政府主办的单位仍是护士就业的主要场所。

从护士任职的卫生机构类型④来看，73.70%（3020813人）在医院工作，分布在综合医院（2174831人）、中医医院（375744人）、中西医结合医院（50995人）、民族医院（11851人）、专科医院（396477人）和护理院（10915人）；20.80%（852377人）在基层医疗卫生机构工作，分布在社区卫生服务中心/站（189207）、卫生院（363521）、村卫生室（24764）、门诊部（93079人）、诊所/卫生所/医务室/护理站（181806人）；5.29%（216635人）在专业公共卫生机构工作，分布在疾病预防控制中心（14883人）、专科疾病诊治院/所/站（12417人）、健康教育所/站/中心（132人）、妇幼保健院/所/站（167702人）、急救中心/站（3710人）、采供血机构（13608

---

① 国家卫生健康委员会编：《2019中国卫生健康统计年鉴》，中国协和医科大学出版社2019年版，第30页。

② 国家卫生健康委员会编：《2019中国卫生健康统计年鉴》，中国协和医科大学出版社2019年版，第33页。

③ 国家卫生健康委员会编：《2019中国卫生健康统计年鉴》，中国协和医科大学出版社2019年版，第30页。

④ 国家卫生健康委员会编：《2019中国卫生健康统计年鉴》，中国协和医科大学出版社2019年版，第26—28页。

人）、各级卫生监督所 / 中心（暂无数据）和计划生育技术服务机构（4183 人）。0.21%（8805 人）在其他医疗卫生机构如疗养院、卫生监督检验（监测）机构、医学科学研究机构、医学在职培训机构、临床检验中心 / 所 / 站、统计信息中心等工作。

（三）护士的组织化[①]

中华护理学会（英文名称为 Chinese Nursing Association，缩写为 CNA）是当前中国护理学界的全国性机构，也是中国建立最早的专业学术团体之一。该组织作为全国性、学术性、非营利性社会团体，接受业务主管单位中国科学技术协会和社团登记管理机关民政部的业务指导和监督管理，业务上接受国家卫生计生委的指导。[②]学会总会设在北京，全国 31 个省、市、自治区和香港、澳门特别行政区均设有地方护理学会。会员增长迅速，2017 年 12 月，个人会员数量为 109534[③]，而 2 年后，这个数字达到 160208[④]。

中华护理学会于 1909 年 8 月 19 日由 7 名外籍护士和 2 名外籍医生在江西庐山牯岭创建成立，当时定名为“中国中部看护联合会”，曾先后用名中国看护组织联合会、中华护士会、中华护士学会、中国护士学会，1964 年更现名至今。会址亦经上海、汉口、北京、南京、重庆等多处变迁，1952 年定址北京。学会最初成立的目的是统一全国护理教育标准，提高护理服务水平。1909–1913 年间，因理事会职员均由外籍护士兼任，限于人员分散，未能形成稳定的组织形式和实体。直到 1914 年召开第一届全国护士会员代表大会以后，才正式选定理事会。由于此届大会被认为是自护士会成立以来规模较大、程序较为正规的一次，故定为第一届全国护士代表大会。本次大会

---

① 以下信息主要来源于：中华护理学会网站，http：//www.cna-cast.org.cn；以及李秀华、郭燕红编：《中华护理学会百年史话 1909—2009》，人民卫生出版社 2009 年版。

② 中华护理学会：《中华护理学会章程》2017 年 12 月 26 日发布。http://www.cna-cast.org.cn/showInfo.asp?id=72，上网时间：2018 年 10 月 17 日。

③ 中华护理学会：《2017 年中华护理学会年报》2018 年 4 月 26 日发布。http://www.cna-cast.org.cn/showInfo.asp?id=550。上网时间：2018 年 10 月 17 日。

④ 据《中华护理学会 2019 年报》（由该学会提供）。

上，24名代表来自全国8省21所公立医院与教会医院，其中有中国护士1名。到2007年11月26日，中华护理学会第25届全国会员代表大会暨第八届护理科技进步奖颁奖会召开时，参会者已经达300多位。1914年到2010年以来，中华护理学会共召开全国会员代表大会25次，现设工作委员会9个，专业委员会24个。中华护理学会1922年加入国际护士会，并积极参加其活动，1949年后终止，2013年重新加入。[①]1920年创刊《护士季报（中英文版）》，现出版学术期刊《中华护理杂志》和《中华护理教育》等杂志。

中华护理学会以“凝仁爱之心、聚守护之力、促人类健康”为使命，以“致力于成为护理事业发展的推动者、护理工作者的代言人、人类健康的促进者”为愿景，以“仁爱慎独、敬业奉献、创新进取”为价值观[②]。根据2017年的《中华护理学会章程》，学会的宗旨是：“遵守国家宪法、法律和法规，执行国家发展护理科技事业的方针和政策。崇尚救死扶伤，以人为本，全心全意为人民健康服务的护理道德，坚持民主办会原则，充分发扬学术民主，依法维护护理工作者的合法权益，提高护理科技工作者的业务水平，促进护理学科的繁荣和发展。”[③]学会的主要任务是：“坚持以改革创新为主线，以护理工作者为核心，以学会为载体，在落实中提升，在继承中创新，在促进医药卫生体制改革，承接政府转移职能，国家护理顶层设计，为政府建言献策，引领护理学科创新，提升护士专业能力，激发学会竞争力，改革运营机制，提升国际影响力等方面取得了显著的成绩。”[④]

中华护理学会在业务方面主要承担智库及决策咨询、学术交流、科普活动、国际交流与合作、表彰奖励、人才培养等工作。具体来说，其主要

---

① 中华护理学会：《2017年中华护理学会年报》2018年4月26日发布。http://www.cna-cast.org.cn/showInfo.asp?id=550。上网时间：2018年10月17日。

② 见2020年9月14日的中华护理学会主页，http://www.zhhlxh.org.cn/cnaWebcn/。

③ 中华护理学会：《中华护理学会章程》2017年12月26日发布。http://www.cna-cast.org.cn/showInfo.asp?id=72，上网时间：2018年10月17日。

④ 中华护理学会：《中华护理学会章程》2017年12月26日发布。http://www.cna-cast.org.cn/showInfo.asp?id=72，上网时间：2018年10月17日。

业务范围包括[1]：①开展国内、外护理科技学术交流，组织护理科技重点课题的研究和科学考察活动，并加强同国外护理团体和护理科技工作者的友好往来。②依照国家有关规定，编辑出版、发行《中华护理杂志》《中华护理教育》《国际护理科学》（英文）科技书籍及其他护理学术资料及音像制品。③推广护理科技知识，先进技术与科研成果。④适应现代医学及护理理论、技术的发展，接受国家卫生计生委委托开展在职继续护理学教育，提高护理专业技术水平。⑤对国家有关的护理政策和有关问题开展咨询，提出合理化建议。⑥依法维护护士在执业活动中的合法权益，保障护士在执业活动中其人格尊严、人身安全不受侵犯。⑦为加强行业自律性管理，规范护士执业行为，协助卫生行政部门制定护理实践标准与规范，建立护士培训、考核体系。接受卫生行政部门委托，承担专科护士的培训及业务水平（资格）的认定。⑧团结和组织全国护士，认真贯彻执行《护士条例》，遵守国家法律、法规，依法执业，及时向政府提供反馈意见。⑨针对护士队伍的发展现状和需求，积极开展调查研究，及时向政府提交研究报告，为政府制定护士队伍管理和护理服务管理的政策、法律或法规提供科学依据。⑩搭建护士与政府、人民群众沟通的平台，促进学会与社会各界的交流和联系，努力营造并构建和谐有序的护理工作环境和秩序。⑪（十一）开展对护士的终身护理教育。⑫ 接受有关部门委托进行护理科技项目论证、科技成果鉴定、科技文献的编审；按照规定经批准推荐、奖励优秀学术论文、著作和科普作品。⑬ 开展护理专业咨询服务。⑭ 结合国家科技发展政策，对贫困地区护理事业的发展给予支持。⑮ 接受中华医学会委托，进行护理问题的鉴定。

学会下设15个工作委员会和32个专业委员会[2]。学会的会员种类分为个人会员（包括普通会员、资深会员、荣誉会员、通讯会员、外籍会员）和单位会员。以普通会员来说，申请流程为“由本人提交申请书，本会普通会员

---

① 中华护理学会：《中华护理学会章程》2017 年 12 月 26 日发布。http://www.cna-cast.org.cn/showInfo.asp?id=72，上网时间：2018 年 10 月 17 日。

② 据《中华护理学会 2019 年报》（由该学会提供）。

两人介绍或所在单位推荐，学会组织工作委员会审核批准后，颁发中华护理学会个人会员证。”①

二、护理知识及传播

专业区别于一般职业则在于它们非同寻常的深奥知识和复杂技能——每一个专业都有一个科学的知识体系（a scientific knowledge base）。作为一个学科，护理学已经得到了长足的发展，并拥有体制性的知识传播机制（教育体系与期刊）。

（一）知识体系建构

1. 知识基础的跨学科性

南丁格尔在《护理札记》中将护理学科的实质定义为科学、伦理与艺术的结合。经过百余年的发展，现代护理学研究成为一个比较完整、内容丰富的以自然科学和人文社会科学为基础的学科体系。美国某护理学院院长Meleis认为目前通行的护理循证实践来自专业的“多科性”，是保持护理事业的特性并且授予这项职业存在的权力②。因此，需要求护士以医学、护理学的基础理论、基本知识为纵向结构，以社会科学、人文科学和其他自然科学知识为横向结构③。

在中国，官方和护理界较多认可其作为一个独立的、综合性学科的地位。1981年，时任全国科协主席的周培源指出：“护理学是医学科学中分出来的一个独立学科，它不仅有自己完整的护理体系，而且应用新技术方面有

---

① 中华护理学会：《中华护理学会章程》2017年12月26日发布。http://www.cna-cast.org.cn/showInfo.asp?id=72，上网时间：2018年10月17日。

② 张静娟：《男护士护理事业的发展》，《中国误诊学杂志》2008年9月第8卷第26期。

③ 嵇晓宇、嵇晓琳：《护士的知识结构与现代护理模式的转变》，《河北医学》2002年3月第8卷第3期。黄虔、何金爱：《知识积累与护士职业尊严》，《实用护理杂志》2000年第16期。

了许多新的发展，在医学领域中越来越占有重要的地位。护理学是社会科学、自然科学理论指导下的一门综合性应用学科。”[①]1981年的《人民日报》社论“它以医学为基础，并与现代管理学、心理学、伦理学、社会学、营养学等密切相关，是一门融自然科学和人文社会科学于一体的综合性应用科学”[②]。卫生部副部长顾英奇认为，护理学是一门独立的学科，它在整个生命科学中占有重要的地位[③]。

1921年，《护士季报》公布参加全国护士会考报名者必完成学会规定的课程。考试的科目随技术的发展和社会的需要而不断变化。1926年的会考规定要求护理实习及其他任何四门功课及格的发给文凭，考试科目包括：实验护理、产科实验、解剖生理学、细菌学、药物学、饮食学、外科与眼科、内科与小儿科、妇科与妇产科学（女生）、花柳病科（男生）。1932年中华护士会颁布“中华护士会考试文凭章程”，并编写《护士学校标准课程》出版发行[④]。该《护士学校标准课程》内容如下：

第一学年

第一学期：解剖生理学、细菌学、药物学上、护理学及护病史、个人卫生、护病技术、病室实习、公民、国文、英文、音乐（只限女生）。

第二学期：解剖生理学（续）、药物学下、外科护病学、内科护病学上、护病学上（续）、饮食学、护病技术、病室实习、公民、国文、英文、音乐（只限女生）。

---

① 林菊英：《我国护理在医疗卫生事业中的作用与地位》，《护理学杂志》2003年1月第18卷第1期，第3—4页。

② 人民日报社论：《不是亲人 胜似亲人——论全社会都要尊重护士爱护护士》，《人民日报》1981年5月7日1版。

③ 杜治政：《护理学的性质、对象、内容和任务》，《实用护理杂志》1989年第6卷第2期。

④ 李秀华、郭燕红主编：《中华护理学会百年史话1909-2009》，人民卫生出版社2009年版，第136—142页。

第二学年

第一学期：内科护病学下（传染病护病学）、眼耳鼻喉科护病学、饮食学（续）、护病学（下）、物理治疗学、病室实习、公民、国文、英文、音乐（只限女生）。

第二学期：儿科护病学、家政学、护士应用心理学、社会与社会问题、病室实习、公民、国文、英文、音乐（只限女生）。

第三学年

第一学期：产科护病助产及育婴学、助产实习、妇科护病学、急救术、公共卫生概要、医院或公共卫生处所实习、公民、国文。

第二学期：妇婴卫生与护士（只限女生）、学校与工厂卫生、护士职业问题、公共卫生处所或医院实习、公民、国文、乡村卫生。

1949 年，护理专家和学者、中国首位南丁格尔奖获得者王琇瑛（1908–2000）指出，护士教育的内容可分四部：1. 自然科学（生理、解剖、细菌、个人卫生、营养学等）；2. 社会科学（心理、社会、历史、伦理、教育学等）；3. 医学（药物学、内外科、产妇科、小儿科及公共卫生等各科及其分科）；4. 护理学（普遍，专科与公共卫生等科护理技术）。“以上四种科目在三年学程中读完，除理论课程外，大半时间用为临床实习与实地工作，这样可使理论与实习互相联系，由手脑并用的学习达到技术熟练的目标。”[①]

21 世纪，护理专业的主要课程基本上沿袭了这些标准。以北京大学医学部护理学院为例[②]，该学院 2011 年发布的护理学专业本科（三年制）的专业培养目标是：（一）思想品德与职业态度目标：1. 具备全心全意为人民服务的思想，热爱护理工作，具有较强的工作责任感和事业心；2. 具有进行安

① 王琇瑛：《护士教育的今昔》，《人民日报》1949 年 5 月 12 日 4 版。

② 以下相关内容来自：http://nursing.bjmu.edu.cn/jyjx/bzkjy/zysz1/145463.htm，2020 年 9 月 14 日上网。

全和有效的护理实践所需的专业价值和态度；3. 在实践中遵循伦理和法律原则，确保护理对象的利益和健康，尊重其隐私权。（二）知识目标：1. 具有基本的基础医学、临床医学和人文社会学科的理论知识；2. 具有扎实的护理学的基本理论知识。（三）能力目标：1. 具有将基础医学、临床医学和人文社会学科的基本理论知识与护理实践相结合的初步能力；2. 具有应用护理学的基本理论和基本护理操作技能解决常见护理问题的能力；3. 具有对急、危、重症病人的应急处理和配合抢救的基本能力；4. 能够对护理对象及其家属的生理、心理、社会和精神需求进行评估和记录，并记录和评价护理及其他干预措施的效果；5. 具有应用沟通技巧建立良好的人际关系，并具有与他人协作的能力；6. 能够在不同的专业范畴和护理实践环境中体现出对护理问题的准确判断；7. 具有运用现代信息技术不断获取知识的能力；8. 具有基本的英语交流能力。

在课程设置与学分要求方面，全学程总学分为 106 学分，其中必修课程 83.5 学分，周学时数为 21–26 学时。临床护理生产实习 22.5 学分。理论课与实践课的学时比例为 1∶1.2。各类课程分配比例如下：1. 人文社会学类课程 15.5 学分，占 14.5%，主要课程包括：政治理论课、医护心理学、专业价值与伦理意识、人际沟通与礼仪等。2. 普通基础学课程 13.5 学分，占 13%，主要课程包括：英语、体育、信息技术基础等。3. 医学基础学课程 16.0 学分，占 15%，主要课程包括：组胚、系统解剖学、生理学、生物化学与分子生物学、医学微生物学、免疫学、病理学、药理学、病理生理学。4。护理专业学课程 61 学分，占 57.5%。主要课程包括：健康评估、护理学基础、内科护理学、外科护理学、妇产科护理学、儿科护理学、精神科护理学、感官护理学、综合训练等。

可见，护理学是以生物医学知识为基础的。随着医学科学的发展，护理学这门学科的内容还在不断发展。1998 年教育部将伦理学、心理学列为护理学专业的主干学科，改变了在生物医学模式指导下的以基础医学、临床医学、护理学为主干学科的模式，为我国护理人才整体素质的培养奠定了基础。各级护理教育机构也相继设置了心理学、伦理学、社会学、沟通学等人文课程[1]。时至今日，对人文素养的强调也成为护理学教育、护理研究、护理实践的重要内容。

2. 护理理论体系

护理作为一个发展中的专业学科，除了引进一些其他学科的理论外，也在不断地确定自己的知识体系。

一方面，护理学者广泛吸收已有的理论，如心理学、行为科学、马斯洛的基本需要层次论、成长与发展理论等[2]。《护士和照顾专业的心理学》（Psychology for Nurses and the Caring Professions）介绍了心理学可以如何运用于健康照顾场景和指导照顾专业的工作[3]。国内还有护理研究者阐述了诠释学理论对于护理专业的适用性，探索了诠释学理论在护理专业中应用的可能性，建议促进诠释学理论在我国护理领域的应用[4]。也有护理专家将现代护理文化中的“以人为本”“以病人为中心”，为病人作奉献的现代护理理念与佛学中的布施理论联系起来，将布施理论中的财布施、法布施和无畏布施与护理中的身体护理、话语护理和心理护理对应起来[5]。这些尝试显示了护理学作为一个专业的开放性。

另一方面，护理学者还力图建立护理学独特的知识体系，这些知识体系可称之为护理的概念、模式、理论[6]。1955 年，美国护理学者莉迪亚·海尔

---

① 王力：《试论建立融入人文素质教育的护理规范化考试体系》，《护理学杂志》2004 年 1 月第 19 卷第 1 期（综合版）。

② 耿笑微、万巧琴、刘宇、尚少梅、罗萍、金晓燕、王志稳、范晓君、张岩、周宇彤：《护理学及其相关理论的应用现状及影响因素的调查与分析》，《中华护理杂志》2006 年 3 月第 41 卷第 3 期。

③ Janine Bestall reviewed: Psychology for Nurses and the Caring Professions by Jan Walker, Sheila Payne, *Paula Smith and Nikki Jarrett*. Open University Press, Maidenhead, UK, 2004.

④ 马芳、宋建华：《护理专业中引入诠释学理论的探讨》，《中华护理杂志》2007 年第 5 期。

⑤ 李晴：《佛学的布施理论与现代护理理念培养》，《医学与社会》2012 年 8 月第 25 卷第 8 期。

⑥ 杨淑盈、单岩：《浅谈护理理论的应用及发展对策护理实践与研究》2011 年第 21 期。

首次提出了“护理程序”这一概念，用系统论的观点解释护理工作，把科学的方法应用于护理领域，使护理专业有了革命性的发展[①]。20 世纪 60 年代，随着护理学科发展的需要，美国的一些护理理论家开始确定和检验护理学中的有关概念，并逐步形成独特的护理理论和模式如 Orem 的自理理论、Roy 的适应模式等，标志着护理学也在逐渐建立自己的知识体系。其中最有影响和最成体系的是美国著名护理理论家玛莎·罗杰斯（Martha Rogers，1914–1994）。她于 1961 年在《护理教育革命》一书中指出拥有专门护理知识体系的重要性。她认为，护理实践必须基于明确的护理概念模式和护理理论，护理理论直接源于护理概念系统，并在 1964 年出版的《护理集》中最早呈现了“统一的人类科学”（最初被称为“生命过程模式”）的概念框架。1970 年，《护理理论基础导论》的出版标志着罗杰斯融自然学科、人文学科等各种学科思想于一体的智慧结晶，并从一般系统论中汲取了养料，建立了“统一的人类科学”理论的基本概念[②]。

目前，护理学研究形成包含人类基本需要层次论、Orem 自理理论、应激与适应理论、一般系统论、成长与发展理论、角色理论、南丁格尔环境理论、Roy 适应理论、Johnson 行为系统模式等在内的一个跨学科的理论系统[③]。

3. 学科独特性：从自然关爱到专业关爱

涂尔干指出，“每个学科都有自己的目的、方法以至精神气质”[④]。护理劳动的“精神气质”就是关爱。关爱是护理学中一个非常重要的概念，它对护理实践、护理教育、护理科研乃至护理专业本身的形成与发展有着非常深远的影响。有些护理学家认为护理的本质是关怀，甚则有些护理学家宣称护理就是关怀。简言之，关怀照顾是护理身份、护理专业的来源，关怀照顾被认

---

① 余剑珍：《高等护理教育模式研究》，华东师范大学 2008 届研究生博士学位论文。

② 保颖怡、赵国琴、潘杰：《Rogers 护理理论的应用》，《护理研究》2004 年 17 期。

③ 邹询主编：《现代护理新概念与相关理论（第 3 版）》，北京大学医学出版社 2004 年版。转引自，耿笑微、万巧琴、刘宇、尚少梅、罗萍、金晓燕、王志稳、范晓君、张岩、周宇彤：《护理学及其相关理论的应用现状及影响因素的调查与分析》，《中华护理杂志》2006 年 3 月第 41 卷第 3 期。

④ [法] 埃米尔·涂尔干著，渠东译：《社会分工论》，三联书店 2000 年版，第 2 页。

为是护士角色中基本的、不可缺少的要素。[①] 目前，国外护理界对关怀的研究很多，重点论述关怀的意义、关怀的护理学理论、关怀与护理专业形成与发展的关系[②]。

弗洛伦斯·南丁格尔在《护理札记》中提出："护理要从人道主义出发，着眼于病人，既要重视病人护理的生理因素，对于病人的心理因素也要给予充分的注意。"她还提倡用"四心"去对待每一位病人：爱心、耐心、细心和责任心。"护士要有奉献自己的心愿，有敏锐的观察力和充分的同情心。""她需要绝对尊重自己的职业，因为上帝是如此的信任她，才会把一个人的生命交付在她的手上。"

虽然南丁格尔并未明确阐述关爱与护理的关系，但她在其护理思想中贯穿了关爱的主题，因而为以后的护理学者对关爱的研究奠定了基础。莱灵格（Leininger）作为当代第一位研究关爱的护理学家，认为护理的本质是关爱，关爱是护理的中心思想[③]。自史密斯（Smith[④]，1992）应用情感劳动的概念于护生的研究，在文献中已经认可护士从事情感劳动作为她们的专业工作的一部分。护理理论家沃特森（Watson）认为，护理的目标是帮助患者达到身体、心理及心灵更高程度的协调，而目标的达到需要人与人之间相互关爱的过程及关爱的表达，她认为护理的中心思想是关爱[⑤]。随着护理专业的发展，美国护理学会强调：现代护理实践的 4 个基本特征之一是建立和促进健康和治愈所需要的、体现关爱的关系[⑥]。可以说，在学科发展中，护理学一直强调以"爱心、耐心、细心、责任心"对待每一位病人。护士要对病人进行

---

① 邱仁宗：《护理伦理学：国际的视角》，《中华护理杂志》2000 年第 9 期第 35 卷。

② 李小妹、何贵蓉、顾炜：《关怀与护理专业》，《国外医学 · 护理学分册》2001 年第 11 期。

③ Leininger. Caring: *an essential human need*. NJ: C B Slack, 1981.

④ Smith P. 1992. The Emotional Labour of Nursing. Macmillan, London.

⑤ Watson J. *The theory of human caring*: *retrospective and prospective*. Nur Sci Q, 1997, 10(1).

⑥ WIDMARK P, VONESSEN L, SJODEN P O. *Perceptions of caring among patients with cancer and their staff*. Cancer Nurs, 2000, 23(1).

“心”的照顾，即提供情感劳动，这是护理教育、护士职业伦理的有机组成部分。

在中国，护理的关爱本质得到众多护理学专家和从业人士的认同。1918年中国护理学大学第四届会员代表大会确定《伦理学》为必修课。《中国成人教育百科全书·生物·医学》指出，由于护士是一个服务于人的职业，还必须具备良好的职业道德修养，即热爱本职工作，有高度的责任感和同情心及不谋私利的献身精神。护理专家强调，关爱以人类心理需要为根本并且是护理的要素，是人类生存、健康和提高患者适应能力及促进康复的重要因素。提供以人为本、关爱生命价值的护理服务是护理人员必备的最有价值的品质[①②]。她们坚持，关爱具有治疗性：“良好心理治疗和人际关系，本身也是一种治疗，本身就是心身健康的催化剂……从完整的健康形象看，健康不仅意味着纠正人体生物学变量的偏离，而且也包括建立心理、社会状态的平衡。”[③]“医学护理的本质，是通过护理人员精心地看护，悉心地照料，既在生物学的角度促进疾病的恢复，又在心理学的角度让患者感到被关怀、被关爱，从而起到治疗的作用”[④]。2005年南丁格尔奖章获得者刘振华在麻风病防治与护理上探索出“以情感支持为主、人性化综合管理”的路子[⑤]。护理人员可以通过对患者进行更多的人文关怀、开展相关疾病的健康宣教来帮助患者突破心理障碍，缓解心理压力，树立战胜疾病的信念[⑥]。情感劳动的价值开始在医疗保健工作中被承认。护士通过执行情感劳动建立人际关系，表达了情

---

① 吴亚君、陆斐、张培生等：《护士对病人关爱需要的认知及关爱行为的探讨》，《中国实用护理杂志》2004年09期。

② 马芳、朱丹：《护理中的人文关爱》，《护理学杂志》2006年06期。

③ 杜治政：《护理学的性质、对象、内容和任务》，《实用护理杂志》1989年第6卷第2期。

④ 张红卫：《妇产科护患纠纷的原因分析及对策》，《中华现代护理杂志》2008年第10期。

⑤ 南丁格尔奖章获得者刘振华同志事迹材料，中华人民共和国卫生部，www.moh.gov.cn，2009-06-15发布。

⑥ 陈婵娟：《以“患者需要为导向”防范护患纠纷》，《中国护理管理》2009年11月第9卷第11期。

绪方面的关注和关怀，能使病人感觉舒适和信任护士的动机和行动[①②]。国内参考关怀行为评估（Caring Behavior Assessment）量表就住院患者对护士关怀照护需求进行的问卷调查发现：绝大多数患者需要心理、社会支持，希望护士有爱心、表达关怀需求，需要护士实施情感技巧[③]。

关爱起源于母亲对孩子的关怀照顾的自然感情，是人自身具有的天赋本性和自然情感。护理学通过教育和努力，将这种自然的感情培养成一种自觉的道德情感，变成专业关爱[④]。学科基础、护理理论、操作技巧都统一在专业关爱这一定位之下。

（二）护理教育与训练

从严格的意义上讲，我国近代意义上的护理教育是受西方的护理教育所影响，也是跟随西方的教育形式而起步发展的，经历了学徒式的职业培训模式、医院办护校的教育模式和政府主导下的护理教育模式的发展过程[⑤]。从1887年美国护士麦克奇尼（E.Mckechnie）在上海西门妇孺医院倡行南丁格尔护理并开办护士训练班训练中国护士开始，到1900年汉口普爱医院正式成立一所护士学校这一百余年的进程，对护理人员的教育和训练机制已经大大成熟和发展起来。

高校在发展专业科学知识体系方面扮演了重要角色：专业科学知识体系的系统化（发展成课程）、结构化（组合成专业课程计划）、合法化（课程和计划获得确认的过程）和传承（传授给准专业人员——学生）的实现主要是

---

① 赵君英：《护士的情绪劳动及其相关因素的关系研究》，浙江师范大学应用心理学2010年硕士研究生毕业论文。

② 曾慧婷：《护士的人格特质、情绪劳动策略和职业倦怠的相关性研究》，暨南大学应用心理学2011硕士研究生毕业论文。

③ 王菊吾、陈爱初、胡安瑜、申屠敏姣、叶乐勤：《住院患者对护士关怀照护需求的调查》，《解放军护理杂志》2005年第1期。

④ 马芳、朱丹：《护理中的人文关爱》，《护理学杂志》2006年第6期。

⑤ 余剑珍：《高等护理教育模式研究》，华东师范大学2008届研究生博士学位论文。

在高校完成的[①]。

在20世纪初，许多教会医学院增设了护士专业，其中北京协和医学院、山东齐鲁大学医学院、湖南湘雅医学院还提供了护士专业的大学课程[②]。从1921年开始，美国洛克菲勒基金会在北平开办了协和医院，并与燕京大学、南京金陵女子文理学院、苏州东吴大学、广州岭南大学、山东齐鲁大学等五所私立大学合办五年制高等护理教育，并举办护理师资进修班等，培养了一批高等护理人才[③]。1932年9月5–10日召开的第十一届全国护士会员代表大会上做出决定，将护士学校学生的入学程度从1938年起一律改为高中毕业。这在当时全中国民众总体教育水平还比较有限的情况下，无疑是很高的要求，足以看出对护理人员文化水平的重视[④]。1932年，我国第一所由政府开办的中专护士学校成立，1934年改为高级护士学校，学制3年[⑤]。1934年12月，当时的国民党政府批准成立中央护士教育委员会，成为新中国成立之前中国护士教育的最高行政领导机构。从此，护士教育被纳入国家正式教育系统[⑥]。

1950年，全国第一届卫生工作会议上决定将护理列为中级专业教育，此后，中专护理教育成为我国护理教育的单一层次。1952年，我国停止高等护理教育。1956年，中华护理学会在北京召开的第17届理事会第2次全国理事及分会理事长会议上，肯定了举办正规高等护理教育的必要性，认为这是巩固护理专业必不可少的措施之一[⑦]。1966到1973年，全国正规护校停

---

① 赵康：《专业、专业属性及判断成熟专业的六条标准——一个社会学角度的分析》，《社会学研究》2000年第5期。

② 李秀华、郭燕红主编：《中华护理学会百年史话1909-2009》，人民卫生出版社2009年版，第4页。

③ 余剑珍：《高等护理教育模式研究》，华东师范大学2008届研究生博士学位论文。

④ 李秀华、郭燕红主编：《中华护理学会百年史话1909-2009》，人民卫生出版社2009年版，第142页。

⑤ 余剑珍：《高等护理教育模式研究》，华东师范大学2008届研究生博士学位论文。

⑥ 李秀华、郭燕红主编：《中华护理学会百年史话1909-2009》，人民卫生出版社2009年版，第128页。

⑦ 李秀华、郭燕红主编：《中华护理学会百年史话1909-2009》，人民卫生出版社2009年版，第143页。

办[①]。护理学校于1973年重开，但训练减少为仅2年的项目，强调实践而非理论[②]。1978年11月11日，中华护理学会向卫生部、教育部提出了“我国需要高等护理教育的几点理由”的建议，同时简译了《卫生保健人力的计划》《世界护理进修教育学校名录》《世界卫生统计年鉴》等，一并报送卫生部参考。此项建议提出后，引起了有关部门的重视。1979年，卫生部以（79）卫教字第1015号文件，颁发了《关于加强护理教育工作的意见》，提出“为了提高护理质量，适应医院现代化建设的需要，必须加强和发展护理教育。”并对护理教育工作提出了“大力加强和整顿现有护理教育，积极恢复建立护士学校，恢复和发展高等护理教育，提高护理师资水平，做好在职护理人员的培养提高工作，各地必须切实解决好教学和毕业实习基地问题”等具体的措施，对高等护理教育的发展起到了指导和推动作用[③]。

1980年首先在上海、南京恢复了高等护理（专科）教育[④]。1982年11月13日中华护理学会天津分会致函中华护理学会，再次提出了“建议举办高级护士教育的意见”，中华护理学会向卫生部转呈。1983年，在北京召开的第19届第二次全国常务理事会议上，参会人员一直提出要积极恢复举办高等护理教育。1984年，卫生部和教育部联合召开高等护理专业教育座谈会，明确了护理教育特别是高等护理教育的地位及作用。会后，教育部和卫生部发出《“全国护理学专业教育座谈会”纪要》，提倡有条件的高等医学院校开设护理专业。1983年，天津医学院（现天津医科大学）率先开设了护理专业本科教育。1985年，首批8所医学院校开始招收护理专业本科生，学制5年。[⑤]

---

① 李秀华、郭燕红主编：《中华护理学会百年史话 1909-2009》，人民卫生出版社 2009年版，第143—145页。

② Samantha Mei-che Pang. 2003. *Nursing Ethics in Modern China*: *Conflicting Values and Competing Role Requirements*. Rodopi: P. 100.

③ 李秀华、郭燕红主编：《中华护理学会百年史话 1909-2009》，人民卫生出版社 2009年版，第149页。

④ 余剑珍：《高等护理教育模式研究》，华东师范大学 2008届研究生博士学位论文。

⑤ 李秀华、郭燕红主编：《中华护理学会百年史话 1909-2009》，人民卫生出版社 2009年版，第150页。

第一个硕士护理学生毕业于中国医学委员会设立的基金，由西安大学和泰国清迈大学1996年设立[①]。至2003年底，全国共有255所院校开设护理学专业教育，133所院校开设护理学本科教育，30所院校开设护理学研究生教育。2003年，第二军医大学获得护理学博士学位授予权，2004年首届招生2名。[②]根据《2019中国卫生统计年鉴》，到2018年，大专及以上学历的注册护士已经占到注册护士的69.9%[③]，医院的注册护士大专及以上学历的更是达到74.1%[④]。

至此，我国护理教育层次基本齐全，形成包括中专、大专、本科及本科以上的多层次护理教育体系。不过，我国高等护理教育在规模、层次、人才培养目标等方面，与美国、英国、日本、德国、加拿大、澳大利亚等国家相比尚有相当大的距离[⑤]。同时，我国目前已形成包括专业教育、再教育、在职培训等培训方式的完整体系，使许多护士通过再学习成为大专生或本科生、硕士生。

2000年卫生部科教局委托中华护理学会发布了护士继续教育的规定，要求每个护士要视护理为专业，毕业后仍要继续学习，不断更新知识。这些规定“促进了护士积极学习，有力地提高了护士业务水平”[⑥]。中华护理学会的业务也包括开展专科护士培训。以学会2017年的工作为例，不仅召开了专科护士培训系列教材编写工作启动会和定稿会，对教材内容进行审议，还完

---

① 冯运华：《中国护理近年之发展》，《香港护理杂志》1997年第33卷第4期。

② 姜安丽：《21世纪护理教育发展现状及我国护理教育面临的挑战和发展策略》，《解放军护理杂志》2004年12月12期。

③ 国家卫生健康委员会编：《2019中国卫生健康统计年鉴》，中国协和医科大学出版社2019年版，第32页。

④ 国家卫生健康委员会编：《2019中国卫生健康统计年鉴》，中国协和医科大学出版社2019年版，第46页。

⑤ 刘义兰、Richard W.Redman：《美国密歇根大学护理学博士课程及教学介绍》，《中华护理教育》2009年2月第6卷第2期。

⑥ 林菊英：《我国护理在医疗卫生事业中的作用与地位》，《护理学杂志》2003年1月第18卷第1期，第3—4页。

成专科护士及其他专业培训19项，受训2549人次，包括儿科、危重症、手术室、助产、血液净化、精神科、PICC专业、急诊专业护士培训班，以及循证护理与护理科研培训、康复培训、精神卫生管理、灾害护理培训、姑息护理培训、老年专科护士培训、肿瘤晚期患者照护培训等。[①] 此外，学会还根据《中华人民共和国标准化法》《深化标准化工作改革方案》《团体标准管理规定》等法律法规精神，学会着手构建护理标准体系[②]。

在招生的性别构成方面，在北京的首都医科大学、北大医学部、协和医科大学等学校目前都开放了护理专业的男生招生，每年新生中都有男生，且比例正在不断提高。但北京护士学校这种护理专业专职中专院校，截止到2011年还没有开始招收男生。[③] 很多学校一直以来都只招收女性，因而在师资力量和教学设施上都是针对女生的，导致男护士在学习中遇到一些挑战与障碍。

（三）期刊与学术交流

从护理专业知识传播方面来看，中国的护理专业书籍、教材、刊物等经历了由无到有、由少到多的发展过程。1920年前，护理方面的教材相当稀少，仅有一位外国护士翻译的《护理学原理及实习》以及钟茂芳翻译的《护士手册》。到1933年，根据国际护士会统计后宣布，中国出版的护理书籍数量居各会员国第四位[④]。在刊物方面，1908年开始，中国博医会的刊物《博医会报》免费为护士们提供1–2页篇幅，主要用于护士之间进行联系与活动[⑤]。

---

① 中华护理学会：《2017年中华护理学会年报》，2018年4月26日发布。http://www.cna-cast.org.cn/showInfo.asp?id=550。上网时间：2018年10月17日。

② 据《中华护理学会2019年报》（由该学会提供）。

③ 刘妙妙：《两位男护士的“尴尬”事》，《北京社区报》2011年5月12日第8版。

④ 王琇瑛：《护理发展简史》，上海科学技术出版社1987年版，第85页。

⑤ 李秀华、郭燕红主编：《中华护理学会百年史话1909-2009》，人民卫生出版社2009年版，第10页。

1918年，中华护士会自行筹办编辑护士刊物，拟以季刊发行[①]。1920年1月，中国第一本护士期刊《中国护士四季报》在上海问世，是《中华护理杂志》的前身。

2010年，国外刊名中包含nurse/nursing的期刊就已经达到近100种。在中国，CNKI收录的期刊名称中包含“护士”的有《当代护士》和《护士进修杂志》等；期刊名称中包含“护理”的有《国际护理学杂志》《护理管理杂志》《护理实践与研究》《护理学报》《护理研究》《护理与康复》《护理学杂志》《解放军护理杂志》《口腔护理用品工业》《临床护理杂志》《齐鲁护理杂志》《全科护理》《上海护理》《天津护理》《现代临床护理》《中国护理管理》《中国临床护理》《中国实用护理杂志》《中华护理教育》《中华护理杂志》《中华现代护理杂志》等20余种。这些专业期刊由全国和地方的卫生部门、护理学会、科研院所/学校、医院等主办，内容以护理技术为主，对护理伦理、护理管理、护理教育、护士身心健康等内容的涉及也越来越多。

据2017年中华护理学会的年报，学会有《中华护理杂志》《中华护理教育》两本中文期刊和《国际护理科学（英文）》一本英文期刊。2017年，《中华护理杂志》在《中国科技期刊引证报告》及《中国学术期刊影响因子年报》中取得优异成绩。《中华护理杂志》影响力指数CI值1414.214、复合类影响因子2.903、期刊综合类影响因子2.546，以绝对优势位列学科第一，稳居Q1区之首。《中华护理教育》影响力指数CI值为244.764，位于Q2区；复合类影响因子0.910，期刊综合类影响因子0.771，分别在21种护理学学术期刊中位列第四、第五。《国际护理科学（英文）》2014年创刊后，陆续被DOAJ、Embase、Scopus、Web of Science等国际知名数据库收录，2016年起所有刊文被ESCI收录，为下一步进入SCI奠定了基础。[②]2019年，这3种期刊均入选中国科学引文数据库（CSCD），占该库护理类期刊的一半，其中

① 李秀华、郭燕红主编：《中华护理学会百年史话1909-2009》，人民卫生出版社2009年版，第18页。

② 中华护理学会：《2017年中华护理学会年报》，2018年4月26日发布。http://www.cna-cast.org.cn/showInfo.asp?id=550。上网时间：2018年10月17日。

《国际护理科学（英文）》同时被美国国立卫生研究院 PubMed Central（PMC）收录，作者和读者遍布全球30多个国家和地区[①]。每年的护理类著作更是难以计数。

护理专业还积极展开学术交流活动。例如，中华护理学会2017年共举办大型学术交流会议32次，参会总人次达到22462。在会议内容安排方面，学术会议强调学术为先，交流内容紧跟学术发展前沿，与国际接轨，引领国内发展。学会已打造了以全国自然灾害护理研讨会、全国护理管理改革创新高层论坛和全国手术室护理学术交流会议为代表的一系列国内学术会议品牌，制定出版了多个专业指南。[②]

中华护理学会设有学术部，负责开展国内、外护理学术交流，组织护理科技重点课题的研究和科学考察活动，推广护理科技知识、先进技术与科研成果。学会还设有项目办公室，负责承接、管理科协等主管部门项目，围绕各个阶段项目工作开展调查、研究、搜寻、申报、实施中的协调、总结等工作。此外，学会还设有护理研究室，开展承担政府建言献策职能提供数据支持，开展与国内外团体、组织的科研项目合作，负责学会科研课题申报、立项、考核等管理工作。[③]

护理专业的学术成就显著，2017年，中华护理学会获得“全国科协系统先进集体”称号，在民政部全国性学术类社团评估中被评为5A级社团，并获得国际护士会颁发的第二届“国家护理学会创新奖”。[④]

这些都显示了护理作为一门科学知识体系的成熟。

---

① 据《中华护理学会2019年报》（由该学会提供）。

② 中华护理学会：《2017年中华护理学会年报》，2018年4月26日发布。http://www.cna-cast.org.cn/showInfo.asp?id=550。上网时间：2018年10月17日。

③ 中华护理学会：《2017年中华护理学会年报》，2018年4月26日发布。http://www.cna-cast.org.cn/showInfo.asp?id=550。上网时间：2018年10月17日。

④ 中华护理学会：《2017年中华护理学会年报》，2018年4月26日发布。http://www.cna-cast.org.cn/showInfo.asp?id=550。上网时间：2018年10月17日。

三、护理专业的伦理法规

“伦理守则是任何一门专业不可缺少的核心价值标志，是特定专业与其所服务的民众之间的一种社会契约，发挥着对于特定专业领域内的全体成员的一般服务行为的指导功能。”[①]

护理在作为一门专业发展的过程中，逐渐形成了对患者和社会的专业承诺，即护理伦理。护理伦理的产生和发展是与护理工作的产生和发展相适应的[②]。护理伦理观念是随着医学伦理之后逐步形成的，因此它直接受医学伦理——其基本原则包括行善原则、尊重原则、医疗公平原则和不伤害原则，在应用上则有知情同意原则、医疗最优化原则、医疗保密原则和生命价值原则——的影响[③]。护理伦理要求护士以专业技能照顾病人，促进患者的健康。

公元前450—前377年，被誉为西方医学之父的希波克拉底（Hippocrates）就在《医学誓言》中提出了为病人谋利益的道德原则，这一“希波克拉底誓言”伦理要求至今仍被尊为医学道德的规范。1893年，美国护士格瑞特（Gretter）为主席的委员会，仿效希波克拉底誓言编写了“南丁格尔誓言”：“……终身纯洁，忠贞职守，尽力提高护理之标准；勿为有损之事，勿取服或故用有害之药；慎守病人家务及秘密，竭诚协助医生之诊治，务谋病者之福利。”[④]美国护士协会在1950年制定了《护理伦理规范》，并于1976年、1985年分别修订，其中1985年修订版的《护理伦理规范》在原先的11条基础上又增列了一些基本的伦理原则，重点是强调患者的权利[⑤]。

1953年制定、1965年修订的《护士伦理学国际法》（1953年7月国际护士会议采纳，1965年6月德国法兰克福大议会会议修订并采纳）指出：“为

---

① 吴袁剑云、李庆功：《美国护士伦理守则：概念基础及实施策略》，《中国护理管理》2008年10月15日第8卷第10期。

② 孙慕义：《医学伦理学》，高等教育出版社2004年版，第92页。

③ 孙慕义：《医学伦理学》，高等教育出版社2004年版，第38—51页。

④ 王琇瑛：《护理发展简史》，上海科学技术出版社1987年版，第14页。

⑤ 孙慕义：《医学伦理学》，高等教育出版社2004年版，第92页。

人类服务是护士的首要职能，也是护士职业存在的理由”。它还指出：“护士的基本职责包括三个方面：保存生命、减轻疾苦和促进康复。”[①]

1953年，国际护士协会制定了《国际护士伦理规范》。它是一个针对护士的国际性伦理规范，在1953年由国际护士协会首次应用，经过多次重修，最新之修定版完成于2000年[②]。其中建议护士对民众的伦理是：“护士之基本责任是照顾那些需要照顾的民众；护士在提供护理时，要尊重个人、家庭和社会之人权、价值观、风俗习惯及信仰；护士确保民众对护理服务及相关治疗获得充分的知情同意；护士要恪守民众的个人资料，共用资料时必须作出判断；护士与社会大众共同分担责任，发起及支持满足公众特别是弱势群体健康及社会需求的行动；护士也负起维持及保护自然环境免受耗尽、污染、恶化和破坏的责任。”

1988年，中国卫生部制定了《医务人员道德规范及其实施办法》这一章则式规范，7条规范中有5条针对服务对象的要求，分别是：①救死扶伤，实行社会主义的人道主义。时刻为病人着想，千方百计为病人解除病痛；②尊重病人的人格与权利，对待病人，不分民族、性别、职业、地位、财产状况，都应一视同仁；③文明礼貌服务。举止端庄，语言文明，态度和蔼，同情、关心和体贴病人；④廉洁奉公。自觉遵纪守法，不以医谋私。⑤为病人保守医密，实行保护性医疗，不泄露病人隐私与秘密。这几条规范，作为医务人员组成部分的护士也应遵守。

1993年颁布的《中华人民共和国护士管理办法》规定：“第二十三条 护士执业必须遵守职业道德和医疗护理工作的规章制度及技术规范。”“第二十四条 护士在执业中得悉就医者的隐私，不得泄露，但法律另有规定的除外。”

2008年，中国国务院颁布实施的《护士条例》[③]规定：“第十六条　护士

① 孙慕义：《医学伦理学》，高等教育出版社2004年版。

② 澳门护士会译：《国际护士协会护士伦理规范（修订版）》，《当代护士》2002年10期。

③ 中华人民共和国国务院令第517号，2008年1月23日国务院第206次常务会议通过，自2008年5月12日起施行。

执业，应当遵守法律、法规、规章和诊疗技术规范的规定。”“第十七条　护士在执业活动中，发现患者病情危急，应当立即通知医师；在紧急情况下为抢救垂危患者生命，应当先行实施必要的紧急救护。护士发现医嘱违反法律、法规、规章或者诊疗技术规范规定的，应当及时向开具医嘱的医师提出；必要时，应当向该医师所在科室的负责人或者医疗卫生机构负责医疗服务管理的人员报告。”“第十八条　护士应当尊重、关心、爱护患者，保护患者的隐私。”

2008 年，中华护理学会颁布的《护士守则》规定如下[①]：“第一条 护士应当奉行救死扶伤的人道主义精神，履行保护生命、减轻痛苦、增进健康的专业职责。”“第二条 护士应当对患者一视同仁，尊重患者，维护患者的健康权益。”“第三条 护士应当为患者提供医学照顾，协助完成诊疗计划，开展健康指导，提供心理支持。”“第四条 护士应当履行岗位职责，工作严谨、慎独，对个人护理判断及执业行为负责。”“第五条 护士应当关心爱护患者，保护患者的隐私。”“第六条 护士发现患者的生命安全受到威胁时，应当积极采取保护措施。”“第七条 护士应当积极参与公共卫生和健康促进活动，参与突发事件时的医疗救护。”“第八条 护士应当加强学习，提高执业能力，适应医学科学和护理专业的发展。”“第九条 护士应当积极加入护理专业团体，参与促进护理专业发展的活动。”“第十条 护士应当与其他医务工作者建立良好关系，密切配合、团结协作。”

2012 年卫生部颁布的《医疗机构从业人员行为规范》第五章对护士行为规范进行了规定：“第二十八条 不断更新知识，提高专业技术能力和综合素质，尊重关心爱护患者，保护患者的隐私，注重沟通，体现人文关怀，维护患者的健康权益。”“第二十九条 严格落实各项规章制度，正确执行临床护理实践和护理技术规范，全面履行医学照顾、病情观察、协助诊疗、心理支持、健康教育和康复指导等护理职责，为患者提供安全优质的护理服务。”“第三十条 工作严谨、慎独，对执业行为负责。发现患者病情危急，应

① 中华护理学会编：《护士守则》，人民卫生出版社 2008 年版，第 2—10 页。

立即通知医师；在紧急情况下为抢救垂危患者生命，应及时实施必要的紧急救护。”“第三十一条 严格执行医嘱，发现医嘱违反法律、法规、规章或者临床诊疗技术规范，应及时与医师沟通或按规定报告。”“第三十二条 按照要求及时准确、完整规范书写病历，认真管理，不伪造、隐匿或违规涂改、销毁病历。”

护理伦理学的理论基础包括生命论、道义论、后果论、人道论、美德论、公益论、义务论、功利论等[①]。总体来看，护理伦理强调人和生命的价值。

四、护士劳动的效益

2018 年，各类医疗卫生机构总诊疗人次数达到 83.1 亿人次，其中门急诊 79.8 亿人次，医院提供的门急诊服务为 35 亿人次。[②] 护士的职责是“救死扶伤，治病救人”，帮助病人减少痛苦，促进康复，这是护士劳动最重要的社会效益。

早在 1956 年，《人民日报》上发表的王立章、李懿秀的《护理学与护士工作》一文，已经将护理工作对病人的“用处”尽数阐述了出来。例如，护士工作可以减少病人的痛苦：“对一个失眠的病人，服安眠药并不是最好的治疗办法。若是护士能把环境弄得幽暗安静一点，给他用热水泡一会脚，饮一杯温和而没有刺激性的饮料，再用热水给他擦一擦背，很好地按摩几下，病人往往能比服安眠药睡得更香，因为这些措施能够引起轻度的脑贫血，解除肌肉的紧张，增加舒适感，能很快把病人引入生理睡眠。”护士工作还可以避免新生儿疾病，保证其安全健康，例如：“一斤十二两的早产儿，若不是护士掌握了他的特点，使他不受感染、不浪费精力，便不可能保证他的营

---

① 姜小鹰主编：《护理伦理学（本科护理）》，人民卫生出版社 2012 年版；尹梅主编：《护理伦理学（二版 / 协编）》，人民卫生出版社 2012 年版。

② 国家卫生健康委员会编：《2019 中国卫生健康统计年鉴》，中国协和医科大学出版社 2019 年版，第 120 页。

养、温暖，使他生活下来。新生儿在换尿布这样一件小事上的注意不够，就可能使他臀红糜烂。”[①]

高超的护理技术还可以挽救生命。例如1985年第30届南丁格尔奖章获得者司堃范的事迹报道[②]：

都说救死扶伤是医生的职业，但司堃范说，护理工作是医疗工作的眼睛，如果缺少“锐利”的眼睛，很可能耽误人命。司堃范就是医生们离不开的“眼睛”，因为过硬的专业知识和护理技能，她挽救了一名女孩的性命。

40年前的一天，司堃范在脑外科病房值班。病房里收治了个九岁的小女孩，入院后被诊断为脑挫裂伤，病情已经有好转，甚至清醒，只有轻度头疼。陪床的姐姐出去吃去了，小女孩在床上躺着看画册。上次值班的护士说病人一切正常。但司堃范查房时察觉到小女孩似乎有些躁动，于是就每隔五分钟去看一下。等到第五次去看时，她发现小女孩的一侧瞳孔放大，对光反射差。凭着多年的经验和对医疗知识的熟悉，司堃范立即断定小女孩大脑有异常，要手术。于是她一面熟练的把小女孩头部固定住，一面用最快的速度准备好抢救用品，为医生手术争取到了宝贵时间。后来做急诊手术的医生跟小女孩说，如果没有司护士，你可能就见不到爸爸妈妈了。

又如1987年第31届南丁格尔奖章获得者史美黎的事迹[③]：

一次，史美黎值两头夜班，因为放心不下一位肝硬化并发胃

---

① 王立章、李懿秀：《护理学与护士工作》，《人民日报》1956年12月31日第7版。

② 司堃范：《永不停下的南丁格尔》，《生命时报》，http://health.huanqiu.com/hot/special_report/2009-10/598576.html，2009-10-10。

③ 南丁格尔奖章获得者史美黎同志事迹材料，中华人民共和国卫生部，www.moh.gov.cn，2009-06-15发布。

底、食道静脉曲张破裂出血的病人，和衣斜靠在值班室。当时是位青年护士值班，当发现插有三腔管的这位病人突然烦躁不安，冷汗淋漓，大口大口的血从病人嘴里泉涌般喷出时，初出茅庐的护士急得手足无措。史美黎闻讯，快步赶到病员床前，沉着地望了一眼便立即做出判断，是三腔管滑脱，她利索地先将三腔管胃囊部分的气体排尽，然后，看清刻度，调整方向，纠正角度，再次将三腔管插到规定的位置，病人得救了。病人和家属们纷纷说："要是每一个护士都有史美黎老师这样的过硬本领，我们还用得着担惊受怕吗？"

2008年的汶川地震和2019年岁末爆发的新型冠状肺炎疫情等灾害中，护士们更是在救治患者、增进救治效果、安抚伤者患者、提高治愈率、降低病亡率等方面发挥了不可忽视、不可替代的作用。

有关护士的报道也多集中在护士的观察对患者生命健康的帮助。例如，曾经有一个病人术后常规应用抗凝药，护士在倾倒尿液时发现尿液的颜色发红，怀疑有血尿，及时通知医生，并遵医嘱给患者进行了尿液的检查，停用抗凝药，给予了对症治疗，从而减少了出血的危险。还有一次，护士在为病人翻身时发现病人有下肢静脉血栓迹象，及时通知了医生。①

对于一些疾病，护理比医学更为有效。例如1989年第32届南丁格尔奖获得者陆玉珍护理麻风病患者的事迹②：

麻风病的传染可能产生严重的畸残，谈及本病，往往闻而生畏。1954年，20岁的陆玉珍从上海第二护校毕业，分配到上海麻风病院工作，当时她全然不顾社会对麻风病的恐惧和歧视，以及家庭、亲友和同学的反对，怀着人道主义的救死扶伤的精神，毅然来

① 方芳：《"零陪护"病房里护士的一天》，《北京日报》2010年12月7日第008版。

② 南丁格尔奖章获得者陆玉珍同志事迹材料，中华人民共和国卫生部，www.moh.gov.cn，2009年6月15日发布。

上海市麻风病医院工作。以往因限于医疗水平，麻风病反应时神经痛较难处理，常痛不欲生，又极易导致畸残，陆玉珍不知经历了多少个不眠之夜，陪同患者散步、谈家常、讲故事，以减轻他们的痛苦。平时她一再教育病人要预防麻风反应的发生，如何保持锻炼肢体，防止外伤或畸残，获得良好效果。对年老严重畸残或病危生活不能自理者，她以身作则，带领护士们为病人换药、喂饭、洗澡、剪发、修指（趾）甲、更衣、进行尸体料理等。

护士们还通过撰写论文、技术创新等手段，促进医学发展。例如，2005年南丁格尔奖章获得者万琪的事迹[①]：

万琪先后撰写了120篇理论文章。其中，《氧疗应用于高原地区体外循环手术围术期的护理》等30余篇学术论文在军内外护理杂志上发表。同时，万琪还把理论转化为临床实践，率先开展了《高原地区体外循环下心内直视手术围术期的护理研究》等10余项新技术、新业务，取得了实效。其中《氧疗应用于高原地区体外循环手术围术期的护理》的临床使用，使病人得到了最佳治疗效果。这种把医疗和护理密切配合的护理方法，不但使手术后的病人能提前康复，而且大大降低了死亡率。开创了西藏高原医疗护理的先河，使这样的手术能够顺利、安全地开展。

反之，如果知识、能力、经验、责任心不足，可能会导致操作不当而发生护理缺陷和事故，给病人带来痛苦乃至生命的损失。如抢救患者时静脉穿刺几次不成功，延误抢救时机；观察病情不仔细，巡视病房不及时，以致患者延误诊断治疗；机械地执行医嘱和护理规范，三查七对执行不严格，出现执行错误医嘱和配药错误等各种问题。20世纪80年代因护理人才青黄不接，

① 南丁格尔奖章获得者万琪同志事迹材料，中华人民共和国卫生部，www.moh.gov.cn，2009年6月15日。

许多护理员当上护士，因其缺乏正规训练，专业知识不足，护理工作质量不能得到保障。当患者病情出现变化时，坐失抢救良机的现象时有发生。[①]

心理护理同样重要。如果不注意病人的心理护理，不仅可能导致病情加重，还可能使患者丧失生存意志导致轻生[②]。

五、护理劳动的市场保护

由于专业的科学知识体系包含了非同寻常的深奥知识和复杂技能，它们可以导致一个国家“鼓励/制裁”（sanction）的行为：给合格的职业提供市场保护（鼓励），禁止和惩处没有资格的人员从事需要经过国家特许的职业（制裁）[③]。也就是说，专业的特点之一是国家对其市场的垄断性保护。护士职业具有此特点。

（一）职业进入

护士的专业垄断性受护士执业资格考试制度和护士执业许可制度保护。

民国时期，中国已经建立起了一套完整的护士执业资格考试制度和护士执业许可制度。中华护士会1912年即拟订了护士统一考试的计划和有关规定。当时公布的中国护士会发给护士文凭的办法是“须在本会注册或承认的医院内受到充分训练，年限至少须有三年。本会所规定的课程须一律读完。”1937年—1947年间，全国毕业护士会考合格、经护士会发给毕业证书者3941人，截至1946年9月30日，共发出毕业文凭94873张[④]。1934年12月，国民政府统一由“内政部”和“教育部”共派代表4人，聘用资深护士

① 冯军军：《三位老护士手捧南丁格尔奖发出呼吁：护士人少质差亟待加强，社会应该尊重护理工作》，《人民日报》1987年6月16日3版。

② 孟桂芹：《心理护理不当所引起的意外和教训》，《护理杂志》1955年第4卷第6期。

③ 赵康：《专业、专业属性及判断成熟专业的六条标准——一个社会学角度的分析》，《社会学研究》2000年第5期。

④ 李秀华、郭燕红主编：《中华护理学会百年史话1909-2009》，人民卫生出版社2009年版，第136—137页。

会员 5 名，组成中央护士教育委员会。此后，该委员会成为新中国成立前中国护士教育的最高行政领导机构，陆续接管护校注册、护士登记和教学管理工作[①]。

卫生部在 1993 年《中华人民共和国护士管理办法（草案）》起草说明中指出，新中国成立以来，国家先后发布了《医士、药剂士、助产士、护士、牙科技士暂行条例》（政务院 1952 年发布，因各种原因而停止施行）、《国家卫生技术人员职务名称和职务晋升条例》（卫生部 1956 年发布）、《卫生技术人员职称及晋升条例（试行）》（国务院批准，卫生部 1979 年发布）和《关于加强护理工作的意见》（卫生部 1979 年发布）等法规、规章和文件，但由于没有建立起严格的考试、注册和执业管理制度，大量未经正规专业培训的人员涌进护士队伍，致使护理队伍整体素质难以提高，医疗质量难以保证。

1993 年颁布的《中华人民共和国护士管理办法》（卫生部令第 31 号）要求：凡申请护士执业者必须通过卫生部统一执业考试，取得《中华人民共和国护士执业证书》。获得《中华人民共和国护士执业证书》者，方可申请护士执业注册。护士注册的有效期为二年（2020 年的修订版为 5 年）。获得高等医学院校护理专业专科以上毕业文凭者，以及获得经省级以上卫生行政部门确认免考资格的普通中等卫生（护士）学校护理专业毕业文凭者，可以免于护士执业考试。获得其他普通中等卫生（护士）学校护理专业毕业文凭者，可以申请护士执业考试。未经护士执业注册者不得从事护士工作。护理专业在校生或毕业生进行专业实习，以及按本办法第十八条规定进行临床实践的，必须按照卫生部的有关规定在护士的指导下进行。护理员只能在护士的指导下从事临床生活护理工作。对于未经护士执业注册从事护士工作的或非法取得《中华人民共和国护士执业证书》的，由卫生行政部门予以取缔或缴销。可以说，护理专业是最早实行执业资格考试制度的职业之一。

1995 年，我国正式确立了护士注册制度，要求在职护士每年必须完成

---

① 李秀华、郭燕红主编：《中华护理学会百年史话 1909—2009》，人民卫生出版社 2009 年版，第 37 页。

25 个继续教育学分、每两年重新注册一次，其目的是不断提高护士的专业水平[①]。2008年的《护士执业注册管理办法》不再提出此要求。2008年颁布、2020 年修订的《护士条例》再次规定："护士执业，应当经执业注册取得护士执业证书。"而申请护士执业注册，应当具备的条件之一就是"在中等职业学校、高等学校完成国务院教育主管部门和国务院卫生主管部门规定的普通全日制 3 年以上的护理、助产专业课程学习，包括在教学、综合医院完成 8 个月以上护理临床实习，并取得相应学历证书，"同时"通过国务院卫生主管部门组织的护士执业资格考试"。

护士进入工作单位的渠道经历了从分配到招聘的改变。计划经济体制下，护士主要通过学校分配进入各级医院和医疗机构工作。单位接收毕业生主要"靠一张成绩单从档案中了解毕业生"，或者"从定向学校接收毕业生"[②]。在医疗机构市场化转型过程中，用人权增加，主要通过定期公开招聘选择工作人员。从求职渠道来看，2007 年对南京 162 名护士的调查统计发现，护士通过正式途径（包括学校推荐、通过报纸广告网站等媒体获知招聘信息而直接去用人单位谋职等）求职的行为在频率和有效性方面远低于利用非制度化渠道[③]。

随着医疗机构规模、功能的扩展，医疗服务市场的扩大，以及各医疗机构间收入、福利的差距拉大，企业用人权的增加，招聘人员除部分仍属于事业单位编制外，聘用合同制护士已经成为护士队伍人力补充的一种主要形式。根据安徽省卫生厅 2005 年的一项调查，全省聘用合同制护士的数量平均已达到医院护士队伍总数的 26%，部分医院达到 50%–70%[④]。2006 年对吉

① 李秀华、郭燕红主编：《中华护理学会百年史话 1909—2009》，人民卫生出版社 2009 年版，第 146 页。

② 孙宇红、孙玉杰、盛振：《从求职竞争谈护士的能力培养》，《黑龙江医药科学》2002 年第 2 期。

③ 肖习姗：《护士求职压力与社会支持的缺位分析》，《湖北广播电视大学学报》2008 年第 28 卷第 1 期。

④ 宋瑰琦、房彤、姚红萍：《60 所医院聘用合同制护士现状调查》，《中国护理管理》2006 年 11 月 15 日第 6 卷第 11 期。

林省3所三级综合医院443名聘用护士进行的调查发现，聘用的临时护士占医院护士总数的22%[①]。

（二）晋升与流动

在向上流动即晋升方面，护士主要按照专业技术职称系列进行晋升。医疗技术专业职称有医师、药师、技师、护师系列。其中护师系列包含着从护士、护师、主管护师、副主任护师到主任护师的职称序列晋升[②]。关于卫生技术人员职称与其他部门技术人员职称的对应关系是：主任医（药、护、技）师与教授相对应；副主任医（药、护、技）师与副教授相对应。以下职称依次类推。

在确立护士的专业技术职称系列方面，护理相关组织的努力发挥了重要作用。过去的护士只属于初级卫生技术人员，没有像医、药专业的各级技术职称。1987年，人事劳动部、卫生部在研讨此问题时，中华护理学会、卫生部医政司护理处积极参与，主动向上反映目前护理已是一门学科，并有高等护理教育，应与其他学科一样，不同学历、经历的护士应享有不同级别的技术职称。经过努力争取，最终取得人事部门同意，护士享有与其他专业同等的技术职称。[③]此外，在编护士属于行政管理体系的一部分，原则上还可以竞争行政职务。

按照目前有关法律政策的规定，执业护士没有异地会诊的权利，在地域流动方面受一定限制。2020年修订的《护士条例》第九条规定："护士在其执业注册有效期内变更执业地点的，应当向批准设立拟执业医疗机构或者为

---

① 黄庆红、宋丽华、刘莉、朱开恩：《聘用护士现状调查与分析》，《护理研究》2006年5月第20卷第5期下旬版（总第179期）。

② 根据卫生部1979年颁布的《卫生技术人员职称及晋升条例（试行）》，护理人员的技术职称为：主任护师、副主任护师、护师、护士、护理员。1981年卫生部在《卫生技术人员职称及晋升条例（试行）》中增加了"主管护师"职称。到2011年时已无"护理员"职称，但未查到废除该职称的时间。

③ 林菊英：《我国护理在医疗卫生事业中的作用与地位》，《护理学杂志》2003年1月第18卷第1期。

该医疗机构备案的卫生主管部门报告。收到报告的卫生主管部门应当自收到报告之日起7个工作日内为其办理变更手续。护士跨省、自治区、直辖市变更执业地点的，收到报告的卫生主管部门还应当向其原注册部门通报。”医师外出会诊有《医师外出会诊管理暂行规定》作为依据，只要按此规定的情形完善相关手续，医师的异地会诊和医疗行为就会受到法律的保护。以造口治疗师为例，院际之间请求护理会诊的情况时有发生，然而《护士条例》并没有赋予护士外出会诊的合法性[①]。

（三）排斥与退出

1993年颁布的《中华人民共和国护士管理办法》第十八条规定了不予注册的几种情形：“（一）服刑期间；（二）因健康原因不能或不宜执行护理业务；（三）违反本办法被中止或取消注册；（四）其他不宜从事护士工作的。”第二十九条规定：“护士执业违反医疗护理规章制度及技术规范的，由卫生行政部门视情节予以警告、责令改正、中止注册直至取消其注册”。第三十一条规定：“违反本办法其他规定的，由卫生行政部门视情节予以警告、责令改正、中止注册直至取消其注册。”

2020年修订的《护士条例》不再重申上述前两条，通过第三十一条对后两条进行了细化。“护士在执业活动中有下列情形之一的，由县级以上地方人民政府卫生主管部门依据职责分工责令改正，给予警告；情节严重的，暂停其6个月以上1年以下执业活动，直至由原发证部门吊销其护士执业证书：（一）发现患者病情危急未立即通知医师的；（二）发现医嘱违反法律、法规、规章或者诊疗技术规范的规定，未依照本条例第十七条的规定提出或者报告的；（三）泄露患者隐私的；（四）发生自然灾害、公共卫生事件等严重威胁公众生命健康的突发事件，不服从安排参加医疗救护的。”此外，“护士在执业活动中造成医疗事故的，依照医疗事故处理的有关规定承担法律责任。”

---

① 杜淑英、孙瑞卿：《盼望护士异地会诊有法可依》，《健康报》2010年1月4日第7版。

可以说，百年以来，护理作为一个其知识生产者和使用者主要是女性的专业，经过护士个体、群体（学会等组织）的不懈努力与建制，已经成为一个以关爱作为自己学科的独特精神气质、具备了专业基本特征的职业。

第四章　做护士：专业实践的内容、特征与社会性别

作为一门实践性较强的应用学科，护士既需要具有护理学的知识体系作为实践的基础和指导，也需要将这些知识体现在具体的实践中。护士的任务随着社会对医疗保健需要的变化和护理学的发展而改变。如今护理模式随着医学模式的转变成为身体—心理—社会模式，要求护士提供身体和心理需求全方位满足。本章在此背景下讨论护士的劳动内容、劳动付出及对其性别认同的建构。

一、护理做什么：专业实践的内容

（一）护士的功能和职责

1949年，护理专家指出，经过严格训练的护士可有以下的功能："1. 具有精巧熟练的临床护理及保健指导或示范的技能；2. 具有观察及缓解病状及应付病症骤变的知识与技能；3. 具有保持，促进及恢复健康与预防疾病的知识与技能；4. 具有推行个人或团体卫生教育的能力；5. 具有心理卫生的知识与其在护理工作的应用；6. 具有识别及协助解决医疗及社会问题的能力；7. 为谋求医疗保健及社会福利等事业的发展，应有与人合作及促进合作的能力与修养。"[①]

① 王琇瑛：《护士教育的今昔》，《人民日报》1949年5月12日4版。

《中国成人教育百科全书·生物·医学》定义护士的职责或应扮演的角色是：（1）能给予良好护理、关怀和照顾的人。即用各种护理技术操作对病人进行治疗和生活护理，而且做到因人施护，使病人尽快恢复健康。（2）良好的教师和咨询人员。面对个人、家庭、社会，传播有关卫生保健和防治疾病的知识，动员群众力量配合专业人员做好医护工作。（3）病人权力的维护者。维护病人的权力和尊严，替病人保守秘密。在许多国家，病人的权力是有明文规定的，往往还受法律的保护。（4）行政组织者。围绕病人的治疗，在医生、技术员、营养师、理疗师（士）等人之间起协调作用。并组织好本单位的护理人员，充分发挥每一个人的作用。（5）榜样。在个人卫生、禁止吸烟、维持健康、减少体重等方面为病人做出榜样。

1993 年卫生部颁布的《中华人民共和国护士管理办法》规定了护士的执业内容："第二十一条 护士在执业中应当正确执行医嘱，观察病人的身心状态，对病人进行科学的护理。遇紧急情况应及时通知医生并配合抢救，医生不在场时，护士应当采取力所能及的急救措施。""第二十二条 护士有承担预防保健工作、宣传防病治病知识、进行康复指导、开展健康教育、提供卫生咨询的义务。""第二十五条 遇有自然灾害、传染病流行、突发重大伤亡事故及其他严重威胁人群生命健康的紧急情况，护士必须服从卫生行政部门的调遣，参加医疗救护和预防保健工作。"

2008 年《护士条例》的相关规定如下："第十七条　护士在执业活动中，发现患者病情危急，应当立即通知医师；在紧急情况下为抢救垂危患者生命，应当先行实施必要的紧急救护。护士发现医嘱违反法律、法规、规章或者诊疗技术规范规定的，应当及时向开具医嘱的医师提出；必要时，应当向该医师所在科室的负责人或者医疗卫生机构负责医疗服务管理的人员报告。""第十九条　护士有义务参与公共卫生和疾病预防控制工作。发生自然灾害、公共卫生事件等严重威胁公众生命健康的突发事件，护士应当服从县级以上人民政府卫生主管部门或者所在医疗卫生机构的安排，参加医疗救护。"

从上述阐述和规定可以看出，尽管护士的工作内容在不同时期、不同规章制度中有不同的侧重，但基本上包括以下内容：临床护理、保健指导或示范、观察病情、缓解病状、急救、预防疾病等。

一百多年来，随着护理技术的发展和认识理论的完善，护理模式也经过了个案护理、功能制护理、小组制护理和责任制护理向整体护理的转变①。1955 年，美国护理专家 Hall 首先提出了“护理程序”的概念，以护理程序为核心的整体护理在世界各国得到普遍推广。②按照目前护理领域倡导的整体护理程序，护士的工作任务是：1. 应用护理程序实施以病人为中心的整体护理，进行护理评估，制定护理计划，执行护理措施，进行效果评估；2. 执行基础、专科护理常规、护理技术操作规程及相关规章制度；3. 遵医嘱执行口服、注射、其他途径给药治疗及采集检验标本；4. 巡视、观察病情变化，参与重病抢救并记录；5. 对病人、病人家属进行健康教育和康复指导。

（二）护士的日常工作

护士因科室和岗位的不同，日常工作存在差异。

普外科 A3 对每日工作的描述：“你比如 6 点了，你测血糖。一天都安排好了。病人 7 点开始吃饭，餐后 2 小时内（测）血糖。这都是很常规的思想，依规的。……反正你就是，就跟规矩似的。护士这活就这样。每小时、每分钟该干什么就得干什么。”

保健中心 A10 对每日工作的描述：给病人换衣，扫床，转病房，交接班。分组，10–12 个病人，一共 13、4 个护士，30 张病床。分白班、夜班，不同的班次，还有休息的（护士）。一般 5–6 个病人，配置 1–2 个护士。

保健中心 A12 对每日工作的描述：“一天，9 点开始交接班，10 点开始治疗，一个护士对 10 个病人，回来配药。即刻的、改动的医嘱，达不到。治疗和洗脸先做完，休息、吃饭。下午 1 点半上班，2 点扫床，测血糖，试体温。半个小时配，3 点做，又一个小时。5 点交班，你不得整理一天的工

---

① 王小霞、闫成美、肖海云等：《论系统化整体护理模式的实现》，《实用护理杂志》1996 年第 12 期。

② 杨红叶：《国内整体护理的现状及进展》，《蛇志》1999 年第 11 卷第 3 期。

作啊？然后交班。”

急诊科 A16 对工作的描述：“我们规定早上起来晨间护理，你跟着转一圈病房知道哪个病人怎么回事，看完了，大夫来了以后咱们得跟他，就是说今天哪个病人住院哪个病人走，这个心里都得门清。病人走了、住院了，带领护理员铺床。原来这都是护士的活，现在护士不可能去干。为什么啊？因为现在治疗量什么的，像我们刚参加工作一天输液输十个就算忙的。现在各个病人都输液，没有不输液的，这块就耗你很大的精力。”

针灸科护士 A2 对工作的描述：“常规的工作包括消毒，还有开诊前的准备。消毒就是空气消毒，用紫外线消毒灯。针具什么的消毒。开诊前的准备包括棉球啊、针具、备床单什么的。一般是早上 7 点来，屋子准备好了，就开始空气消毒，一般也就半个小时。要求一个小时，一般都达不到。有的医生来得早，也就消毒 10 几分钟什么的。”

ICU 室 A8 对自己从事的特技护理工作内容的描述：“治疗、吸痰、大小便、擦身什么的。”

根据田野观察、访谈和有关报道[①②]，白班护士的一天大致如此：早上来到病房，换好护士服。通过翻看病历、病房巡视、询问交接班同事等方式大致了解病人昨晚的情况，然后开始和值班的同事进行床头交接班。交接时，要问候病人，同时检查他们身上的每一条管道如胸腔引流管、胃管、导尿管、腹腔引流管等引流是否通畅及引流液的颜色、量、性质，查看患者的神志、皮肤以及心电监护仪等所显示的各种参数并做记录。之后跟随医生查房，介绍本组病人的情况。上午做晨间护理，下班前是黄昏护理。全天的护理工作主要包括：给卧床病人更换床单、皮肤护理、头发护理、口腔护理、擦浴、梳头、翻身拍背、进食；各种管道的护理；遵医嘱用药；扶病人去厕所、喂病人喝水，指导病人活动肢体或是给术后病人做康复训练；解答来自病人的各种疑问，与患者谈心；监护和运送病人去检查或是手术等等。如果出现突然需要抢救的病人，或是手术病人多，往往不能准点下班。

---

① 杨慧：《护士秀的一天》，《当代护士》2002 年 4 月。

② 黄玉艳：《责任护士的一天》，《当代护士（综合版）》2011 年 06 期。

夜班护士在晚间的操作相对少，主要是观察和记录，以及随时应答病人的呼叫，需要时帮助病人叫医生。如 A13 讲述夜班工作情况："上夜班的不是专管病人，统一的有一个输记电脑；有一个专管治疗，两个人配。……不管几个床，全部都得管。……白班还有人专门管那些病人，分拨。两人都管所有病人，什么事都找你。"

门诊和病房的工作量和工作性质差别较大，给护士的感受也有差别。白班、夜班和各个科室给护士的感受也有差异。A2 认为门诊比病房的工作好办："光是门诊还好办，不是密切接触，时间比较短，病房是长期打交道，心理状态还……"

不同的岗位护理责任和重点不同。山东某医院护理部早在 1982 年便绘制了护理部主任、护士长、护士的工作程序。当时拟出和推行的工作程序有：全日护理工作程序、治疗班护士每日工作程序及每周工作重点；早主班护士每日工作程序；中主班护士每日工作程序及每周工作重点、护理班护士每日工作程序及每周工作重点、夜班护士工作程序、手术室护士工作程序、供应室护士工作程序、护士长每日工作程序及周、月工作重点；护理部主任每日工作程序及周、月工作重点。[①]

护理劳动可区分为直接护理和间接护理。2003 年，某医院对一日白班直接、间接护理项目内容的调查发现，共有 45 项直接护理项目，包括：晨间护理、晚间护理、口腔护理、床旁交接班、整理床单位、褥疮护理、大小便护理、输血输液、临时注射、肌肉注射、给药、测量 TPR、测血压、心电监护、给氧及雾化、气管切开护理、导尿、膀胱冲洗、插胃管、管喂、协助进食、胃肠减压、引流管护理、抽血化验、备皮、灌肠、吸痰、湿热敷、物理降温、功能锻炼、医疗操作的护理配合、测血糖、伤口理疗、标本收集、巡视病人、术前床单位准备、心理护理、健康教育、接待新病人、术后评估、病人评估、制定护理计划、护理效果评价、出院病人处理、尸体料理等；以及 33 项间接处理操作，包括：晨会、物资交接、护理查房、抄写及处理医

① 俞顺华：《试行护理工作程序化》，《医院管理》1982 年第 12 期。

嘱、核对及整理医嘱、随同医生查房、书写护理记录、绘制体温单、书写交班报告、计算机医嘱处理、病人费用记账、解释费用及催款、取药、摆药、清理处方、注射前准备工作、发药前准备工作、输液前准备工作、输血前准备工作、病人检查前及术前准备工作、用物处理、消毒各种管道、消毒各种治疗用物、病房及治疗室空间消毒、检查急救药品及用物、检查维修医疗用品与医用物资、护理病历书写及讨论、业务学习、工作座谈会、维持病房秩序、贵重仪器保养、清点被服、指导及带教工作。①

可以说，护理劳动中包含了诸多细节性的常规工作。

二、护理劳动的特征：三合一的劳动

护士们认为，临床护理是一种三合一的劳动形式，即是脑力、体力和情感劳动的综合。如护士 A10 认为，护理工作需要人的“身心全部投入，脑力、体力的。不光是跑跑颠颠儿的，……既有脑力，又有体力。跟坐办公室的比，你有体力；跟工人比，还得动脑子。”护士 A16 认为，当一个合格的护士需要“眼睛好使、脑子得灵、腿得勤快，你还得跟病人沟通好了。”

（一）智力劳动

1. 专业知识的积累

护理专家认为，要做好护理工作，要知所适从，护士必须掌握“人”与“病”两方面的科学理论，也就是说，必须掌握心理学、教育学和医学的理论，以便应用在护理方法和技巧上②。

1955 年美国护理学者莉迪亚·海尔首次提出了“护理程序”这一概念，它包括评估、计划、实施、评价四个步骤。1987 年之后，护理程序进一步发展为估计、诊断、计划、实施、评价五个步骤。护理程序是一种科学的确

---

① 成翼娟、谷波、张骏：《综合医院直接、间接护理时间测量探索》，《华西医学》2003 年第 18 卷第 1 期。

② 王立章、李懿秀：《护理学与护士工作》，《人民日报》1956 年 12 月 31 日第 7 版。

认问题和解决问题的工作方法，它为护士提供了一个符合逻辑的、科学的解决问题的工作程序的框架。护士按照这个框架每天为病人进行评估、诊断、计划、实施和评价，解决病人存在的和潜在的健康问题[①]。阿伯特（Abbott）认为，诊断（diagnosis）、推理（inference）、治疗（treatment）三个元素共同构成了“职业工作最本质的文化逻辑”[②]。护理程序的发展表明，护理也有与医学等成熟专业一样的这三个要素。

在中国，护理专家黎秀芳在长期理论探索和临床实践中，根据病人病情轻重和自理能力的不同需要，总结出对病员分危、重、轻“三级护理”的理论，建立了服药、治疗、注射的前、中、后“三查”制度，查对床号、姓名、药名、剂量、浓度、时间和用法的“七对”制度，以及处理护理文书时的“对抄勾对”操作制度，实现了护理工作的由难变易、由乱变治，保证了有重点、准确、安全、及时地实施救治护理工作。这对于减少护理差错事故、提高护理质量和效果起到了重要的作用，是护理经验知识的总结升华[③]。当下，完成护理的专业任务还需要护士掌握三基理论（基本知识、基本理论、基本技能）、护理技术操作、各类仪器 / 设备（如 CT、心电、脑电检测仪、呼吸监测机等）的操作、急救技术、护理程序、行为规范、病房管理及相关制度等内容[④⑤⑥]。

护士还能在工作中进行技术创新。例如，江西首位南丁格尔奖获得者章

---

① 杨红叶：《国内整体护理的现状及进展》，《蛇志》1999 年第 11 卷第 3 期。

② 刘思达：《职业自主性与国家干预——西方职业社会学研究述评》，《社会学研究》2006 年第 1 期。

③ 终生求索的“南丁格尔”——追记全军首位“南丁格尔奖”获得者、兰州军区总医院专家组成员黎秀芳 http://news.cctv.com/special/C19444/20070928/101051.shtml 上网时间：20200831

④ 王莹：《她有一颗平常心——献给国际护士节》，《人民日报》1997 年 5 月 9 日第 9 版。

⑤ 章金媛、刘金妹、章萍、刘海萍：《护士专业行为综合评价标准初探》，《齐鲁护理杂志》1999 年第 2 期。

⑥ 吴红、丁汉梅：《新护士独立上岗前实施综合技能考核的实践与成效》，《第八届全国烧伤外科学年会论文汇编》2007 年 11 月，中国广东广州，中华医学会烧伤外科学分会举办。

金媛就有项技术创新事迹[①]。一是她改进了铺床法。“章金媛每次在给病人换被单的时候，发现他们会抱病离开自己的床位，跑到门外。原来，病人是为了避开换被套时扬起的灰尘。于是，下班回家，章金媛就抱起被子反复拆了套、套了拆。这一弄，就从 1978 年弄到了 1990 年，章金媛运用运筹学、人体平衡学、美学等原理创新研究出了节力铺床法、内折叠拆铺床法，至今仍在临床沿用。”二是她指导护士设计出了“三位一体开瓶器”，既省时间，又便于安全操作。三是设计出“移动背负输液架”，解决了输液病人上卫生间去“方便”的问题。之前，这是一件很不方便的事情，病人“需要陪护高高地举着输液瓶，否则就会有血液回流的危险，有时陪护还会碰上‘男女有别’的尴尬。”

对不同疾病的护理需要不同知识的支撑。以“帮助病人翻身”来说，就需要按照不同病情采取不同的办法。如“搬动麻痹的肢体时，应该扶托两端的关节，使肌肉免受因意外损伤而延迟或影响恢复；对患有关节炎的病人，搬动时就不应该握住关节，一定要托住关节的两端，轻举轻放。同样是关节炎，可是有不同病理变化时就要采用不同的护理方法。例如风湿性关节炎，在炎症消退后关节不会有变化，因此安放肢体时，病人觉得怎样舒服就可以采取怎样的姿势；而对风湿样关节炎，若采取同样办法就难免不落下残废，因为患这种关节炎时结缔组织会增生，炎症消退后关节可能强直，如果放的姿势不合乎科学的要求，以后就会有许多不便。”[②]

喂饭看似简单，但是，“护士不把病人的头垫高一些，就难免不呛；不了解病人的饮食习惯，只随着自己的方法喂，就不易引起病人的食欲，不能保证病人的食量，躺在铁肺里的病人护士不先教会他在呼气动作时下咽，就会将食物吸入气管引起咳呛，严重的还会导致肺炎。”[③]

---

① 赣首位获南丁格尔奖者：千金小姐奋斗目标是“伺候人”，2008-12-22 华夏经纬网，http://www.huaxia.com/jx-tw/jxdt/gjkx/2008/12/1265896.html 上网时间：2012 年 8 月 1 日。

② 王立章、李懿秀：《护理学与护士工作》，《人民日报》1956 年 12 月 31 日第 7 版。

③ 王立章、李懿秀：《护理学与护士工作》，《人民日报》1956 年 12 月 31 日第 7 版。

在整个健康领域，护士需要拥有一定的知识，否则无法开展观察病情、进行急救、指导病人及家属等专业实践。如 A17 认为，“就是说你在这个领域里认知度特别广、特别多。别人要什么想咨询你的至少你不会被问住，而且你有一个指导。这个应该怎么怎么样，那个应该怎么怎么样，应该看哪科，应该怎么怎么着，给他指导。而且就说呢，小病啊小炎啊你就给治疗了，你就给看了。”

看似简单的打针输液，就需要药理知识。护士 A16 谈到输液不仅需要了解药性：“你像我们吧，用药就在那边输液室所有的药你得知道”，还要关注同一种药物在不同病人身上的反应：“观察什么病人出了输液反应怎么样，因为这个药毕竟是一种药，它不是你体内的东西，人和人可能……，上支之前他可能用过千次、万次都没事，那赶上你了，你就有事，有的病人输了液就过敏休克了，你要抢救不过来就死，这种事经常的，轻的就一身的皮疹啊，马上血压下来了或者怎么着的，重的当时真的能休克。”这实际上要求护士的反应及时：“这就要求你什么啊，你反应还得快，你所有的当时做处治的方法都得到位。”A19 也认为打针输液“里面含的技术能量也挺高的。”换药、拆线如果技术熟练“又快又麻利”的话，“那病人的痛苦会小一些。”

护士在工作中还经常需要更新知识。首先因为“每年都有新药”，而且“原来的方法可能你去年用了，今年出现新的方法就把原来的方法否定了，你就得跟着走。”（A16）

护士 A3 也会教育年轻护士说：“我像你们这种年纪，有的病见都没见过的，来了以后你都不知道怎么处理。没接触过的，都不知道怎么处理。自己看书。”一些护理理念也会随着知识的更新换代发生改变，如 A19 讲到有关皮肤护理方面的知识变化，以前都是一些干性愈合的理念，后来发现“湿擦的会好的快。现在不一样了，所以它觉得可能研究什么总结出来了，它就觉得湿性愈合要比干性愈合要快，要好得多。”这些更新了的知识就需要护士及时掌握。

2. 与日常护理的区别

针对一些患者和社会将护士工作理解为仅仅是打针、送药等技术性低的工作甚至是洗脸擦脚的“伺候人”的活，护士们强调自己的工作具有专业技术性。不仅与餐馆服务员、“卖东西的”之类服务性工作相比，而且与日常的生活护理相比，自己所拥有的护理知识是经由专门的教育培训得来的专门的知识，这种知识具有科学性，与非专业护理者具有本质的区别。

护士 A17 认为：“好像是老百姓一听说这些东西吧，就和生活的、原本的就特别原始的生活结合在一起。但是并没有和医学的……，就比如说同样是给病人翻翻身呀、做个口护呀，但是咱家里来讲就是讲卫生对吧？但是从医学角度来那就多了去了。”此后，她用较多的医学术语描述了自己的护理工作：“那肯定什么它要保持一个口腔的什么酸碱平衡、什么菌群不要失调，因为你这个嘴里边一发生了这些东西就会影响他进食啦，或者是说这些细菌会扩展到全身的一个感染啦，我们的角度会很多，所以我们要是从这些角度来做这个口腔护理询问吧。跟家里的那种漱漱口、刷刷牙、清洁一下卫生显然是不一样。家里人的生活护理是保持健康状态，它提到的就是一个讲卫生。医疗不一样，对吧？包括现在，好，又让我们又什么擦屁股吧又观察尿液吧又是……，那别的病人就简单的觉得这是你们护士应该干的，但是他不明白干的意义。我们为什么要去亲自每次换尿袋看这个看那个，尿里面会观察很多。医生给你看尿、做检查、查多少项目，还有医生给你看便又看多少东西？比如从他的这个每天的数量、气体、什么颜色，就中医观察这些，医学角度上观察人体，不管吃进去的、出来的那都是不一样的。”她还指出，病人自己医疗知识可能不够全面，在描述自己病症的时候都做不到准确：“不能很准确地说出我到底怎么样了，我一看可能说我这样我那样，一会儿说我胸闷，一会儿我说我头晕，你觉得是一个病，到我这儿是两个。”这个时候如何帮助病人挂号都是医学知识的体现：“那我得根据你第一主述的症状，你头晕我给你挂神经内科，你到谁谁那儿去。”A23 也不认为现在病人的医学相关知识更多或者达到可堪与护士相比的程度：“可能一些相关的知识比如说养生、内外科懂一些，但是眼科还是不太懂。没有太懂，除非这个人是老病人，慢慢地懂一些。我们这儿农村的也多，还是不太懂，得跟他解释。……你跟他说反正他也不明白，不明白的多。”

同时，护士们认为，自己的知识是和日常的护理有区别的，从而将自己的知识与家庭护理包括保姆和护工护理区别开来。对护士来说，她们的护理属于医学护理，也就是保健、康复意义上的，而护工只是生活照顾者。前者要求消毒灭菌，而后者由于工作性质不可避免接触细菌；护士可以在无污染区工作，而护工则不能涉足治疗室、换药室、手术室等区域。护工的功能是"把护士那些纯粹伺候人的活给拿去了，从繁杂的体力工作解放出来。显得护士工作高尚点了。现在护工，都得（给病人）翻（身）。"（A2）"护理员属于病人自己出钱，请护理员陪伴照顾病人。"（A3）"护工是相当于家属，只能是生活上的，请的护工，让护工去做。……他们主要是照顾病人，应该是家属做的，现在是让他们（护工）去做。"（A5）护工更多地承担"像洗脸洗脚之类的基础生活护理。"（A7）

简言之，"护工就是照顾病人生活上的问题。"（A19）也就是说，护工的工作是代替家属对患者进行生活上的照顾，例如打饭、取东西、协助如厕、洗脚、剪指甲等，没有护士所做工作包含的治疗性。诚然，护工对护士的工作是有帮助的，如 A20 认为："我觉得最理想的状况就是一个屋有一个护工或者两个护工，她们 24 小时在这儿"，其主要功能是"帮我们病人解决生活上的一些问题。"

对于最新出台的优质护理文件中该要求护士对患者进行生活护理，一位护士认为不合理："我觉得这应该是护工干。因为你想上了这么多年学，不能就剪指甲，如果就光剪指甲我们不用去学，是个人都会办。护士我觉得应该做她专业的护理，比如说像口腔护理，这是护工不会做，像剪指甲、洗头、洗澡护工都可以做，是个人都可以干。""是个人就能干"的生活护理与"上了这么多年学"得来的护理知识是有本质区别的。

这些都表明护理劳动需要一定的知识作为专业基础。

（二）体力劳动

1. 体力的付出

护理工作中的体力劳动和脑力劳动是并重的。紧张、忙碌、工作量大是

T 医院受访护士们的普遍感受，临时的加班也是家常便饭。

A11 觉得护士工作特别累，“每天就别说走多少路的问题，每天给病人翻身、换床单都是一些体力活。”A13 记得实习的时候忙得“去趟厕所都没时间。”A14 在眼科，每天要处理的病人多达 3、40 个，“从早上 8 点就开始打针一直打到 11 点半 12 点这样，就是特别忙。……在病房的你就每一环、每一环特别紧。一些护理的操作，比如说我们隔两小时点眼药，我不知道你去我们那儿看过没有，就一圈一圈，就一个人这一天这么多眼药。”A22 与 A14 在同一个科室，也认为“工作量挺大的，我们每天的门诊量大概是 1000 多人，经我们手的没有 1000 大概也有 7、800，比如说像眼压室，在眼压室几乎每个病人都要测眼压，我们每天测眼压（的人数）都能达到 7、800。”A16 每天“一个人恨不得面对几十个（病人），我们输液室一上午 4 个护士能扎出小 100 个液去。”A15 在抢救这块更是闲不住：“在抢救室，病人都是很危重的，咱们接收的有的是来了就需要抢救的，这个就很紧张，一刻都不闲，神经都是高度紧张。”护士 A10 认为，“工作量还是比较大的，就希望减轻劳动，多配人员。……要我现在的意愿，打死也不干护士。护士根本就不是人干的活。苦，累，没人理解、支持。”

实习护生 D2 认为这跟医疗行业的特点相关：“因为在医院你就要担很大责任，因为跟病人的性命相关嘛，而且护士的工作真的挺累的。而且他们不像一些正常排班就是朝九晚五，然后你晚上回去就没有什么事了，但是他们可能会有夜班。”她根据自己的观察，认为护士比大夫累：“像有些科室就是出入医院比较多，就是流转比较快的科室的话，大夫会比较累一点、忙一点。像一些慢性病的病房的话，感觉大夫工作其实不是特别多，因为他们慢性病住的时间比较长嘛，医嘱的话一般也不会有太大的变化，所以就还好。”而护士的工作一直相对来说更多一些。

A18 科室有 36 张床，周转率很快；一个护士平均看 12 张床（白班），夜班需看护所有床。她认为工作量太大。她每天要根据病人的护理级别去看护病人：一级护理要求每 1 小时看一次，二级要求每 2 小时一次，三级护理要求每 4 小时一次。

目前，临床护理岗位的护士人力配备严重不足，同时，反映护士工作量的几个主要指标，如日均输液人次、手术人次、危重病人数等，又呈上升趋势[①②]。有研究发现，护理人员在8h工作中，个人时间占5%左右（约25min），包括休息、喝水、如厕等[③]。完成这些工作需要护士付出相当的体力，护士们也认为体力好是当好护士的必要条件。护士A10认为，“工作量还是比较大的，就希望减轻劳动，多配人员。……最重要的是体力要求。”A14认为：“一定要身体好，护士没有好身体根本当不了护士，你想得熬夜，然后你下了夜班，有一些你回家照顾老的小的，是不是？护士、护理都要有好的身体，任何工作都要有好的身体。”A16认为护士这个工作“第一费脑，第二就是说你必须有一定的精力，这个精力一定得特充沛才成呢。”

对护士来说，每天仅走路就是一个体力消耗大的工作。A9有时候觉得坐下来写“特护”是件特别舒服的事情，因为“有时候一天都不停地在行走。”目前医院病房的护理单元，大都是按一个模式建造出来的，即病房和辅助用房设在一个长长的走廊两侧，形成一个以朝南为病室的中廊条形护理单元。这种设计使得护士必须忍受每天走上几公里路程的劳累。早在1947年美国芝加哥召开的第一医院设计会议上，建筑师沙韦斯就根据调查资料指出，护士每天至少有40%的工作时间用在走路上[④]。20世纪80年代日本爱知县某大医院统计，4名护士每日往返病室至护士室间的行程，合计为362次，4人每天要跑7–12公里[⑤]。1987年，《人民日报》报道一位病房护士，一个班里需

---

① 王淑军：《卫生部副部长为护理工作“把脉”——护士人力不足，流失现象严重》，《人民日报》2004年5月12日11版。

② 汪恩民、夏毅、邵燕飞、刘诗旖：《中国护士缺口达百万人，谁让“护士”远离病房？》中新网2012年5月12日。

③ 郑雪梅、郑水利、车文芳、黎巧玲、朱淑群、申良荣：《医院护理活动时间分配的调查分析》，《中华护理杂志》2004年12月第39卷第12期。

④ 王同镇：《介绍高效护理单元的设计》，《医院管理》1982年11期。

⑤ ［日］朝日新闻，周振清、尚绍英摘：《日本正在进行护士室改革》，《国外医学》医院管理分册1987年第3期。

要走多达 55 里路。[①]2002 年，河南省新乡市中心医院的调查发现，由于护士站、治疗室、医生办公室布局较为分散，加长了护士往返的路程，使护士在完成临床工作任务时，每一环节进行的程序和动作所消耗的时间和体力都有了增加，从而加大了护士的工作量[②]。2007 年，有专家指出，一个化疗科的护士一个班次所走的路不少于 10 公里[③]。目前 T 医院依然以条形护理单元为主。A11 指着楼道说："你看我们楼道很长，从这边到那边还要拐弯。"

此外，抬病人和设备、给病人翻身等工作中更是包含着相当大的体力付出。A8 表示，对护士来说，"多么矮瘦的都得抬胖的。……体力是必须的。在我们科室，多么瘦弱的都练出来了。男的，200 多斤，胖的，都得抬，得换单子、抬床什么的。"医生 C5 也认为，"就是很多人很费劲，真的很费劲，很多护士就是腰椎的问题很明显，就是长期的这种工作对她的腰椎的损害很严重，其实。"

2. 护士的职业病与职业安全

护士是为人类健康服务的一门职业，其职责包括健康维护和健康促进，但其本身在执行医疗护理活动过程中也存在很多不安全的因素。

由于工作强度高、压力大，护士正被甲亢、神经衰弱、颈椎病、腰椎劳损、静脉曲张等职业病缠身[④⑤]。特别是急诊危重病房，危重病人多，病情易突变，实施抢救多，护士们大脑长期处于紧张状态，紧张压抑心情长期得不到宣泄，极易导致身心疲劳[⑥]。成就感不足以抵消厌恶感，情绪长期处于压抑

---

① 艾笑：《在护士节这一天》，《人民日报》1987 年 5 月 13 日 3 版。

② 吴吉梅、吕志强、赵海燕、王曼、展新荣、王晓红：《病区构造和布局对护理工作的影响》，《中国实用护理杂志》2006 年 11 月 21 日第 22 卷第 11 期下旬版。

③ 《中国护理管理》杂志编辑部：《提高护士地位，增强护理专业吸引力——访全国人大常委会副委员长韩启德院士》，《中国护理管理》2007 年 5 月 15 日第 7 卷第 5 期。

④ 黎蘅、崔艳玲、王源、杨伟宏、温志勤：《广州日报》2006 年 5 月 12 日第 17 版。

⑤ 王兰芳、朱秀兰、叶世清、王小玲：《护士职业安全防护存在问题及对策》，《中华医院感染学杂志》2011 年第 21 卷第 5 期。

⑥ 杨方英、刘丽华、周慧娟：《SICU 护士职业危害因素及防护》，《实用护理杂志》2002 年第 18 卷第 7 期。

状态，终于身心疲惫，患了官能性忧郁症。心理学家给这种类型的忧郁症取名“焚烬综合征”[①]。

护士的职业安全问题也日益受到关注。有人形容美国医院的空气就像一团混合了各种药物和消毒剂的浓雾，在医院的通风系统和空调系统中循环[②]。调查研究表明，较差的空气质量可引起呼吸困难、眼睛和呼吸道的炎症、接触性皮炎、头痛、关节疼痛、记忆障碍、注意力分散、生理功能异常等。在中国医院，护士们同样面临挑战。

护士职业安全的危险因素主要包括物理性因素、化学性因素和生物性因素。其中影响护士职业安全的物理性因素包括：（1）针刺伤。针刺伤时，只需 0.004 ml 带有 HBV 的血液足以使受伤者感染 HBV；被 HIV 污染的锐器刺伤而感染 HIV 的比率为 0.3%，被 HCV 污染的锐器刺伤而感染 HCV 的比率为 1.8%；（2）噪声。长期在噪声下工作易引起疲劳、烦躁、头痛和听力下降等。长时间暴露于 90 分贝以上的噪音环境中，能引起头痛、头晕、耳鸣、失眠。国内手术室平均噪声是 60—65 分贝，但常接近 90 分贝。噪声严重污染的科室有手术室、急诊室、供应室等，主要噪声来源为机器声、工作人员对话、电话铃声、病人的呻吟、物品及仪器移动的声音等[③]。据测各类报警噪音在53—73 分贝，呼吸机在65分贝[④]，而我国对医院的环境噪音标准理想值为35分贝，极限值为45分贝[⑤]。其他物理性危害还有电离辐射、扭伤、腰背损伤等。

影响护士职业安全的化学性因素包括：（1）细胞毒素药物。其毒副反应主要有对骨髓的抑制、生殖系统的影响及过敏反应，药物通过汽化经皮肤、呼吸道吸收。一些药物如抗肿瘤药物，当护士处置患者尿液或伤口不当时可

---

① 钟摘：《工作压力致病》，《职业与健康》1989 年第 6 期。

② 罗洪：《医院的环境污染与防护》，《国外医学 · 护理学分册》2000 年第 10 期。

③ 李映兰、罗贞：《护士职业安全的危险因素及防护对策》，《实用护理杂志》2003 年第 19 卷第 1 期。

④ 杨藻宸：《药理学和药物治疗学（下）》，人民出版社 2000 年版。

⑤ 王兰平、彭立志、王敬茹等：《噪音对手术患者生理指标的影响》，《中华护理杂志》2000 年第 11 期。

被污染[①]。护士孕前和孕期接触抗癌药物会对胚胎及胎儿的生长发育产生影响，并使妊娠并发症（妊娠剧吐、妊娠贫血）及妊娠不良结局（自然流产、先天畸形）的危险性增加[②]。（2）消毒灭菌剂。医院里广泛使用的化学物品有清洁剂、消毒剂、固定剂等，如戊二醛、甲醛、乙烯氧化物，用于医用器械、一次性物品、换药用具、各种螺纹管的浸泡消毒，每日地面的消毒，频繁的血压计袖带、心电监护导联、病床的终末擦拭消毒。长期吸入混有较高浓度戊二醛的空气或直接接触戊二醛容易引起眼灼伤、头痛、皮肤过敏、胸闷气喘、咽喉炎及肺炎、流感样症状、荨麻疹和手部棕褐色色素沉着等症状。高浓度的甲醛可刺激黏膜引起职业性哮喘，急性大量接触更可致肺水肿，同时能使细胞突变、致癌、致畸，也是职业性皮炎最常见的原因[③④⑤]。（3）麻醉废气。安氟醚、异氟醚等吸入麻醉药，其排泄大部分以原形从肺排出，少量经手术创面、皮肤、尿排出体外[⑥]。长期暴露于微量的麻醉废气的污染环境，可引起自发性流产、胎儿畸变和生育力降低，同时对手术室工作人员的听力、记忆力、理解力、读数字能力以及操作能力等也产生影响。国内麻醉药的大多数手术室，其麻醉废气的防污水平均难达到美国执业健康安全委员会要求[⑦]。此外，体温计的头部如果被破坏，水银这种神经毒素和肾毒素，对人的大脑、脊髓、肾脏和肝脏有很强的毒性作用，尤其对正在发育的

① 杨方英、刘丽华、周慧娟：《SICU 护士职业危害因素及防护》，《实用护理杂志》2002 年第 18 卷第 7 期。

② 李映兰、罗贞：《护士职业安全的危险因素及防护对策》，《实用护理杂志》2003 年第 19 卷第 1 期。

③ 罗洪：《医院的环境污染与防护》，《国外医学 · 护理学分册》2000 年第 10 期。

④ 杨方英、刘丽华、周慧娟：《SICU 护士职业危害因素及防护》，《实用护理杂志》2002 年第 18 卷第 7 期。

⑤ 李映兰、罗贞：《护士职业安全的危险因素及防护对策》，《实用护理杂志》2003 年第 19 卷第 1 期。

⑥ 杨方英、刘丽华、周慧娟：《SICU 护士职业危害因素及防护》，《实用护理杂志》2002 年第 18 卷第 7 期。

⑦ 李映兰、罗贞：《护士职业安全的危险因素及防护对策》，《实用护理杂志》2003 年第 19 卷第 1 期。

胎儿和婴幼儿危害更大[①]。戴奥辛是一种有害的毒性化合物，被认为与子宫内膜异位形成、内分泌失调、学习低效以及癌症有关。它在 PVC（聚氯乙烯）塑料制造和焚烧时而产生，而医院里有 25% 的卫生材料是 PVC 产品，如静脉输液器、输血袋、引流袋、胃管、鼻饲管、输氧管、气管内导管、病人身份手镯等[②]。

影响护士职业安全的生物性因素主要包括：乙型肝炎病毒、丙型肝炎病毒、艾滋病毒、结核杆菌、流感病毒、AIDS 等。世界卫生组织的一篇综合性报道指出，医院工作人员（包括护士）中乙型肝炎的感染率比一般居民高 3–6 倍；有致畸作用的病毒（如巨细胞病毒、风疹病毒）感染对生育期护士尤其是妊娠期护士有危害[③]。护士每天频繁接触病人的血液、体液、分泌物及排泄物。据研究，含病毒浓度高的血液和体液依次为：血液、血液成分、伤口分泌物、精液、阴道分泌物、羊水等。眼、鼻、口腔暴露于污染血液和体液感染 HIV 的感染率为 0.1%；皮肤暴露感染 HIV 的感染率为 0.1%[④⑤⑥⑦⑧]。

此外，护士还面临一些人身安全问题。除了个别患者或患者家属的暴力，还可能遭遇其他职业安全方面的不测。因没对患者说“请”字、为一张

---

① 罗洪：《医院的环境污染与防护》，《国外医学 · 护理学分册》2000 年第 10 期。

② 罗洪：《医院的环境污染与防护》，《国外医学 · 护理学分册》2000 年第 10 期。

③ 张师前、任延贞、杨文浩、顾幸振：《护士的职业危害及预防》，《护士进修杂志》1994 年第 9 卷第 8 期。

④ 杨方英、刘丽华、周慧娟：《SICU 护士职业危害因素及防护》，《实用护理杂志》2002 年第 18 卷第 7 期。

⑤ 张师前、任延贞、杨文浩、顾幸振：《护士的职业危害及预防》，《护士进修杂志》1994 年第 9 卷第 8 期。

⑥ 周晓荣：《临床护士自身防护的研究进展》，《护理研究》2002 年第 8 期。

⑦ 李映兰：《美国护士的经血液传播疾病的预防》，《中华护理杂志》2002 年第 8 期。

⑧ 李映兰、罗贞：《护士职业安全的危险因素及防护对策》，《实用护理杂志》2003 年第 19 卷第 1 期。

三元钱的单据，护士都可能被患者家属打伤[①②]。A13认为护士人身安全没有保障，还曾经遇到过病人或家属在门诊泼硫酸的情况，而且这种安全性没有保障的情况“这么多年没变过。”同时，由于T医院是开放式的医院，而护士晚上经常需要在病房值夜班，她就遇到过半夜有人爬到病房的情况，“很危险的，其实。……安全性特别没保障。”

3. 夜班综合症

护士工作具有轮流值班的特点。在一天24小时中，护士必须轮流在不同的时间上班，轮班工作给护士造成压力并改变人的生物钟节律，引起疲劳、作业能力下降、睡眠障碍等[③]，其中最突出的是“夜班综合症”。目前T医院的夜班制度基本上还是轮流值班制，年轻人基本上都要上夜班，很多人上夜班几十年。“倒夜班”是几乎所有护士都会提到的一个词。A12对多年护理工作最大的感受是“倒夜班。”

A8觉得自己“一年几乎全在上夜班”：“倒夜班的话，是5、6个班，每个班8小时。白大小，就是今天白班，8点到下午5点，然后1点半到8点，这算一个大夜，第二天你要是再上个白班，下午5点到凌晨1点半，这是一组班，休3天。有时白班前加一个白班或者夜班后加一个夜班，这叫白白大小，白大小夜，分大夜和小夜。（夜班很多吗？）夜班特别多。有时有6、7个班。”

上夜班并不因为年纪的增长或怀孕而免除。如A20说，医院对此没有明文规定，“有的安排你就可以不用上夜班，或者说科室真的没有办法照顾你，那你就只能上夜班，看你身体。”访谈时她身边有一位41岁的护士，因为贫血被照顾，“在近两年才不上（夜班）的。”A11表示，“医院规定，怀孕到七个月后才不值夜班。”

---

① 王仁刚、王浩野：《女护士因没说请字遭患者亲属追打致伤》，http://www.sina.com.cn,2009年03月02日，四川在线 - 华西都市报。上网时间：2012年11月10日。

② 宦小淮、熊浩然：《为3元钱单据，患者掐脖撞晕护士》，《华西都市报》2012年2月22日18版。

③ 孟铁：《你的支持能减轻护士的疲劳》，《杭州日报》2005年11月25日。

倒夜班可能带来的身体伤害是她们最关注的问题。A8 倒了 10 多年的夜班，她认为“跟工作价值比，我们就是特别忙，特别累。倒夜班，老了肯定一身病。”上一个夜班，以前补贴 10 块钱，后来涨到 30，到访谈时涨到 5 0 元了，但大家都不愿意上夜班，因为造成身体生物钟“早就紊乱了。搞的内分泌失调，睡不着，体质弱什么的。年轻时体现不出来，到老的时候就体现出来了。现在基本上都是年轻的。像普通病房，生完孩子后上夜班的就少了。夜班多的是在监护室里。有的 30 多了不到 40 的，有的还在值夜班。”A10 也表示不愿意上夜班：“生理上和家庭上都不行。岁数大了，熬不了。身心疲惫。”A13 上完夜班“早上起来脸上都是蜡白的，早上起来还必须特别有精神。”A15 认为熬夜对自己的影响是身体状况“整体都有下降啊。像急诊的人熬的脸色都不太好看，没有一个人是正常脸色。我是实在没有办法，因为我身体已经不太好了，已经被熬得，熬夜，整天睡不着觉，时间太长了，几年、几年的睡不着，再熬夜已经熬不动了。”

A20 因为值夜班长期睡眠不好，她认为可能长期上夜班造成身体虚弱，精神衰弱，睡觉时不能有声音，而医院没有营造好的环境，这样对她在家睡觉有影响。年轻的时候觉得上夜班还能忍受，随着年龄的增长，觉得精力明显跟不上，“原来你看年轻，下了夜班在家里干什么都可以，现在下了夜班就在那躺着，都缓不过来，一天都睡觉都缓不过来。”值夜班造成身体节奏发生改变，无法正常休息：“比如说，今天我是夜班我值前夜，我是上午上班中午休息到 3 点 30 起，满足 3 点 30 到 1 点 30 这是前夜，然后 1 点 30 到早上起来 8 点这是后夜，你想想你 1 点 30 起，人家说人正常应该睡觉的时间是 11 点到 3 点这段时间，是你肝脏排毒最好的时候，就应该休息，我们正好卡在中间，是你一点躺在那儿也睡不着。因为你那个劲还没缓过来，你躺在那儿也睡不着，然后你上后夜，8 点多躺下肯定睡不着觉，到夜里 1 点 30 你还没忍着又起来了。我们现在这种状况就是这样，反正就是你要体质好就能抗着。”不少护士宁愿白班累点，以保证正常休息。

上了 20 多年夜班的 A23 深有感触：“护士确实很辛苦，尤其年轻的人上 24 小时的夜班，那不是一般人能体会到的，你不用说有孩子有家。当然我熬过来了，但是对年轻人确实很难干。有的宁可当工人或者到别的科室，辅助科室什么医务室乱七八糟的，她就受不了了这夜班。就是非常非常辛苦。人的生物钟打乱了，说不让你睡觉，你也不想睡，你困到那份说你什么都没用就不能睡，意志力都不管用。上过夜班的人都能体会到。”

医生 C2 对夜班护士的辛苦之处表示同意与同情，认为“病房值夜班什么的特别累，睡不好。值班大夫如果说没什么事情还可以睡觉，但是护士原则上，护士当班的时候不能睡觉，不允许睡觉。她们白天也很多事情要做，也没办法休息。病人又多。”

夜间工作被认为可破坏生理节奏，能引起抑郁症状反应。对“夜班护士麻痹症状群”（night nurses' paralysis）这一现象曾有过报道，描述当护士在寂静不动时有一种无力的感觉，例如神志清醒，但在短时间内不能按要求移动肢体，需要他人的触动或低声呼唤才能恢复活动[①]。对16名夜班护士进行访谈发现，上夜班导致其家庭生活受影响、心理负荷过重、身体健康产生危害、情感受挫、自我追求受限。夜班护士呈现出身体疲乏、情绪低落、工作动机差及个人无成就感等疲溃现象[②]。“夜班综合征”最终将影响对患者的服务[③]。

（三）情感劳动

情感劳动（emotion/al labor，又译“情绪劳动”）是指为表达组织期望的情绪而进行的必要的心理调节加工过程[④]。

1. 对情感劳动的认同

1927 年，美国医生弗朗西斯·皮波迪（Francis Peabody）博士提出，情

---

① Simon BN Thompson、陈慕竹:《夜班护士麻痹症状群——临床心理学的一种新现象》,《中国临床心理学杂志》2002 年第 3 期。

② 夏佳芬、胡雁、李志红、李宛珍、余爱萍:《关于护士夜班工作体验的现象学研究》,《中华护理杂志》2005 年第 4 期。

③ 李喜凤、王家琪:《“夜班综合征”困扰护士》,《健康报》2005 年 1 月 19 日。

④ 高伟、杨敏、王慧、王朝霞:《护士情绪劳动与自我效能、情绪智力的调查分析》,中华护理学会 2008 年“医院管理”论坛论文汇编。

绪是导致疾病的原因之一；1960 年，英国的心理分析学家米歇尔·巴兰特（M.Balint）建立了一个他称之为“良药—医生”基础之上的有效治疗理论，认为对病人的倾听和关心能够发挥和药物一样的作用[①]。在疾病模式从生物模式向生理—心理—社会模式转变的过程中，不仅身体的护理依然重要，心理性的、情感性的照顾在护理工作中也成为更显著的要求。“二战后不仅对精神病患者而且对所有患者的精神和情感健康的兴趣的提高，护患关系日益要求护士更多地与患者交谈而非为患者做事。”[②]这就需要护士不仅运用相关的医学知识和熟练的操作技术为病人解决生理的问题，而且需要采用心理技巧解决他们的情绪问题[③]。

情感劳动在护理过程中是不可或缺的，它能起到药物治疗起不到的作用[④]，因为“护士的工作对象不是冷冰的石块、木头和纸片，而是有热血和生命的人类。护理工作是精细艺术中的最精细者，其中有一个原因就是护士必须具有一颗同情心和一双愿意奉献的手。”[⑤]当黎秀芳看到护理学生在病房整理床铺时未能按照正规铺床法操作，便打开床单被套做示范操作，并告诉学生：“病床是病人生命的摇篮，床单皱皱巴巴，危重病人躺上去会不舒服的。”[⑥]针对个别护士不热爱护理工作、不认真钻研业务、对病人冷漠的现象，

---

① [法]菲力普·亚当、克洛迪娜·赫尔兹里奇著，王吉会译：《疾病与医学社会学》，天津人民出版社 2005 年版：63-64。

② Margarete Sandelowski，*2000.Devices and desires: Gender, Technology, and American Nursing*，Chapel Hill: University of North Carolina Press: PP. 80-81.

③ 高伟、杨敏、王慧、王朝霞：《护士情绪劳动与自我效能、情绪智力的调查分析》，中华护理学会 2008 年“医院管理”论坛论文汇编。

④ 彭芳：《护士情感劳动的管理研究》，《当代护士》2009 年第 6 期。

⑤ 刘淑琼：《天使梦》，《护理研究》2006 年 7 月第 20 卷第 7 期中旬版。

⑥《终生求索的“南丁格尔”——追记全军首位“南丁格尔奖”获得者、兰州军区总医院专家组成员黎秀芳》http://news.cctv.com/special/C19444/20070928/101051.shtml 上网时间：20200831

她特意编写教材，开设职业道德课程。[①]

在护士看来，情感劳动是护理专业的组成部分。护士 A17 认为："护理呀，实际上它是，我觉得护士应该是把素养情感都融入到你的专业里边的一个东西。"A14 也觉得需要去安慰病人："我觉得有时候医护人员的语言对病人太重要了。"这样做对病人"我觉得肯定有好处，病人从心理上，现在都要求心理护理，身心合一。原来咱们只重视身体上的这种，给你打针发药，给你做手术，现在还要求以心理护理为主。就像咱们国家，有病三分治七分养，这养当中就包括跟他聊天，使他心理放松，心情愉快。"医生 C2 也认为护理这个职业也需要她们更关注病人的心理感受："职业里应该也有。多考虑心理感受。应该有这一方面。"

护理伦理的本质是爱人、助人。大多数护士认为病人是弱势群体，对工作所要求的爱人、助人的工作伦理和认可的，愿意在工作中能够关爱和体谅病人，并尽量满足病人的需求。

爱心从何而来？有的护士认为来自人天然的恻隐之心。如 A23 认为"这个东西是天生的，比如说你看这个病人这样了，一定要有同情心。"A17 认为爱心、同情心来自于作为人的感同身受："因为你没有遭遇过难，你就没有那么多同情心，只有你亲身感受了、体验了你才能知道什么叫痛，当时他是怎样的一种状态一种心情，你才知道怎么去应对。那经过一个时间经过一个阅历，你像我这么大年龄了以后，我们的同情心多了"。A4 认为"病人嘛，还是弱势群体。"A6 也觉得"病人本身都很痛苦，你再板着脸……人家会受不了。应该是让人家……你跟病人态度好一些就行了。其实病人都那样。你那样，人家也那样，本来人家就痛苦。"A15 同样认为"他们都是病人嘛，挺痛苦的，确实是挺痛苦。""来到医院应该是尽最大努力帮助他们，无论是哪方面吧，能做到尽量为病人做。"A19 对"以病人为中心"的理解就是："从病人的角度出发，本身病人来看病，就是想让咱们

---

① 《终生求索的"南丁格尔"——追记全军首位"南丁格尔奖"获得者、兰州军区总医院专家组成员黎秀芳》http://news.cctv.com/special/C19444/20070928/101051.shtml 上网时间：20200831

态度好一点。从病人角度想就是多关心他们，就家一样的感觉，他们来了你说你板着脸什么的，心里本来就疼不舒服，不管怎么样你有伤了也好或者怎么样也好，所以咱们对病人肯定要微笑或者怎么样的。”A23 认为爱心对护士“非常重要，也只有有爱心了以后才能对你的工作认真了。比如说你在坚持你的事，你的自觉性，你对病人工作的一丝不苟，必须得有这个作为前提。”

情感也来自于互动。如 A17 认为：“就是说有些病人，他非常跟你交心、非常信任你的时候，他会特别原原本本的把你当亲人一样，跟你叙述我们家里的状况、姐妹的情况甚至于家产甚至于家庭矛盾，甚至于父母的性格都会跟你说。这样人家都这么跟你唠家常了，你能不唠家常，或者是那种心情跟他说，但是我认为这种过程就是拿病人如亲人了，亲人了也不过如此。”

2. 情感劳动的操演

这种情感劳动首先要求护士在操作前多解释、交流。“护士的工作是在令人痛苦的检查之前先赢得患者的信任，这是一项保障‘安全’的工作，包括检查工作程序和器械；这又是一项‘情感劳动’，满足患者的情感方面的需要”[①]。护士往往作为机器的首要使用者和新技术信息的解释者，对病患进行教育，以使他们了解、接受设施，减少恐惧。“护理成为使健康照顾硬件得到安全的、有效的、高效的甚至是顺从的应用的软技术。”[②]“安慰工作”就是一种有目的的情感劳动。在护理常规操作中，存在许多“安慰工作”，如在静脉穿刺、置管等操作过程中对病员所做的解释、安抚工作。

A3 表示经常要跟病人沟通：“（许多工作）都要沟通。你做（什么）都要病人理解。……一般都是耐心对待，解释。与病人多沟通，多交流，尽量满足要求。除了无理的要求，超过能力的要求。一般就是多解释。比如要求

① ［法］菲力普 · 亚当、克洛迪娜 · 赫尔兹里奇著，王吉会译：《疾病与医学社会学》，天津人民出版社 2005 年版，第 90—91 页。

② Margarete Sandelowski, *2000. Devices and desires: Gender, Technology, and American Nursing*, Chapel Hill: University of North Carolina Press.

陪住、要求拿个床来，我们即使答应，也是规定一个时间，到了什么时间给拿走。”A8 工作的科室昏迷的、插管的病人多：“要是清醒的病人就尽量交流。要求沟通好了，心理安慰。有些术后病人，麻醉完了，不知道自己在哪。环境变了。你要跟他沟通，操作时要解释，减少他的焦虑。像有的病人比较烦躁，要拔管什么的。要多交流。一般就是待 1、2 天，不沟通，出去后觉得没人跟他……没人管他。觉得你这里不好什么的。”A7 认为沟通是必要的：“病人都挺好都挺好，首先护士的态度要好，多与病人沟通，自然病人也就合作。”

情感劳动也体现在对病人病情的安慰。在田野中，能看到护士情感劳动的无处不在。例如，用轻松的语调开玩笑，为癌症患者转移对病情的注意力，用“病程长，恢复需要时间”等安慰焦虑的病人。

A8 提道：“你给他解释、鼓励，拿别的相同的病例后来怎么了，鼓励他。……一般病人你给他解释清楚，多沟通，尽量说一些，解释一下。”A11 也经常会提供情感疏解：“别的科我不敢说，但在我们科，护士对病人都很好，有的时候跟他逗逗、开开玩笑，就像对自己家的老人一样。他也会挺高兴的，也会跟你说很多，虽然他以前说过很多遍了，但他特别愿意跟你来说，因为在家都是孤寡老人。”

即便遇到病人的不理解甚至轻视，她们最终还是会从责任感出发，关心病人。A16 工作中遇到“有的病人来了以后就是气哼哼的，一看就是较着劲来的，就是挑你刺，什么都刺。”但是她坚持情感付出，“你要是几个来回下来，他一看你确实对他很真诚，确实对他那什么，人心都是肉长的，他也就不跟你（闹）……”A23 指出：“你不可能说他这样我不管我走了，不管他跟你有没有关系，曾经跟你吵过还是闹过，他都是病人。”护生 D2 也有类似感受：“怎么说，有的时候可能还会有一些不耐烦，但是大部分还是表现的挺那个的。”

这种情感劳动有时甚至延伸到下班后。D2 实习中感受到：“假如你是主管护士你要管一个病人的话，在平常的时候你还会惦记一下他的情况，比如说他平时有什么伤或者什么，你还是会心里想一下那种。”

有关护士情感劳动的研究表明，护士情感劳动的特点是：情感付出多、时间长、情感表达频率高、更多的会采用深层表演策略等[①②③④⑤]。责任心强的护士更可能深层表演[⑥]；本科及以上学历的护士深层扮演能力高于专科学历的护士；工作环境越好（足够的支撑、充足的人力和物力保证），表层扮演运用得就越少，深层扮演运用得就越多[⑦]。护士不同的人口统计学变量中，在情感劳动负荷上有显著差异。年龄愈大、已婚、工龄愈久、有职务者情感劳动负荷愈高；三甲医院的护士情感劳动持续时间和频率高于二乙医院的护士；非正式编制护士的情感劳动持续时间和频率高于正式编制护士。[⑧]

3. 情感劳动的身心影响

研究表明，长期的情感劳动可以有若干潜在的负面影响，甚至影响组织绩效。

情感劳动强度过大以及表层扮演容易给服务人员带来情感失调、情感

① 王慧：《护士情绪劳动表现策略的个体影响因素分析》，山东大学护理学 2008 硕士研究生毕业论文。

② 刘馨：《护士情感性劳动策略的影响因素——重症监护室和产科的比较案例研究》，浙江工商大学技术经济及管理 2010 年硕士研究生毕业论文。

③ 彭芳：《护士情感劳动的管理研究》，《当代护士》2009 年 06 期。

④ 王丽：《长沙市区护士情绪劳动及其相关因素的研究》，中南大学护理学 2010 年硕士研究生毕业论文。

⑤ 曾慧婷：《护士的人格特质、情绪劳动策略和职业倦怠的相关性研究》，暨南大学应用心理学 2011 硕士研究生毕业论文。

⑥ 赵君英：《护士的情绪劳动及其相关因素的关系研究》，浙江师范大学应用心理学 2010 年硕士研究生毕业论文。

⑦ 王丽：《长沙市区护士情绪劳动及其相关因素的研究》，中南大学护理学 2010 年硕士研究生毕业论文。

⑧ 赵君英：《护士的情绪劳动及其相关因素的关系研究》，浙江师范大学应用心理学 2010 年硕士研究生毕业论文。

耗竭、人格解体及工作满意感降低等负面结果[①②③④⑤⑥]。护士的“情感耗竭”与“个人成就感降低”两项的情况与常模相比更为严重[⑦]。对西安市4所教学医院临床护士的工作压力源、工作疲溃感以及他们之间的关系进行的探讨发现，有工作高度疲溃感的护士占59.1%[⑧]。广东省某医院就护士的心理问题开展了一次大规模调查，结果显示，在ICU工作的护士压力最大，“70%的护士存在心理问题，近50%的护士问题较为严重”[⑨]。深圳市卫生局2009年公布的全市医务人员健康状况调查报告指出，深圳医务人员焦虑和抑郁患病率高于全国平均水平，与病人面对面时间最长的护士出现焦虑和抑郁症状的比例是最高的，其次是医生，而较少与病人直接面对面的医技人员和其他工作人员焦虑抑郁阳性率处于较低水平[⑩]。某市医院心理科对425名护士进行了问卷调查，结果显示，48.7%的护士有职业紧张感，55.1%有负荷感，职业倦怠水平高于其他职业的人群[⑪]。

---

① 彭芳：《护士情感劳动的管理研究》，《当代护士》2009年06期。

② 王丽：《长沙市区护士情绪劳动及其相关因素的研究》，中南大学护理学2010年硕士研究生毕业论文。

③ Wilmar Schaufeli & Dirk EnzmannSchaufeli Enzmann, 1998, The Burnout Companion to Study and Practice: A Critical Analysis.

④ 骆宏、孙庆龄、顾利慧：《护士情绪工作能力对职业倦怠的影响研究》，《中华护理杂志》2008年11期。

⑤ 赵君英：《护士的情绪劳动及其相关因素的关系研究》，浙江师范大学应用心理学2010年硕士研究生毕业论文。

⑥ 李永鑫、谭亚梅：《医护人员的情绪劳动与工作倦怠及工作满意度的关系》，《中华护理杂志》2009年第6期。

⑦ 曾慧婷：《护士的人格特质、情绪劳动策略和职业倦怠的相关性研究》，暨南大学应用心理学2011硕士研究生毕业论文。

⑧ 李小妹、刘彦君：《护士工作压力源及工作疲溃感的调查研究》，《中华护理杂志》2000年11期。

⑨ 黎蘅、崔艳玲、王源、杨伟宏、温志勤：《广州日报》2006年5月12日第17版。

⑩ 罗云芳：《护士出现焦虑和抑郁症状多于医生》，《羊城晚报》2009年5月13日。

⑪ 《职业压力威胁护士心理健康》，《每日商报》2010年5月7日 http://health.ifeng.com/news/detail_2010_05/07/1494922_0.shtml，上网时间：2010年5月13日。

访谈中也发现，护士们表示心理压力很大。A5 工作中接触临终病人较多，自感情绪容易受到影响："就是不能听说哪个病人快不行了……觉得有时候，不能看着病人不行，影响心情。过一阵又好了，然后过一阵又不好了，一听说有病人死了，就想换工作。本来挺好的，天天看着他们，知道他们好不了了那种感觉，不是亲眼看到，就是听到，就压抑，生和死太近了。影响心情。"A11 也因为情感劳动而感到抑郁："因为每天都是病人、老人，他的这种情绪时间长了就会影响你，我们普遍都挺抑郁的，平时都挺消极的。"A23 的烦躁来自工作中的多重人际关系处理："还是工作压力比较大，然后我们这儿外地人比较多，比较烦，也比较累……病人给你压力，而且社会不理解的因素很多。"

三、专业实践与社会性别

（一）专业实践的代价与社会性别角色

1. 体力劳动与性别角色

专业的身体与理想化的女性身体相冲突。"文化对自然时间的长期影响已经减少了人类对时间的依赖，除了身体时间"[①]。工作的繁忙以及值夜班对女性来说具有特别的意义，因为存在社会性的时间和身体性时间的冲突，或者说，与社会对女性身体的要求——性吸引力（皮肤、身材等）和生育力——相冲突。

护理工作影响作为女性的护士的容颜、身材、生理周期甚至健康。护士 A9 刚开始护理工作的时候才一百零几斤，长期倒夜班的结果是，"下夜班吃完饭就睡觉，吃完睡，吃完睡的，就慢慢胖起来了"，增重二十余斤。她认为这就是因为刚上班的时候特别累："其实并不是累就瘦，有的人越轻松越瘦，像我们女人来回这样倒夜班，内分泌都很紊乱。你想别人睡觉，你瞪大

① 理查德·惠普、芭芭拉·亚当、艾达·萨伯里斯：《建构时间：现代组织中的时间与管理》，北京师范大学出版社 2009 年版，第 16 页。

眼睛工作，能一样吗？赶上特别的时候，生理周期都特别的不准。就可能压力太大，会不一样。”医生C5也同意医院生活不规律：“说句老实话，女人过这种很不规律的生活的话，很容易变老。”

繁忙的工作也导致护士的生育问题。除了工作负担大，医院的环境也不利于怀孕。1956年，《人民日报》报道，八个医院在这一年中曾经有四十六个护士流产、早产。[①]2006年，广州市内一家医院调查发现，该院护士起码有六成在怀孕后出现过先兆流产[②]。2011年，某艾滋病房护士在为患者抽血时不慎刺破手指，不得不将一个月的胎儿流产[③]。A11怀孕了才上班，当时病房一共有三个怀孕的，“现在病房的劳动强度根本就不容怀孕了，一般没孩子的和孩子都挺大的，都觉得特别累。”之前怀孕的护士都不敢上班，因为：“第一，这种工作环境，病人都带有细菌，这些对孩子不好；第二，即使做了防护，这种劳动强度也不行，有很多都出现了先兆流产。我现在是稳定了，四个半月了，才敢来上班，这星期能不能上完，下星期来不来上，都不敢打保票。”

A16认为，护理岗位女性集中，“这个女性牵扯到什么啊，结婚生孩子。你看我们科每年都要人，每年都不够。……中不溜的像什么二十五六岁的来了以后她就生孩子，她这一生孩子呢，像我们这个岗位呢，像我们二楼留观室可能还好一点，你在我们一楼抢救室你肯定挺着大肚子你上不了抢救班，来诊班你也上不了。来了你也不知道是什么，而且真来了病人你得真往上冲，你肯定的，我们选择就是一怀孕查出来了头三个月肯定选择歇病假，因为头三个月嘛，孩子发育最重要的时候你也不能受刺激，你再碰上个什么死的了，什么乱七八糟车祸什么，都是挺恶性的场面对你孩子肯定不好，所以都选择那什么（歇病假），这人就老不够。”

---

① 佚名：《关心护士的生活和学习，上海着手改进护士工作》，《人民日报》1956年9月8日7版。

② 黎蘅、崔艳玲、王源、杨伟宏、温志勤：《广州日报》2006年5月12日第17版。

③ 刘春梅：《取针扎破手指，艾滋病房护士放弃胎儿》，《华西都市报》2011年11月26日第2版。

此外，女性体力上的弱势也可能使她们面对暴力病人时更加脆弱。A14听急诊室的同学讲过，“有的护士经常被喝醉酒的人打，你想女性毕竟是弱势群体，还有一些男的看见女的他就觉得好欺负。”A23认为“病人不敢跟大夫嚷嚷，但是护士就不行。又都是女的。”

可以说，护理劳动的重体力性使得护士的专业者身份与女性身份相冲突。

2. 情感劳动与性别角色

对患者的情感劳动不仅可能带来护士的身心负担，还可能使她们对家庭欠下情感赤字。

A5的故事最为典型。她从外省的部队医院转回北京，就是为了多陪陪年迈的父母，结果发现无法实现。“本来（转回来是想）陪父母，结果也没陪上。你看我爸我妈也顾不上，还得上班。我爸4月份病了，我刚来，也不可能请假，我妈做饭。我妈在那边发烧，39度多，我也顾不上，去不了。……城市也太大了。这边家属好多工作性质都请不了假。”她怀念当初在外省的便利，“你看以前，基本7点下班，7点半就到家了，还好点……我们那边，都近。有的机关的，就在我们原来的单位对面，几分钟过来，门对门，他们的家属病了，去报个到，有事打个电话就回去了，5分钟就回去了，离得也近。也不是说上班就1个小时，堵车也回不去。回去也方便。”

由于传统性别分工，女性被要求更多地承担家庭责任，但是工作的安排如节假日值班、倒夜班等使她们更多地经历工作—家庭冲突。A2回忆上夜班那段时间，“完全管不了家。孩子上小学之前，就根本没管过。顾不上。都是我爱人管的接送。我这周六日也得上班，节假日也得上班。我就不管家。没办法。我后来先是没夜班，周六日后来也不上班了，节假日也在家了，（家人）都不习惯了。……没结婚的，对上夜班没概念，倒班真是顾不了家。不了解就容易有矛盾。”A6认为“成家后，值班比较辛苦。”A8也表示“家里顾不上。老上长白班，……将来照顾家里，还是靠倒班，请假什么的，靠家里人。”A10因为要经常值夜班，刚生完孩子也要让爱人给看。A9的爱人在密云上班，两个人“两三天才能见着一面”。A15表示熬夜班对家庭影响大，照顾不了家，“你白天要睡觉你没法管他，要不然你就别睡觉，那人就垮了。晚上还睡不好，比如说晚上你想睡的话，你还得照顾他，所以特别累……我家一点都没顾上。”A16 结婚晚，生孩子晚，“然后又干这个，哎哟我简直是苦上加苦、难上加难。生完了以后吧，我生完孩子又没人带，因为我老公他们家父母就没人，等于父母都不在了。完了我妈妈身体又不好，我父母身体又不好，所以孩子等于是全是我们俩带起来的，你要都带起来了就行了，关键是一上学比以前更麻烦了。好家伙！牵扯到孩子的接送问题，完了做作业，六、日上班。完了以后这部分分的你，真是的，得多一半的精力全都得给他，然后你还得上班，真是，这一年过得非常狼狈，狼狈的就是这几年。”A23 夜班也勤，孩子很多都管不了，“你根本看不见（孩子），总在上（夜班），上这么几个月，再换。”A5 还未结婚，但也开始考虑到这个问题：“你看将来结了婚了，生了孩子了，再倒夜班，家都照顾不上。2 个夜班，（不上夜班时）还得在家睡觉。肯定家照顾不好。”

Bacharach 等人（1991）发现在护士和工程师样本中，工作—家庭冲突和倦怠有显著的相关，和低水平的工作满意度相关[①]。近来，Thomas 和 Ganster（1995）[②]报告在健康看护样本中，工作—家庭冲突和工作满意度存在负相关，和抑郁、身体不适有正相关。李超平、时勘等人（2003）采用修订的问卷考察了医护人员工作家庭冲突与工作倦怠之间的关系，结果表明，降低工作家庭冲突能有效地预防和矫治工作倦怠[③]。此外，消极情绪还可能渗溢

① Gary A. Adams, Lynda A. King, and Daniel W. King. Relation-ships of Job and Family Involvement, Family Social Support, and Work-Family Conflict With Job and Life Satisfaction. *Journal of Applied Psychology*, 1996, 81: PP. 411-420.

② Linda Thiede Thomas, Daniel C. Ganster. Impact of Family-Sup-portive Work Variables on Work-Family and Strain: A Control Perspective. *Journal of Applied Psychology*, 1995, 80: PP. 6-15.

③ 李超平、时勘等：《医护人员工作家庭冲突与工作倦怠的关系》，《中国心理卫生杂志》2003 年第 12 期，第 807—809 页。

到家庭中[①]。

此外，护士付出情感劳动还可能导致性骚扰。女护士在护理病人过程中遭遇男性患者及家属性骚扰的事件并不少见。2005 年某医院进行的调查发现，21 名女护士两月内遭受患者性骚扰平均 2.33 ± 3.64 次，性骚扰方式依次为语言（20%）、动作手势（5%）、身体接触（43%）、复合（27%）[②]。2009 年对某医院 100 名临床女护士进行的调查发现，其中 24 名受到 58 次性骚扰，其中 1 名遭受 11 次；性骚扰方式为语言挑逗（24.0%）、肢体行为（14.0%）、身体接触（28.0%）、复合表现（34.0%）[③]。在田野现场，就发生过年轻的男病人对女护士讲具有性暗示的话语。而在口耳相传中，部分护士也对可能的性骚扰表示忧虑。在被问及护士这个行业是不是特别适合女的干时，A13 表示不一定："我觉得男的也挺适合干的。比如上夜班她们害怕，万一家属对你起了什么……（有性骚扰？）有啊……会有。"

总的来说，护士们为实践专业性，向患者提供护理服务，付出了巨大的身心代价，并且这种代价具有社会性别意涵。

（二）专业实践与性别认同

1. 情感劳动与女性特质

对于专业劳动中所要求的情感劳动 / 关爱，大多数被访者表示是女性特有的。在被问到"女性是不是更合适做护士"的问题时，绝大多数访谈对象都认为，女性具有细心、温柔、感性、沟通能力等优势，这使得她们更适合这个专业，并且这些素质是天生的。男性进行情感劳动则给人感觉"女气"，即不符合男性气质的定义。女性特质（femininity）的意义在护士的身体劳动

---

① 赵君英：《护士的情绪劳动及其相关因素的关系研究》，浙江师范大学应用心理学 2010 年硕士研究生毕业论文。

② 赵维平、骆丽君、孙竟翔：《精神科女护士受患者性骚扰情况调查》，《临床心身疾病杂志》2005 年第 2 期。

③ 廖美容、敖菲、王安奇：《临床女护士遭遇患者性骚扰情况的调查分析》，《护理学杂志》2011 年 5 月第 26 卷第 9 期（综合版）。

中被建构与复制。

认为护士更适合女性来做的一个主要原因在于相信女性更细心。A4 认为男护士不多，因为“男的细心也不是那么回事。你说一个女的给人感觉会更舒服。一个大老爷们问你：今天怎么样啊？给人感觉女气。”A7 也认为女性更细心，“个人认为女的更合适做，想得更细些。”A19 认为“当然有的男同志也很细，但是还是大多数女孩儿比男孩儿心细。”A14 认为女性干护理更方便，因为“女子天生在生理方面和心理都是比较细致，比较细心的，给别人做护理，男同志跟你思维的方式还有一些（不同）。我觉得别看什么理发师、设计师顶级的都是男的，但是真正做到这种生活的护理还有一些还是女性比较好一些，因为女性天生温柔贤惠，女人更细腻，更能了解人的心理，女人是感性的，男人是理性的，我是这么认为的。”D2 认为女性细心，可能会更加及时地发现一些细微的病情变化。

一些护士认为女性更擅长沟通。如 A20 认为：“你也好跟病人去沟通，你跟女同志来沟通，跟女病人沟通可能不像说女同志对女同志，或者女同志对男同志，他可能觉得你是女同志，你说什么他可能也比较好。”护生 D2 表达了类似的观点：“你跟护士做操作或者做什么的时候，男的女的都会，怎么说呢，不会觉得特别介意，如果你是男的，可能有些操作就不太好做了。”A16 认为除了细心，女护士的仪态给病人的感觉会更“有安全感”，“很多人一看见男护士就觉得不太好”，因为“一般的护士都是女的。”

此外，有的护士认为女性更有爱心，因此做护士“应该更适合一点。”（A23）

对于护理职业由女性“垄断”的现象，有学者认为护理工作是女性的专业，这正是由女性的性别优势所决定的。在 21 世纪的新医学模式下，女性护士更应不断进取，充分展示自己的优势，为病人提供高质、高效的护理服务[①]。

2. 体力劳动与男性气质

历史上，绝大多数从事护理的男性在强调其男性气质的精神病院、手术

---

① 周柳亚：《试论护理事业中的女性性别优势》，《中华女子学院学报》2002 年第 2 期。

室等岗位工作，或是在强调其统治地位的管理岗位工作，从事常规护理的男性往往会被看成是较少男子气的，他们的性别地位被质疑[①]。如护士 A22 赞成有男护士，但认为“可能社会现状对男护士还是觉得男的干护士是不是有点看法”。

女护士基于专业劳动的高体力性，认同男性的体力优势，这也是她们认为男性可以做护士的重要理由。A1 认为“其实有时给病人翻身，女的翻不过来。”A8 也认为男女差异性在于“身体上，体力上吧。”A9 同意“男的力气大”，抬病人的时候，需要三个女护士抬，而两个男护士就可以抬，“有的像年轻点的清醒的病人，还是男护士干得比较好”。A19 认为，“可能你两个弱弱的小姑娘去搬那病人肯定搬不动，但是可能小伙子两个男护他肯定就搬动了，就这意思，不一样的。”A17 提出，男性当护士首先需要在体力、精力方面有优势，“像我们这儿抢救起来，翻病人，全是那种爆发力都特别强的，男人有还是好。女人爆发力没那么强吧。”男性的体力优势决定了一些科室对他们更有需要。“比如说精神病科的病人，还有一些我觉得急症室比较需要男护士。”（A14）“就是有一些像什么重病的地方，像 ICU、重病护理的，那需要翻身需要一些那什么，也可以有男护士。”（A16）“特殊科室需要男性护士。”（A18）“像精神病院那种应该是用男护士。”（A22）“男护主要是集中在一些需要体力的科室，像 ICU 之类的，那种病重的特别多，可能就是有一些操作是需要体力的，就会要求男生比较多。”（D2）

对男护士的出现和增加，医生们都不反对，理由同样基于男性的体力优势。如 C4 认为没有什么不合适的，“因为有些确实需要男性的。”C5 也认为，搬动病人的时候，“男护士更方便。有的时候，像我们有的病人女护士根本动不了的，女生搬，我们经常是五六个、七八个人搬动一个病人，非常非常地费劲。男性在这方面会非常容易些。”

男护士体力上的优势可能会对闹事的病人及家属具有威慑性。A21 认为，“有的地方就必须安排男护士，有的时候值急诊夜班，碰到那些喝酒打

---

① Sarah J Sweet and Ian J Norman, The nurse-doctor relationship: a selective literature review, *Journal of Advanced Nursing*, 1995, 22.

架的人，要是没有男护士都是女护士女大夫，肯定会欺负你的。”A22：“男的可能病人不怎么跟你闹，有的病人就是欺负女的。我们夜班，包括大夫也一样，大夫有的时候也一样，如果你要是个大高个的男的，夜班一般病人就不敢闹，女的病人就敢拍桌子瞪眼睛，就这样。”

与病人身体上的性别区隔也是她们赞成男护士的原因。A1 发现，“有的文化水平比较高，比较害羞的，重视私密性，希望有男的。”护生 D2 发现，“男护主要是集中……像男病人比较多的科室，像泌尿啊，针对的男病人。”

此外，女护士认为男性当护士还有其他优势，如 A17 认为男性“家庭负担少，那他在工作的时候他所承受的心理压力就少。”有的提到了男性创造性的优势，如 A23 认为“手术室什么的需要有（男护士）。男的我觉得创造性更好一些，要比女的要好一点。”

这就表明，也存在对男护士的需求空间，性别气质与男性当护士之间是可以兼容的。

（三）专业实践与专业认同

1. 强调知识性

在被问到护士是服务性的还是专业技术人员时，所有护士均认可自己工作的专业性。

不少护士更强调专业性的一面。A3 在教育年轻护士的时候经常说：“你们现在哪个有专业的？我是有。”A16 认为护理是“专业性特别强、特别强的职业。”拿护理与典型的服务行业相比：“它不是说我像饭店的服务员或者餐馆的服务员，或者更高一级的服务人员，这不是那么回事，这个专业性太强了。……像耳鼻喉科那个套管的护理那个挺复杂的，而且技术要求挺高的。包括耳鼻喉科有咱们一般人都不知道的一些（事情），比如说耳朵里面备皮、做手术啊，眼睛做手术的备皮啊。”A19 强调自己“就是专业技术人员，你里面含的技术能量也挺高的。……护士肯定就是专业性的，本身这个行业就是护理专业。”A22 觉得护士“应该是专业技术人员。”A23 指出存在专业门槛，“你没有专业怎么干？这不像卖东西，必须得会。”

另外一些护士强调这一职业的服务性与专业性兼具。A14 认为“应该是以专业为主，服务为辅。”A18 认为“护士既是服务业也是专业技术人员。专业性体现在护理技术，专业性占大部分。”A20 认为“专业和服务都要求。”“（您觉得您现在从事的行业，它是属于服务业还是专业技术？）都属于，哪个都不能缺。（您觉得偏重于哪一块？）技术。……专业就从考进护校开始了，肯定是一直在学。”

她们通过强调学习经历、文凭以及实际操作过程中的知识与技术需要来捍卫自己的专业性。护士 A1 强调自己是“XX 卫校护理专业中专毕业”。A17 强调“学的时候专业（有）那么多知识”。A2 强调考试要“考英语和护理专业”。A5 认为从一个科室转到另一个科室是“跨专业的”。护生 D1 学习中要“学我们的专业课了，内外，妇儿，护理学什么的”，“有专业的教材”，护理专业与医生“专业不一样”。A8 认为护士还是比较专业的：“护理操作都有严格的流程、严格的学习和培训，不是看一眼就能做的。你判断病情什么的，在工作中实践磨炼。基本的要学。……（其实）我们也有判断。”A12 也认为“护理有一定的技术性。”A13 认为护理的专业性“就体现在为别人进行护理操作时。”

一些女性即便认可女性与护理之间的匹配，也会同时强调专业性。例如，有女护士在谈到职责时说道：“以我们女性的温情、爱心、细腻和体贴，也凭借我们多年苦学来的护理技能，去善待我们的病人，让他们在我们的呵护下健康地、充满笑意地离开医院。”[①]。《人民日报》2003 年 5 月 13 日 5 版的“今天是天使的节日……——护士节北京宣武医院见闻”。文中描写护士的心理活动，“坐在台下的张积慧激动、深思：‘我所在的医院女性占 72.1%，抗非典一线 64.9% 是女同志。女性天生具有一种坚韧不拔、甘于奉献的精神。但在今天，光有奉献还不够，终身学习，永不停步，才能真正担起新时代女性的责任。’”[②]

2. 性别气质的社会建构可能

尽管大多数护士认可女性的关爱气质与护理专业具有天然的契合性，还

① 林贤芬：《做个好护士，做个好女人》，《当代护士》2012 年第 5 期。

② 胡果、张积慧：《我会把护士日记写下去！》，《人民日报》2003 年 8 月 25 日第 2 版。

是有一些护士认为，护士的关爱（如温柔、细心等）并非天生的，而是职业要求使然，而且很多女护士并不符合这种女性气质定型。护士 A2 认为护理职业“要求柔”，但实际上每个护士的性格差异很大，也不都温柔：“要说会照顾人、温柔，那哪个行业都有温柔的。不在行业，在个人。别的行业也有温柔的。有的护士也很厉害，那训人训得一愣一愣的。……也看人。跟人的脾性相关，有的也肉。人有的温柔，有的不温柔。”A3 同意护士的耐心、温柔、体贴人等并非天生的，“关键是职业的要求。”A21 不认同护士这个职业适合女性来干，也并非护士本人都是性格比较温和的，比较认同这是职业培养的关系。A23 认为各种性格的人都可以当护士：“因为社会是多层面多方面的，不可能说这护士都是这样的性格，也不可能。各个性格有各个性格的优点，都适合。”

尚在读书阶段的 D1 讲述了专业训练在培养美学、人际交流以及护士不那么“急躁”的个性中的作用：“就是大家还会学些护理原理学，还有美学。老师会教你一些走路的姿势怎么会比较优美，还有交流的语言要怎么样。”她认为这些内容的学习是必要的，“就是护士她要求还是挺严格的，我觉得这个挺好的，反正我们系里也会讲一下，但是没那么多。比如走路的姿势，跟人交流的眼神，都会教一些。就是说话，你要正视他的脸，大概眉心的位置。低头不看着他，就是不太礼貌什么的。”说话要轻声细语，“不能太活宝什么的。”通过学习，她自觉自己的性格也有所转变：“不像以前那么急躁了。”同时，有的护士认为，女性也可以锻炼出被认为属于男性气质的“体力”来，或是通过想办法“克服”这种体力劣势，以完成专业实践的需要。早在二十世纪五六十年代，一些护理专家已经意识到临床护理工作中包含着较多的体力劳动，包括来往走路、长期站立以及细小的动作等①，由此提出要应用力学原理在工作姿势、工作方法、工作环境的安排以及在工具的改革上，注意节约时间、节省体力以提高护理质量②。“护理人员大多数是女性，在操作中往往遇到困难。我们利用节力带，从力学原理改进搬运病人方法，

---

① 余韫珠：《护理工作中的节力原则》，《护理杂志》1957 年第 3 期。

② 余韫珠、甘兰君编译：《护理工作中的节力问题》，《护理杂志》1964 年第 6 号。

大大节省了体力，减轻了疲劳，并提高了工作效率。但对危重及心脏病人须慎用。”[①]护士A4承认男护体力更好，但女护士也能处理这些问题：“大家一起帮忙吧，克服。”A8强调在自己的科室，因为长期处理抬病人等体力活，护士们“多么瘦弱的都练出来了。”

这表明，女护士既认同专业的女性化，也强调女性的专业化。完成向病人提供服务的专业实践，护士必须以受到的科学知识和技能训练为基础，付出巨大的体力劳动和情感劳动，而随之而来的身心代价是与她们作为女性的社会性别角色相悖的。她们认同在女性的关爱和男性的体力对应于专业实践中的情感劳动和体力劳动要求，但也依然强调自己的专业身份。

---

① 章金媛：《节力带在护理工作中的应用》，《护理杂志》1980 年第 5 期。

第五章　护士形象的再现及其不满

著名医史学家西格里斯特曾指出："每一个医学行动始终涉及两类当事人：医生和病人，或者更广泛地说，医学团体和社会，医学无非是这两群人之间多方面的关系。"①社会生产护士的服务对象，也生产护士。因此，社会文化对护士专业形象与性别形象的理解与想象，塑造了社会（患者/准患者）对护士的认知和态度，即"客户的影响"是存在的。决定一个形象的产生的，包括了社会文化中的价值观和规范②。社会文化对护士形象的理解与想象，不仅塑造了社会对护士的认知和态度，也在一定程度上可能影响护士自身对职业的认同，从而影响其工作投入和职业表现，因为文本的生产和阅读也是由生产者和接受者共同参与的构筑现实、生产和流通意义的动态过程，这些现实和意义会参与到日常生活的主体性构建中，影响其自我认同。③④

---

① 王斌全、王磊：《护患关系的发展历程》，《护理研究》2007 年第 15 期。

② 安格哈拉德 · N · 瓦尔迪维亚（Angharad N. Valdivia）著，朱悦平译：*Images of Women*: *Overview*（女性形象：概述）词条，载于（美）谢丽斯 · 克拉马雷，（澳）戴尔 · 斯彭德主编：《路特里奇国际妇女百科全书》，高等教育出版社 2007 年版。

③ 安妮 · 巴尔塞莫 (Anne Balsamo) 著，陈娜静译：*Cultural Studies*（文化研究）词条，载于（美）谢丽斯 · 克拉马雷、（澳）戴尔 · 斯彭德主编：《路特里奇国际妇女百科全书》，高等教育出版社 2007 年版。

④ Owens, Craig. 1985. The discourse of others. In H. Foster, *Postmodern Culture.* London: Pluto: 59. 转引自，凯蒂 · 迪普威尔（Katy Deepwell）著，朱悦平译：*Art Practice*: *Feminist*（艺术实践：女性主义的）词条，载于（美）谢丽斯 · 克拉马雷，（澳）戴尔 · 斯彭德主编：《路特里奇国际妇女百科全书》，高等教育出版社 2007 年版。

同时，护士作为一个专业 / 职业群体，一个突出的特征是其女性化。对护士形象的认知改变，一定程度上也是对女性形象的认知改变。贝蒂·弗里丹（Betty Friedan）在其 1963 年出版的著作《女性的奥秘》(*The Feminist Mystique*）中研究了女性杂志和导致女性形象改变的政治经济因素，并认为形象对女性主义斗争具有重要意义①。自此之后，形象研究成为女性主义大众文化研究的一个主要问题，许多著作开始关注媒体和其他大众文化对女性（和男性）的各种文本再现形式。这些研究的结果表明，总体来说，全球各种各样的主流大众文化形式都是以"象征性灭绝"的方式对待女性的，即对女性表现不够，即便在有限的再现中，女性往往也是以被贬低、被排斥、被迫害和被嘲笑的形象出现的，是以刻板的女性形象或者具有明显性意味的形象出现的。②

护士的形象是随着护理工作的出现而产生的，是护士角色的重要组成部分，是护理工作质量的外在表现。护士的形象也由于社会的发展、医学的进步以及护理工作范围的扩大和任务的不同而相应地有所变化③。国外关于护士形象的早期研究认为，护士在媒体中是被排斥、忽视和贬低的④。近期研究更关注护士的多元形象⑤⑥⑦。国内关于护士形象的研究主要集中于医学和文学、影视等相关的期刊，前者一般采用问卷调查等形式进行，后者多为以个别具

① Friedan, B. 1963. *The Feminine Mystique*. New York: Dell.

② 安格哈拉德·N.·瓦尔迪维亚（Angharad N. Valdivia）著，朱悦平译：*Images of Women*: *Overview*（女性形象：概述）词条，载于（美）谢丽斯·克拉马雷，（澳）戴尔·斯彭德主编：《路特里奇国际妇女百科全书》，高等教育出版社 2007 年版。

③ 王三虎：《护士形象简史》，《中华护理杂志》1992 年版第 11 期，第 518—519 页。

④ Buresh B. *The nurse who doesn' t exist*: *omission*, *neglect and debasement of nurses in the media*. Revolution. 1992: PP. 10-16.

⑤ Morris-Thompson T, Shepherd J, Plata R, et al. Diversity, fulfillment and privilege: the image of nursing. *Journal of Nursing Management*. 2011(19): PP. 683-692.

⑥ Aber CS, Hawkins JW. *Portrayal of nurses in advertisements in medical and nursing journals*. IMAGE: J Nurs Schol. 1992, 24(4): PP. 289-293.

⑦ Bridges J. Literature review on the image of the nurse and nursing in the media. *Journal of Advanced Nursing*. 1990, 15(7): PP. 850-854.

体文本为典型的案例分析。这些护士形象研究为我们了解这一职业群体积累了丰富的资料，提供了多样的研究角度。不过，以往有关护士形象的研究对媒体中的护士形象关注较少，同时从研究内容来看，对护士形象的多样性、变化性方面关注相对较少。本章讨论新中国成立以来社会文化中对护理专业性的认知、再现以及护士的回应。

一、护士职业形象的再现

对《人民日报》文本的分析研究发现，对护士的职业再现主要包括知识分子形象、劳动者形象、仆人形象等。

（一）知识分子形象

护士的工作是否有专业性、有技术含量是影响其职业形象的重要维度。

改革开放以前，特别是建国初期，由于人均受教育程度较差，科教文卫工作人员匮乏，政府着重于强调护理的技术性。例如，1957 年 4 月 3 日，卫生部向各省、自治区、直辖市卫生厅、局和各高等医学院校及其他有关单位发布了“关于改进护士工作的指示”，其中指出：“应明确护理工作是科学技术工作”①。1957年拍摄的电影《护士日记》被认为是有关“知识分子”的电影：“随着‘双百’方针与‘向科学进军’口号的提出，电影创作又显生机，知识分子在社会主义建设中的作用也得到重视，以知识分子为主角的影片再度出现，《护士日记》就是颇具代表性的作品之一。”该影片“热情颂扬了青年知识分子把青春献给祖国建设的精神风貌。”②1984年召开的庆祝国际护士节大会上，全国政协主席、中华护理学会名誉理事长邓颖超给大会写贺信，指出护理工作不是一般的简单的劳动，而是“一门医学科学的带有综合性的学科”，应该“一贯地成为医疗、健康不可缺少的一部分”。卫生部崔月

---

① 李秀华、郭燕红主编：《中华护理学会百年史话（1909-2009）》，人民卫生出版社2009 年版，第 58 页。

② 朱安平：《〈护士日记〉礼赞青春》，《大众电影》2009 年第 5 期，第 40—42 页。

梨部长在讲话中指出："护士是知识分子的组成部分，其中主任护师、副主任护师是高级知识分子。"[①]

对护士作为科学技术人员的形象塑造是媒体的主流取向。用"护士"为题名搜索此一时期的《人民日报》，发现标题主要讨论作为专业技术的护理问题。

一是从意识形态层面明确护士属于知识分子，护理是科学技术工作。《人民日报》1956年11月23日的一篇评论员文章提出要《关心护士，做好护理工作》："护士是一支很大的知识分子队伍，是妇女参加社会建设的一项重要职业。"1980年2月2日的《从不愿报考护士学校谈起》指出："护理工作是一门专业学科，一个护士不仅要具备广泛的护理基础知识，还要具备相当的医学基础知识。"1981年5月7日发表的社论《不是亲人，胜似亲人——论全社会都要尊重护士爱护护士》中指出："护理学是一门专门的学科。……是一门精湛的艺术。……护理工作大有学问。"市场化以来，也有个别文章提到护理学的学科性，如1997年5月9日王莹的《她有一颗平常心——献给国际护士节》中提到，护理学是一个比较完整的学科体系，护校学生要学习很多专业课和基础课，在医院工作中也需要了解病情特征和具有操作现代化医护仪器的能力。

二是涉及到提高护理工作质量与护理技术。如1956年12月18日发表的《中华护士学会召开会议，讨论提高护理工作质量问题》，1958年5月14日发表的《大胆的想，大胆的干——杭州第一医院护士改革铺床方法》，1961年11月12日发表的《提高临床护理工作质量，天津医学院附属第一中心医院妇产科青年护士认真学习医学理论》，1962年11月3日发表的《进一步提高护理质量，交流学术研究成果——中华护士学会召开首次学术会议》，标题即显示出关注的是技术问题。

三是关注护理人员的培养和发展问题。有的报道涉及护理人员的理论和思想建设，如1964年8月6日发表的《中华护士学会举行学术年会和代表

① 李秀华、郭燕红主编：《中华护理学会百年史话（1909—2009）》，人民卫生出版社2009年版，第58页。

大会，研究基础护理理论和护理人员思想革命化问题》。有的报道涉及护士的技能培养，如1960年8月26日发表的《医师是教员，病房当课堂，边教边学，边学用——武汉第二医院加速培养护士》，1970年9月10日发表的《上海市杨浦区中心医院深入批判修正主义医疗卫生路线 培养“一专多能”的医护人员 医生以医疗为主，兼学护理；护士以护理为主，兼学医疗》。有的报道涉及对护士的重用，如1960年3月21日发表的《工农群众迅速知识化——吉林省、玉门、长沙提拔一批工程师和技师，北京提拔二十八名优秀的护士担任领导工作》等。

改革开放和市场化之前，《人民日报》较多地强调护士劳动的知识性一面，将其视为知识分子，关注其技术方面的进步。但市场化转型以来，《人民日报》除个别报道在内文中提到护理技术外，类似的话语基本消失了，特别是在标题上不再出现了。

（二）劳动者形象

作为具有脑力和体力内涵的社会职业的从事者，对护士的报道既有正面强调其劳动价值和个体主观能动性的一面，也有对其劳动权益加以关注的一面。

一是强调护理工作和护士的重要性。例如，《人民日报》1962年3月13日傅连暲的《“红色护士”赞》一文在谈到医护关系的时候指出：“医生的工作固然重要，但是一个病要治好，就须诊断清楚，治疗得法，调护有方。因此，要由医务、护理、各种检验、药房、营养室等许多部门的工作人员共同劳动来完成。他们的重要性，几乎是无所轩轾的。”1981年12月13日的《上海隆重表彰优秀护士，〈文汇报〉发表社论要求尊重爱护护士》一文认为护士的劳动是为人民服务的崇高劳动，将护士工作与工人、农民、教师、演员、机关干部所从事的各项工作相类比，认为“都是为人民服务，都是社会的需要，都是光荣的。”同时将优秀护士定义为社会主义卫生事业方面的“专门家”。

二是报道护士作为不断进取的劳动者形象。对护士典型的报道倾向于强调其作为社会主义建设者，不断追求技术进步的一面。例如，1961 年 2 月 15 日对福建某卫生所护士庄丽花的报道《好护士》中，她虽然在国外做过两年护士，但是除了简单的分药、量体温、测血压等以外，并没有学到多少技术。因此，回国后工作中碰到了不少困难。为了做好工作，更好地服务于群众、解除病人疾苦，她如饥似渴地学习，为记药名“下班后还反复默读，直到记熟为止”。两个月以后，她不仅对卫生所里的全部药品都了如指掌了，还学会了医治一般疾病，并经常到场员中去宣传卫生常识。这种作为职业主体的责任感在市场化的护士身上依然存在。例如，2003 年 8 月 25 日的《我会把护士日记写下去！》这样描写护士张积慧的心理活动：“女性天生具有一种坚韧不拔、甘于奉献的精神。但在今天，光有奉献还不够，终身学习，永不停步，才能真正担起新时代女性的责任。”

三是讨论护士作为劳动者的权益问题。改革开放前的报道主要从劳动保护的角度谈对护士的照顾，关注护理劳动本身带来的身体压力和损害。例如，1956 年 11 月 23 日的一篇题为《关心护士，做好护理工作》的评论员文章指出，由于护士大部分是青年妇女：“医疗卫生部门要注意照顾护士的工作特点和生理特点，在生活上关心她们，在工作上给以各种方便条件。”但是，并非所有医疗卫生部门都能深刻认识到这一点上。很多部门做得很不到位，对护士们既缺乏教育，又缺乏照顾，还为她们规定了不合理的制度，如哺乳时间要在工作时间以外补足，有的医院甚至要求怀孕的护士参与抬病人，对她们的身心需求和现实问题考虑不够。据 1956 年 9 月 8 日《关心护士的生活和学习，上海着手改进护士工作》报道，八个医院在这一年中曾经有四十六个护士流产、早产。1987 年 5 月 13 日艾笑的《在护士节这一天》报道，一位病房护士一个班里需要走多达 55 里路。2013 年 5 月 10 日李红梅的一篇《护士流失令人忧》的文章介绍到，一半护士每天工作超过 9 个小时，甚至连喝水、上厕所、接电话的时间都没有，至于不能按时下班更是家常便饭。2015 年 5 月 12 日姚友明等人的报道《床护比达标还需几个 37 年？》指出，有的夜班护士须照顾 80 名患者。

改革开放后的报道更关注护士职业发展面临的困境。例如，1980 年 2

月 2 日的《从不愿报考护士学校谈起》，将问题归因为领导思想认识上的偏差，以及护士培养、晋升、福利待遇不合理等方面的不足。2008 年 9 月 4 日李晓宏在题为《护士为什么这样少》的报道中指出，护士职业发展中面临工作强度大、报酬待遇低、编制控制严等挑战。2013 年 5 月 10 日李红梅的报道《护士流失令人忧》指出，超半数护士对目前收入感到不满意或非常不满意。5 月 17 日她的另外一篇报道《护士劳动太廉价》指出，常规的静脉输液操作过程最少包括 5 个步骤，但这样一个需要严格训练的复杂劳动，收费一次仅 2 元，“还不值一个煎饼的钱。”住院一级护理每天也仅 9 元。她在报道中还指出，在推行优质护理服务工程过程中，一些医院加大了护士的工作量，但并没有相应地提高护理服务的价格和护士的报酬，不能不影响到护士工作的积极性和护理队伍的稳定性。

即使如此，多数护士仍坚守岗位，默默奉献。2015 年 5 月 12 日，姚友明等人在《床护比达标还需几个 37 年？》一文中指出，护士群体仍未摆脱工作繁重、收入偏低、职业认同感差的怪圈。2016年5月20日王君平的《莫让护士被“忽视”》一文，报道了护士收入待遇差、工作超负荷，导致护士招不到、留不住的“护士荒”的现象，认为世界上大多数国家的护士占总人口的比重约为 5‰，而我国只有 1‰左右，护士尚缺几百万。2011 年 5 月 24 日白剑峰的《把护士还给病人》一文和 2013 年 7 月 29 日朱虹的《护士兼护理 如何可持续》，则从经验分享的角度，分别介绍了北京和天津医院采取措施提高护士职业满意度的实践。

总体而言，护士作为普通的劳动者形象，媒体既再现了其积极进取、乐于奉献的一面，也再现了其劳动权益得不到保障的现实。市场化以来，后一种再现更为集中和突出。

（三）仆人形象

近百年来，尽管护理人员在医疗体系中的照顾地位由无技术的劳工提升至受过良好教育的专业团队中的一员，但护士的民俗形象（the folk image，又称母亲形象）、宗教形象（the religious image）和仆人形象（the servant image）[①]至今依然存在于社会大众中，阻碍了护理专业形象的发展。实际上，病人从自己所见到的住院护士的劳动中，似乎很难将受过专业训练的护士与较少受训的同样照顾病人的女性区别开来。护士与其他在家庭中进行照顾的妇女分享对常用器具和工具的使用，看起来是“没有对科学化技能的垄断性定义的通用式的女性服务工作者”[②]。

在中国，20世纪60年代的反精英运动中，官方的意识形态认为把触碰人的身体的脏活看成低等工作是一种封建遗毒，“大众被再教育，要相信所有的工作都是值得尊敬的，只要这个人的目的是全身心地服务大众。很多手段被用于工作场所来减少体力劳动和脑力劳动之间的差距”[③]。1966年以前，“由于当时的观念是各行各业均需相互服务，大多数人对护士无轻视思想，社会地位比以前提高”[④]。

但是，尽管官方力图强化护士劳动的专业性，在中国传统文化中，始终存在对体力劳动的轻视。1956年上映的电影《上甘岭》中有一幕广为人知：女主角护士王兰用嘴吸住导尿管给异性伤员排出尿。这一场景虽然描写的是特殊时期特殊场景，被官方当作一种英雄主义和奉献精神得到正面宣扬，但在实际上起到了强化护理与人身体接触的尴尬一面，强化了护理是（女性）伺候人的社会看法。这种描绘在一定程度上也模糊了以关爱为专业特性的护士与将关爱看作家庭责任的家人之间的界限。2008年的一项问卷调查中，仍有25.5%的患者认为护士是保姆形象，8.0%的患者认为护士是仆人形象，多数人认为护士职业是纯粹的服务性工作[⑤]。

---

① 孙慕义：《医学伦理学》，高等教育出版社2004年版，第91页。

② Margarete Sandelowski. *2000. Devices and desires*: *Gender*, *Technology*, *and American Nursing*, Chapel Hill: University of North Carolina Press.

③ Samantha Mei-che Pang. *2003. Nursing Ethics in Modern China*: *Conflicting Values and Competing Role Requirements*. Rodopi: PP. 30-31.

④ 林菊英：《我国护理在医疗卫生事业中的作用与地位》，《护理学杂志》2003年1月第18卷第1期，第3—4页。

⑤ 曹祝萍：《医护关系研究——历史、现状、存在问题及形成因素分析》，石河子大学2008年。

从《人民日报》的报道来看，报纸在塑造护理专业形象的同时，它作为护理发展中的问题提出来的现象，却显示了社会和文化中对护士与护理劳动的一种看法。

一是表现病人对护士劳动的不尊重。如1956年9月10日一篇题为《尊重护士的高尚劳动》的社论文章指出，在很多人甚至卫生部门有些人的心目中，依然存在“从旧社会遗留下来的对护士工作的不正确的看法”，个别病人甚至认为自己是“花钱来治病”的，因此“对于护士的劳动很不尊重”。同年10月11日一篇题为《尊重护士劳动，做好护理工作》的文章认为仍有不少病人对护士的劳动表示轻蔑，并进一步描述了这些不尊重的具体表现，如有些病人认为护士铺床、送便器是他们用钱买来的享受，有的病人喝令护士给他们做招待员，为来看望的亲友送开水，一旦遭到拒绝就臭骂护士：“你为谁服务？”“你干什么！”有些病人把护士叫来说自己身体不舒服：“你这个小护士又不能解决什么问题，你给我找医师来，快去！”

二是再现护士自身的不满与呼声。早在1987年6月16日，冯军军的报道《三位老护士手捧南丁格尔奖发出呼吁：护士人少质差亟待加强，社会应该尊重护理工作》中谈到了三位当年获得第三十一届南丁格尔奖章的中国优秀护理工作者对护理工作者形象呈现的看法。他们认为新闻、宣传部门对社会上存在的不尊重护理工作者劳动的现象负有一定责任，因为媒体报道中存在护理专业性突出不足的情况：“不能一报道就是喂饭、喂水”，实际上护理中还有很多技术性非常强的工作，都应该有所反映，“那才是护理人员的真正形象”。

总体来看，由于社会上长期潜在的对护理作为“伺候人”工作的贬低、轻视，护士的仆人形象也一定程度存在，并在官方媒体的批判性文章中隐现出来。官方话语和民间话语的错位，体现了在力图打造一个无阶级差异和男女平等的政府，与对照顾性劳动及女性社会位置的认知根深蒂固的民间思想之间，存在着一定的冲突。

二、护士性别形象的再现

患者/社会对护士的想象与理解不仅是有关专业的，也是有关女性的。自南丁格尔的“提灯女神”形象以来，社会大众对护士职业的认同及职业形象的理解就是偏向于女性气质（温柔、母性与性）的。由于绝大多数护士是女性，加之传统性别分工导致发生在家庭的身体照顾劳动主要由女性承担，社会宣传方面，广告、电视、图片宣传品等中的护士都是以女性为代表，这种长期潜移默化的影响，使得护理这种本无性别差异的工作在人们的认知中被扭曲，影响了对护理作为专业的看法，女性的爱心、传统性别分工角色甚至性化形象而非专业技能被较多地呈现。但是，由于社会多元化的发展和客观存在的需求，加之一些专业护理人员的推进，对这种护士等于女性的刻板印象也在一定程度上有所突破。

（一）爱心护士与缺席母亲

在那些将护士放上神坛的叙述中，护士是奉献爱心的天使，为了病人而忘记自己的家庭责任。媒体的这类描述更多强调护士的性别形象与性别身份，并没有将护士的专业技术表现作为再现重点。

一是强调护士劳动过程中的爱心而非技术。长期以来，对护理劳动的描绘存在用“亲人”称呼病人的情况，例如1959年3月8日妇女节，《人民日报》发表了海稜的一首题为《护士的心》的诗：“长把病人当亲人，病人心疼我心疼，千呼万唤不厌倦，但愿病人得康宁。昼夜侍候多殷勤，病房冷暖时在心，年年月月如一日，永把青春献人民。”①

在改革开放的过程中，《人民日报》对护士的描写也延续了“亲人”的概念，媒体中强调将“爱”等情感性话语而非技术性话语与护士联系在一起的现象日益普遍了。例如，1981年5月28日发表的《他②待病人胜亲人——记抚顺矿务局医院外科护士肖淑芬》，1989年5月27日发表的《守护生命的

---

① 海稜：《护士的心》，《人民日报》1959年3月8日。

② 文章标题为“他”，但正文中用的都是“她”。

‘女神’——记获得南丁格尔奖章的四位中国护士》，1991年3月9日发表的《女护士李亚贤——‘奉献爱的人’》，1997年5月12日发表的《爱，洒向颠倒的世界——记南京市脑科医院的护士们》，同年9月16日发表的《充满爱心的护士全雪明——一片爱心献病人》。2003年，由于“非典”的流行和护士在其中发挥作用的凸显，《人民日报》共有18篇题目中包含“护士”的报道，是历年最多的，且多用“天使”来形容。2006年4月17日白剑峰、云桂芳在报道《“洗肠护士”的仁心热肠》中，用“白衣天使”称呼她，导语则是“干这种活，就要像父母对待自己的孩子。”在2006年7月18日在赵鹏、徐志南的专题报道《播种善良 收获美丽——记福建省屏南县医院护士包著琼》中，尽管主人公包著琼工作成果显著，但文中作为要点提示的三个小标题“护士包著琼的‘吝啬’与慷慨，在屏南县几乎家喻户晓”“热心的包护士”“爱哭的‘包妈妈’”，无一涉及到其专业技术表现。2007年11月3日发表了郅振璞的《像仙子一样的护士》，文章第一句话便是“眼前的泽仁娜姆，就像一株格桑花。外表馨香、美丽，内在质朴、善良。”重点表现其思想转变，较少提到其专业技能方面的表现。同年5月17日白剑峰的另一篇文章《阳光灿烂的微笑》同样强调护士的“微笑”。

二是将护士与家庭责任联系乃至对立起来。20世纪90年代后期开始，《人民日报》儿篇有关护士典型的报告较多地强调护士作为女性承担的工作与家庭责任的冲突，暗示女性在家庭责任中的当仁不让。例如1997年5月9日《人民日报》上王莹的《她有一颗平常心——献给国际护士节》[①]对典型事迹（护士郭川华）的报道与1961年对庄丽花的报道有了显著差异。报道中用了很大的篇幅讲述她如何为了工作缺席家庭责任，说她多年忙于护理工作：“照料自己女儿的时间很少”。由于丈夫忙且常年派驻在国外，孩子“六个月时进幼儿园，两岁送整托。同是独生子女，郭川华的女儿从小学二年级开始就自己骑车上下学，现在读六年级了，学会了自己买菜、洗衣服，晚上等不到妈妈就自己做点饭吃。上夜班时，郭川华就把女儿带到病房的值班

① 王莹：《她有一颗平常心——献给国际护士节》，《人民日报》1997年5月9日第9版。

室对付一夜。”同时，在她的老父亲因病卧床期间，她也没能尽心照顾，还错过了父亲去世的那一刻：“为了准备第二天的工作，她晚上9点钟回了家，11点钟，老人就在病房里去世了。”

2004年3月2日发表的苏银成等人的《军旅模范护士——岑爱萍》[1]中，使用了同样的叙事模式，在讲述了该护士对病人的尽心尽力之后，用了不少篇幅详述其对家人的亏欠，如父亲病危期间她还坚持值完班，等她赶回老家时，“见到的竟是父亲的灵堂”。于是“她失声痛哭，跪在父亲的灵前，请求九泉之下的父亲能原谅女儿的‘不孝’”。同时，由于工作繁忙，她也没有时间照顾女儿，导致女儿在作文中写道：“我的妈妈是白衣天使，但她是一位懒惰的天使。”

这些描绘在一定程度上也模糊了以关爱为专业特性的护士与将关爱看作家庭责任的家人之间的界限，同时，也是对“男主外女主内”的传统性别分工的复制与强化。

（二）美丽护士与制服诱惑

国内影视剧中以护士为主角的并不多，其中热播的主要是2000年播出的青春偶像剧《都是天使惹的祸》和2012年播出的电视连续剧《心术》。《都是天使惹的祸》讲述了一个护校毕业生在某医院成长和恋爱的故事。在剧中，女主角在护校时成绩一塌糊涂，做事还毛手毛脚，因为妈妈走后门进入医院，从一出场就差点导致一名闹自杀的病人死亡。之后，她又犯下看错病床号导错尿、错把肛表当口表塞进病人嘴里、换输液袋时不小心使血液回流到输液袋里等医疗错误。而且，整部电视剧的重点还是放在清纯靓丽的小护士与院长千金、女医生争夺英俊有为的男医生的“斗争”之上。《心术》中的女主角“美小护”则以智擒“高富帅”大夫为奋斗目标。同时，电视剧播出后，众多小护士穿的护士裙被观众指为长度不对，像超短裙。[2]可以说，

① 苏银成、夏忠、梅世雄：《军旅模范护士——岑爱萍》，《人民日报》2004年3月2日第4版。

② 骆俊澎：《〈心术〉为何不健全》，《东方早报》2012年5月22日第B08版。

这两部热播剧都没有将护士的专业素养和职业困境作为重点加以再现，而是偏重于设想和强化其作为女性的情感关系和身体形象。

更有甚者，在市场化背景下，受消费主义影响，包括护士在内的女性群体成为“制服诱惑”这一具有情色意味的主题系列特别是色情影视产品及衍生产品的描写对象，使女性被商品化。在这些作品中，身着护士服装的女性并非作为治病救人的专业工作者出现，而是作为性符号，作为凝视对象，满足着商品购买者（多为男性）在“护士—病人”角色扮演中无意识的需求。例如，“5 月 11 日，英国最大成人用品公司 Ann Summers 庆祝护士节，模特露茜·维多利亚（Luci Victoria）身穿超短裙式的护士装街头亮相，还秀出了臀部的刺青，令人想入非非。”[①]

2009 年 11 月，某知名时尚杂志网站版所做的“制服诱惑”主题指出：“所谓制服，既可以是某一行业或职业所统一穿着的具体服装，也可以是特定人群中隐形的着装规范。但究其本质，都是要把穿着者的个性约束在职业本身所必须传达的公共形象之下。”同时，“更多的女性制服存在于服务业里”。在该专题下，对护士服的性符号特质进行了如下解说[②]：

> 姜文在电影《太阳照常升起》里，对护士服有过非常精彩的描绘。他为陈冲精心挑选护士服款式，并为她配搭黑色的内衣，使其若隐若现于洁白紧身的护士服下。在小号的巨大声响下，把护士服表现为神物。而与 Louis Vuitton 合作的艺术家 Richard Prince 也习惯于以护士形象入画，他本人认为他一直用艺术的形式，制作山寨版的低俗色情刊物的封面，而最常见的便是护士形象。白色紧身的护士服，结构非常紧凑，但打针、量体温等护士常见的动作，伴随

① 周姗仪：护士节名模性感亮相街头。http://news.eastday.com/eastday/dftp/node56507/node56770/node134402，2006 年 5 月 11 日。

② http://lifestyle.rayli.com.cn/topic/2009-11-06/L0P10107_597645_7.html；http://lifestyle.rayli.com.cn/topic/2009-11-06/L0P10107_597645_8.html 来源：瑞丽博客。2009/11/6 11：32：51，编辑：君尔。上网时间：2012 年 7 月 31 日。

有“插入”的隐喻，在代表了卫生和纯净的白色的映衬下，使得护士形象演化成既具攻击性又无比孱弱。制服本身不仅具有时尚性，更承载了职业本身所需传递的公共形象。因此，在时尚性与性心理的双重作用下，很多制服成了情色道具。

文中认为：“最常见的四种女生版制服：女护士、空姐、女军官、女学生”，这些制服作为色情道具的功能在于：“均为短窄裙，使女生看起来格外端庄，同时走起路来摇曳生姿，让男人想入非非。”[①]

部分患者对护士身体形象的评价、护士在工作中遇到的性骚扰等日常事件，一定程度上也能反映出社会对女护士的性想象。1999年，贵州都匀市一位男性到消协投诉，称他因患病住进某医院，医院里每天早晨安排一名护士来打针，该名打针的护士天生丑陋，给他精神上带来不快[②]。

对性化的护士形象的再现，表明在某种意义和程度上，女护士专业展现的情感劳动被性化了。

（三）男护加入与性别气质

护理业中的性别隔离始终存在。新中国虽然鼓励女性进入很多以往男性垄断的行业和职业，涌现出女飞行员、女瓦工、见习女船长、女电工、女列车长、配电站女值班长、高压电焊工、女气象员、女跳伞员等[③]，男性进入传统女性行业和职业的情况却依然鲜见。一个可能的解释是，在父权社会中，男性气质被人们视为一种正面的东西和必须遵循的行为规范，往往被视为高于女性气质。在这种社会文化中，女性模仿男性气质是可以接受的，而男性

---

① 来源：搜狐 2011-6-17。编辑：Lydia http://astro.rayli.com.cn/test/2011-06-17/L0009006004_859158.html。上网时间：2012年7月31日。

② 章紫曼、肖艺：《护士相貌太丑陋患者投诉到消协》，《羊城晚报》1999年8月29日，转引自《现代技能开发》1999年10月号。

③ 王政：《社会性别与新中国的象征文化——〈新中国妇女〉视觉形象透视》，2009年6月26-29日上海复旦大学“社会性别研究国际学术会议”论文。

模仿女性气质则是不可接受的。性别界限仍不容许轻易跨越。但是，由于社会上始终存在对男护理人员的客观需求，加上社会观念的变迁，男护士也在缓慢增加。从媒体和研究的角度来看，始终存在对男护士的关注，这种关注主要体现在以下两个方面。

一是讨论男性成为护士的必要性与可能性。由于护理职业发展历史上男护士曾大量存在，以及社会上对男护士的客观需求，早在新中国成立初期，期刊依然有个别文章在讨论护士的性别问题，并进行了深入的分析。例如，《护理杂志》1956年第6号发表了平明的文章“男护士需要不？”文中认为，男病人需要男护士：“最近中华护士学会收到由康同璧同志转来许多男病人联名写的一封信，里面提出需要男护士的要求。”作者指出，认为男性不具有细心、体贴、爱护等特质并因此排斥男性是错误的：“有人以为男同志不细心、不会体贴病人、不会爱护病人，因此男同志不适合于护理工作。科学领域中那样工作不需要细心？关于体贴和爱护的问题，那个男同志不会体贴他的爱人？那个父亲不会爱护自己的孩子？既然男同志在某些场合能表现细心、会体贴人、会爱护人，为什么在护理工作中却又变得不细心、不会体贴人、不会爱护人呢？”他总结道，是传统文化要求男性养家糊口，同时“过去人们认为做护士不光彩；男人比女人高一等，男人做了护士就更不光彩”的观念造成的，只用女性做护士归根结底“初看似乎是尊重女权，实际是资产阶级剥削女子的剩余劳动的表现”①。

市场化进程中，作为主流媒体的《人民日报》也较多强调社会对男护士的需求。例如，2005年9月6日关悦在《北京首批高学历男护士全部签约三级医院》的报道中，就工作环境、强度、社会反应等采访了其中一名男护士，得出男护士适应良好、家人支持、科室欢迎等积极结论。2010年5月12日白剑峰的报道《‘护士先生’多起来了》则介绍了10年来男护士的发展情况，指出过去男人当护士被认为是低贱和耻辱的，如今我国男护士人数提高了，而且男护士就业率高、流失率低，这些现象反映了社会的进步和观

① 平明：《男护士需要不？》，《护理杂志》1956年第6号，第259—260页。

念的开放。报道还认为，男护士在临床上具有体力精力、应急能力、管理能力和同性护理等方面的独特优势，同样可以在护理事业上有所建树。

二是讨论男护士在一个高度女性化的职业环境中遭遇的挑战与障碍。2016年关于男护生的研究发现，社会性别秩序是男护生身份认同主要参照的社会框架。由于性别身份和职业身份的冲突，男护生不能获得对护士身份的认同，只能在现实的压力下，通过大学生的身份缓冲两种身份之间的冲突，获得暂时的平衡，他们会同时运用“创造相同”和“维护差异”策略来管理自身承担的多重身份[①]。

总体来看，关于护士的性别形象的再现依然将护士默认为女性，并较多与女性的关怀特质联系起来，同时，虽然男护士依旧凤毛麟角，但报道中的“重男轻女”的现象一定程度上存在。

三、想象与现实中的护士

媒体对护士的职业形象、性别形象的再现反映了社会对护士职业地位的想象，这种想象与护士自身的真实感受有怎样的关系？日常生活中，护士们自身以及她们所服务的对象如何认识从业者的职业形象与性别形象？

（一）职业形象：在“有业务”与“伺候人”之间

市场化之前，医疗卫生体制是城镇人口中的公费医疗和劳保医疗制度与农村的合作医疗的结合。护理工作是“革命工作”的一部分，护士是国家干部，能够享受附着在这一身份之上的各种福利，以及在城市居民中居于中等水平的收入。这种干部身份使得护士一度成为城市家庭能够接受以及农业人口所向往的职业。护士在与地位相当的患者交往时，多是平等的关系；而与社会地位低于自己的患者如农村患者等交往时，更是处于优势地位。她们普遍认为“以前（地位）高嘛。”（A3）“过去那个时候医生和护士在社会上排

① 高修娟、何圣红：《青年男护生身份认同困境解读》，《青年研究》2016年第2期，第68-76页。

名还是靠前的。”（A16）护士的话对病人和家属也有一定的权威性：“原来你给他讲一遍他就是不懂他也听了。”（A23）但是，随着改革的深入和市场化因素的影响，护士职业的吸引力对整个社会大众来说是下降的，其优势在与医生相比时就更不存在了。在职业声望方面，已有研究发现护士职业声望下降。在北京，1997–2009 年间，护士排名下降了 21 位，成为下降幅度最大的三个职业之一（另两个职业是保险公司业务员和电脑经销商）[①]。

总体来说，社会公众认为护士有一定的专业技术。有患者表示：“我对搞医的挺尊重的，不管干点啥，都尊重。”认为好护士的标准就是业务水平高，好护士“当然（看）扎针了，业务方面的，扎针扎的好、准。温柔。再一个，护士最起码的知识得掌握啊，都得懂，当然都喜欢这样的护士了。”（B1）对社会大众来说，在与工人、护工等纯体力的劳动相比时，护士是有技术的，是专业的。例如，在提到家庭背景的 6 名护士中，除了 A5 的父母是小学教师外，其他五人（A2、A13、A16、A21 和 A22）的父母均为工人或当过工人，她们的父母认为“护理专业挺好的，风吹不着、日晒不着、雨淋不着的。”（A13）“家里说挺稳定的，风吹不着雨淋不到的，就这个。”（A14）而护士 A16 在招生的时候同样“想的可好了，真的想特美好，觉得，反正挺美的，最起码这个职业挺美的，也不是特别的……不像在工厂似的那么多油，那么多油污，噪声啊，觉得第一在医院工作吧，是一个比较理性的职业吧，也不是纯卖体力的那种。”从工农与护士的对比中可以看出，社会上认可护士是更偏脑力活动的、更体面的工作。同时，病人也认可护士的工作所蕴含的专业技术水平与护工差别很大：“护工的水平跟护士差远了，她也没接受过那个教育。”（B1）

不过，护士职业是否有专业性或者说技术性，是一个相对的概念。对社会大众来说，在与工人、护工等纯体力的劳动相比时，护士是有技术的，是专业的；但在与健康领域更有权威的医生相比时，则是没有技术的，非专业的。由于护士仆人形象的存在，长期以来，在一些人的观念中，特别是在患

① 李强、刘海洋：《变迁中的职业声望——2009 年北京职业声望调查浅析》，《学术研究》2009 年第 12 期，第 34—42 页。

者与医护人员的日常接触、对比中，他们看到的护理工作就是打针发药、抹桌铺床、被动地执行医嘱和实施各项护理技术操作，就是“伺候人的”，其工作中没有什么技术含量。在病人B1眼中，治病“主要是大夫。差距大着呢。……护士就执行……要请示大夫。……严格执行医嘱就是好护士的主要标准。（医护）当然有区别。你护士就量血压，扎针，护理，输药什么的。”另外一位病人B2也有同样的看法：“（护士每天的工作是）试表、量血压、打针还有吃药，病房换被子什么的，包括给病人早晨洗屁股什么的。……医生负责做手术，护士负责下面的工作，就是伺候病人。”在谈到医护之间的差别时，认为二者之间知识的差别“当然大啊，临床医生（学）多少年啊？七年，护士才几年？护校才几年，才两三年吧。”医护的关系就应该是主辅关系：“你这个大夫把这个手术都做完了，其他该吃什么药乱七八糟的，每天吃几顿、开一个单子护士就得去完成这些工作，肯定有一个主次，学历也都不一样。”

护士们自己也大都发现，有些病人存在将护理工作理解为“伺候人”的工作的情况。A11提到护士给年轻病人洗脚，没想到洗完了之后,（他说）“把我爸的（脚）给洗洗。”有的照顾卧床老年人，给他洗完脚之后，周围的家属们要求护士“把水倒了”，令护士“听完之后就觉得心里不舒服，觉得就是不受尊重，工作的价值体现不出来。”A12讲到，“有的病人给护士说，把袜子一块儿给我洗了。”护生D1没碰到过病人指使护士的情况，但她听说过同学的经历：“有的病人说话挺伤人心。有个男病人，像使唤家里佣人那样，说什么，来，给我量量血压。我同学就去给他量血压。他还嘴里念念有词：我不使唤她，我使唤谁啊，我花了钱就是来用她的。”

（二）性别形象：当护士“适合”女性?

媒体对护士性别形象的塑造，一定程度上复制、强化了社会上对女性的性别角色与性别气质的期待，使护士成为社会上认为“适合”女性的职业。

传统性别角色推动女性进入护士这一被认为稳定的、适合女性的职业。访谈显示，不同年龄段的女护士都表示在选择护理专业的时候，不同程度上受到了家长或老师对护士职业女性形象认知的影响。她们的师长们认为，这个专业适合女性：踏实、稳妥、安定、好找工作。例如，时年26岁的A21在回答为何选择读护校的时候提道："爸爸选的，是因为我比同龄人要小一年，我早上一年学，当时就觉得要上高中上大学怕我累，可能，然后说上中专，因为我有一个姐姐在护校。……怕我累，说小女孩儿就学这个吧。"时年31岁的A11同样是由家长帮助选择的专业，因为家里"觉得这个专业女孩子干比较踏实、稳妥。"时年34岁的A10"选专业时确实不知道护士是干什么的"，同样听从了家里的建议，认为"女生干这个安定，相对好找工作。"与她同龄的A14"当初就是初中毕业之后学的，也没有什么特别的。也没有想过不知道护理具体要干什么，不知道。"家里给她提意见，说学习护理"挺稳定的，风吹不着雨淋不到的，就这个。"47岁的A23高中毕业读了3年的中专，她选择护校是受老师影响："老师说要不然你就上护校吧，我说行，上医院也挺好的。女孩子干这也不错。"

传统性别气质的刻板印象影响男性进入护理职业。"护士 = 女护士"的媒体再现成为女生报考和从事护理的路径依赖，同时增添了男生报考护理专业的阻碍①，并使得男性选择护理这一职业后，遭遇更多尴尬②。有位男护士表示，每次对别人介绍自己是做护士工作时，"对方几乎都会惊异地张大嘴巴好奇地看着他，随后大笑着说：'老兄你真幽默！'"当别人确信他真的是位护士时，"十有八九会很惋惜地说，一个大男人，又是本科生，干这样的工作太可惜了！"③有的男护士，每天会无数次地被患者误认成医生；有的男护士发现："起初刚选择护理专业的时候，亲戚朋友听到的第一反应都是惊讶，'你个男孩儿学护理干吗？当护士？'大家传统上认为护士就是女的。"④

---

① 彭晶、王晓燕、匡仁伟：《我国男护生护理教育现状分析及对策》，《护理研究》2007年11期。

② 秦颖等：《从社会性别角度看待男护士的社会角色冲突》，《医学与哲学（人文社会医学版）》2011年1月第32卷第1期总第420期，第955—957页。

③ 姜廷旭、胡敏：《护士：不该让男人走开》，《中国医药报》2003年4月7日。

④ 刘妙妙：《两位男护士的"尴尬"事》，《北京社区报》2011年5月12日第8版。

性别意识形态如传统性别分工影响护士的专业发展。由于传统家庭分工中女性被要求承担“主内”，即将情感更多地放在家庭中，承担更多家务、养育子女的责任，一些女性也认可这种分工。这往往也会影响护士在职业发展上的进步。例如，A2 认为“既然干这行，工作就要好好干，不能因为家不顾工作，也不能因为工作而不顾家”，但是在被问及“你觉得女人重要的是什么”时，她内心深处“还是看重家，看重亲情。”A14 年轻的时候还有深造的念头，但随着怀孕生子的生命历程，她发现职业发展与家庭责任之间存在冲突：“要发论文，但是我弄孩子没有时间。真没时间。……怀孕那会儿，看着看着就困，你知道吗？就容易犯困……后来生完了又去考，更难，生完了孩子几个月之后去考试就觉得更难。”类似因为家庭责任而在事业发展上受限的女护士也不少。

对于媒体的“爱心”“天使”“美丽”“可爱”等再现，护士们也多表示不接受、不认可。疲累使得她们难以成为理想护士，她们关注自己的职业伤痛与职业风险比“美丽”更多。

受访护士普遍认为，媒体在矮化和窄化护士的专业性方面应承担一定责任。例如，A14 认为病人不知道护理具体做什么，一个原因就在于“现在媒体的导向各方面，（使）病人对医院都有成见。”A17 认为，保姆和亲人的照顾“它只是一个清洁”，但社会上的人认为护士做的也是这些事，不认为护理是医疗的一个组成部分，究其原因，在于“这一方面宣传太少了。就是宣传太少，宣传护士就是说这个职业太少了。”

以《人民日报》等相关报道为文本对护士的职业形象进行的梳理发现，媒体再现了护士的职业形象和性别形象。其中职业形象存在知识分子、劳动者、仆人的三种情况，而性别形象则与性别气质（如爱心）、性别角色（如缺席母亲、性符号）与性别分工（如男护士的挑战）等联系在一起。一方面，护士的这些多元形象贯穿于新中国的各个历史时期，显示了这一职业群体多种面貌并存情况的长期性与稳定性；另一方面，不同时期对护士形象的再现也有差异。在市场化不断深入的过程中，护士的职业形象是掺杂了从知识分子、普通劳动者到仆人的等级化的形象，而对护士作为知识分子形象的再现日益让位于对护士作为女性形象的再现，尽管关于男护士的零星报道始终存在。这些媒体再现一定程度上呈现了社会对护士群体和护理职业的认知。新中国成立以来，媒体话语中这些护士形象的隐显在一定程度上显示了社会对女性职业身份与性别身份、职业角色与性别角色之认识的稳定与演变并存现象。此外，从报道数量来看，护士并没有得到足够重视，特别是市场化以来，相关报道往往出现在护士节前后，更多的是一种符号性意义，甚至这种符号性的再现也日渐稀少。

与此同时，护士们感受到了媒体再现与现实之间的差异。护士发现自己摇摆在有业务的专业形象与伺候人的仆人形象之间，而媒体依然存在性别刻板印象，认为护士是适合女性的职业。社会对女性适合护理的看法主要还是出于传统性别分工意识形态，而较少是因为将护理看成是一份真正意义上的专业。这种意识形态限制了男性进入和从事这一行业，也使得女护士面临更多职业—家庭冲突。感受到了社会对护士的偏见与贬低，护士们力图抵制媒体的偏见，认为媒体的再现不足与偏差一定程度上要为这种现象负责，要求媒体更多、更正面地再现护士。

第六章　医护冲突与护士的辩护

围绕病人和其身体展开的医疗活动被社会学家斯特劳斯（A.Strauss）等人称作“疾病轨迹的研究工作”，他们认为，“轨迹一词不仅意指某个病人疾病生理结构的演变，而且还指按该趋势展开的所有管理工作，以及这项工作及其组织对所有相关人员的影响”。对一个病症，往往要求数个专业和工作参与，包括医生、护士、药剂师、医疗器械技术人员等。医院的医疗工作包含很多极其复杂的方面，因此更应该进行协调，这样的协调工作对于保证整体工作顺利进行将是必要的。简言之，医疗过程中的目的、组织、资源具有多样性[①]。

在所有这些医疗服务提供者中，医生和护士是两个最重要的群体，不仅规模最大、比例最高，日常交流、互动也最为频繁，而且在专业技术知识方面也有相当多的重叠。“护理学和医学被期待以非同寻常地紧密共同工作，不是各做各的，而是彼此互动地完成一个共同的任务：患者的健康和福祉。”[②]但是，正如阿伯特在《职业系统：论专业技能的劳动分工》一书中指出的，职业之间在对工作的控制上不可避免地产生冲突，而不同类型工作的分化则决定了职业之间的分化。具体而言，处于同一工作领域的各个职业构成了一个相互依赖的系统，每个职业在这一系统中都对某些工作拥有“管辖

---

① [法]菲力普·亚当、克洛迪娜·赫尔兹里奇著，王吉会译：《疾病与医学社会学》，天津人民出版社 2005 年版，第 90—91 页。

② Sarah J Sweet and Ian J Norman, The nurse-doctor relationship: a selective literature review, *Journal of Advanced Nursing*, 1995, 22.

权”（jurisdiction），职业的发展正是在处于同一工作领域的不同职业对于管辖权边界的冲突中得以完成的[①]。

本章讨论与医学的冲突与协商如何塑造护理的专业性。

一、市场转型中医生权威的召回

（一）曾经的相对平等与伙伴关系

护理作为专业历史性地建立在对医学的功能辅助和地位从属之上，“训练有素的护士在健康照顾工作中成功地创造了一个有保障的位置，一个由其能力和女性美德的混合所定义起来的从属性的专业。医生保留了对治疗的权威和对护士的权威；护士宣称对辅助性（facilitating）的专业照顾领域拥有权利。”[②]此种不平等关系一直被看成理所当然。新中国建立以前，这种关系也长期存在。“因之病人痊愈后，只知感谢医师，而泯灭了由护理得到的功效，所以护士就永远做了无名英雄，……主要的是医学界本身不健全，把护士工作完全看成附属于医师的，想着法子自相排挤压抑。”[③]

新中国建立之后、市场化改革之前，主流意识形态强调所有的工作都是无产阶级工作关系，Samantha Mei-che Pang（2003）[④]描述并阐释了医院里的相对平等主义：“每个人都是同志，而不是带有荣誉感的头衔如大夫或护士。”由于国家倡导消灭三大差别：“在医院里，大夫和护士分享粗重工作如清洁、照顾病人的日常需求。因为大家都干粗重活，就不会彼此看不起了。”20 世纪 60 年代，反精英运动进一步强化过程中，医护结合使得护士

---

① 刘思达：《职业自主性与国家干预——西方职业社会学研究述评》，《社会学研究》2006 年第 1 期。

② Francesca M. Cancian & Stacey J. Oliker, *2000. Caring and gender*. Pine Forge Press: 33.

③ 梦觉：《护士工作之别一枝》，《护士通讯》1946 年第 23 期，第 17—18 页。

④ Samantha Mei-che Pang, 2003. Nursing Ethics in Modern China: Conflicting Values and Competing Role Requirements. Rodopi: 30-31.

的培训和医生的培训合并。主流媒体如《人民日报》在报道中强调，医生和护理工作同样重要。[①] 在官方的意识形态宣传中，把触碰人的身体的脏活被看成是低等工作是一种封建遗毒，“大众被再教育，要相信所有的工作都是值得尊敬的，只要这个人的目的是全身心地服务大众。很多手段被用于工作场所来减少体力劳动和脑力劳动之间的差距”。[②]

有人认为，这些安排并没有改变社会对护理工作的偏见，“护理在中国仍被看成是低地位、被人看不起的工作”[③]。但是，调查中不少护士仍认为，那时候的医护关系是相对更平等、更合作性的。一位 48 岁、工作 20 多年的老护士 A16 在谈到当年医护之间的关系时是这样描述的：“以前啊，医生和护士关系特别好，比如说大家一块搭班，就是说来了病人啊大家真是齐心协力……大家都处在同一个水平上，同一个状态上，过后大家还讨论一下这个病人，而且呢就是说，对医生是提高，对护士也是提高。……平等，氛围好，气氛好，而且造就了你在工作中能放得开，有创造性的东西，这个东西你自己觉得我这个工作也不枯燥，我也不是寄人篱下，我也不是低人一等。”这种“好”体现在，医生在需要护士帮忙的时候态度谦逊：“就是说有事吧我们商量，跟护士商量，就是针对出一个医嘱（说）‘你还得帮我做一下，那个病人你还得帮我做一个皮试啊，真不好意思我给病人开输液了，你还得那什么，量个血什么的’。”这种“好”还体现医生在帮护士干活上：“比如说做医嘱抄单子有的帮你抄好了，帮你那什么了，那个病人，比如说吧我该去干，那个液完了我帮你换完了，挂上了，他正查房呢，随手帮你换上了。”另两位与她同龄的护士也有同感：“以前我们跟医生特好，现在退休的一些70 届的见到我们可熟了可亲密了。”（A17）“（那时候你们跟医生交往的？）更多更亲切，关系更好。就跟朋友一样。”（A23）

---

① 傅连暲：《“红色护士”赞》，《人民日报》1962 年 3 月 13 日 6 版。

② Samantha Mei-che Pang, *2003. Nursing Ethics in Modern China: Conflicting Values and Competing Role Requirements*. Rodopi: PP. 30-31.

③ Samantha Mei-che Pang, *2003. Nursing Ethics in Modern China: Conflicting Values and Competing Role Requirements*. Rodopi: P. 32.

可见，医护之间层面可以建立起平等甚至亲密无间的相互关系，护士相对于医生可以有独立性和自主性。

（二）如今的等级化趋势与支配关系

总体来说，医生和护士都认为，由于工作本身的特点，目前医护之间基本上是一个合作关系："大家一个系统的，互相补台。"（A4）"互相配合吧。大毛病没有，一般医生和护士不会有什么大的。肯定是不错的。要不然怎么干啊。"（A6）双方关系"总体融洽。"（A10）"医生跟护士当然应该是个合作关系，总体是合作关系。很多工作需要双方配合，谁也离不开谁。"（C2）"你想医院里头本身就是大夫和护士，缺一不可的。那能是什么关系？扶持也不可能，都是互相的。大夫、护士是一个团体，你大夫怎么当，然后护理要去干，那咱们肯定要共同把这个医院干好。"（A19）

不过，市场化过程中，医护之间的地位和关系发生了变化，从相对的平等紧密变成等级化和日益疏离，医生相对更有权力，处于优势地位。"其实有的大夫，说不好听点，看不起护士的。"（A8）"等级分化还是有。"（A10）"给人的感觉还不是太平等。"（A11）"我觉得护士和大夫真的是等级的问题。"（A14）双方关系"肯定不是"平等的，"大夫比护士要高。"（A22）"一直就不是平等的。"（A23）日常"相处时医生可能会比较有优越感"（A21），交往中个别医生对护士甚至"没有起码的尊重，比如人家叫你，你不搭理的。"（A13）"总像我是家长，你是孩子，你得听我的。"（A9）

这种医主护从的关系最突出的表现就是"医生的嘴，护士的腿"的工作模式，且有颐指气使现象的存在。"我开了你就得这么做（笑）。"（A9）"比如说术后科室那些东西，全听大夫调遣你，比如说这个病人该怎么着了，什么体位啊，做什么护理啊。"（A16）"医生说什么你干什么，医生发布。"（A17）同时，拥有权力的医生让护士干属于自己而自己不愿意干的活，比如动脉抽血、伤口换药、测量血压血糖、做心电图等。相反，一位 26 岁的医生 C5 因年纪轻、资历浅，偶尔也帮护士干活，但是她很激动地反复声明："不要形成一种习惯。"此外，有的医生履行职责不认真，不按正规要求书写检验单、申请单、处方和医嘱等，影响护士工作程序；有的医生对物品只用不管，用后不还原，随意乱丢，影响器械用物消毒和周转；有的开医嘱过多或缺乏计划和重点。这些都大大增加了护士的工作量。

医生权威的另一个表现是不听取护士的建议——哪怕是正确的建议。A2是一位资深护士，她曾经质疑过一位年轻男大夫的医嘱："他当时也不高兴，傲气，觉得我一个本科毕业，你一个小护士……"A23在以自己多年的临床经验提醒大夫时，大夫不以为然："他觉得他那书本上是这么写的。"所以，即便后来证明他错了，他也"不太会"表示感谢。

这种等级关系也体现在医护开始形成两个不匹配的婚姻阶层。访谈中男医生C2指出的："（护士）以前嫁医生的多。现在30多岁、40左右的医生吧，跟护士结婚的挺多的。20年前跟护士结婚的多。现在基本上没有了。"

可以说，医生群体在市场化的过程中，再度拥有了优越于护士的地位。

二、医生权威的来源与维系

市场化过程中，医生认为自己拥有权威的理由即合法性来源是其知识的科学性优势和市场价值优势。

（一）医生权威的合法性来源

1. 文凭优势：1000页与200页

医生们将自己的优势地位合法化的首要策略是强调学历之差，即自己所受的教育要比护士多得多，并将学历之差与知识之差相提并论。

一位医生C1认为，"在中国，护士的知识面还有限，知识面还比较低一些，总体知识层面还在大专甚至中专，本科硕士的还比较少。这决定了她总体上知识的，治疗上局限性，没法代替医生做一些处方或做医疗处理，只能是执行医嘱。……中国初中毕业了，到一个护士学校上两三年，毕业了，就直接到医院来上班了。以前大部分的护士就是这样的，占整个人群的百分之六、七十以上，都是一个中专水平，尤其是老护士。"相对而言，医生国内普遍需要 5 年的学习时间。另外一位医生 C5 指出，大夫的学历以研究生为主，而护士以大专为主，二者学历上“差距比较大些”，至于学龄差则“三年都不止，不止。大学或大专什么的话就要差上几年，一般大夫毕业工作都差不多三十（岁）了，护士差不多二十（岁）。”

这种知识的差距的直接表现是即便学同样的东西，深度也大有差距。即在医生们看来，书本的厚度 = 知识的深度。有位学护理的受访者提到，她们前两年学的东西跟学医的差不多。当受访医生 C2 听到转述后，非常激动地说：“那不可能。不一样，肯定不一样。简单的东西可能是一样的，但是深度不一样。比如说同样一本教科书，大夫的书 1000 页，护士的 200 页。”

对医护之间学历之差导致知识水平差距从而影响对二者市场价值的评判，表明中国社会在市场转型以来日趋变成一个学历至上的社会。“新生的考试和评分做法直接助长了‘资历社会’的发展”①。

2. 学科优势：治疗与照顾

有研究者认为，相对于居主导地位的医疗专业来说，护理、社会工作等属于“次域”中的工作，不是服务的主导提供者，只发挥着辅导的而非主导的功能。这是因为，在现代社会，权力的运作与知识的积累存在着密切的关系。建基于实证主义哲学之上的现代科技理性衡量专业化程度的标准是专业理论的解释能力和专业技术的实用性及有效性。由于医学理论的解释能力及医学技术的实用性和有效性被认为在健康保健领域最强，在医疗实践中，医学专业享有更高的专业权威②。

在护士、医生和病人看来，医护之间的边界是清晰的，医学负责治疗（cure），护士负责护理照顾（care）。或者说，医护两个专业知识的差别在于前者是治疗性的知识，后者是照顾性的知识。前者被看成高于后者，显示了两种知识在学科序列上的等级位置。护士 A8 就发现，当患者需要医护人

---

① ［美］华勒斯坦等著，刘健芝等译：《学科 · 知识 · 权力》，三联出版社 1999 年版，第 49 页。

② 廖衍杨韬：《社会工作在精神科权力结构再造中的渗透与实践》，北京大学社会学系 2009 级硕士论文，第 12—13 页。

员解释自己病情的时候："有的病人，护士解释没用，或者病情什么的，还是他们（大夫）解释得更清楚。……一些病理上还是大夫明白，再一个是心理。"

尽管有医学专家强调现代医疗设备仅为提高诊断的正确性提供了一种辅助性手段，不能代替临床诊断[①]，现代医学应从"还原模式"向"系统模式"转变[②]，发挥中医思维方式的整体性、宏观性和模糊性具有的潜力[③]，但现代西方医学的特点是逻辑性、科学性[④]，这一点仍是公认的现实，不少医学人士继续强调"分析方法万岁"，认为科学方法、先进技术、现代设备是"加速我国医学科学发展的三个基本条件"[⑤]。

在研究内容和方法上，尽管临床判断中的资料与理论、真理与价值、逻辑与直觉、情感对临床判断的影响等问题也是医学探讨的内容，医学中的人文精神建构也日益得到关注与强调，但"从病追查病因是临床医学和流行病学的主要任务，探求其中因果关系是重要方法"[⑥]。医学以定量、分析方法为主，临床医学中的诊断更多地依赖于高新技术和机器，依赖于数理统计模型等方法。医学强调自己独特的"目标、方法、能力和实质专业技能"，在目标方面更多地强调对病理的把握，在方法上强调"科学性"（定量为主，特别是数学方法的应用），在能力和技能上强调手术能力。

在我国现行的学科专业目录中，护理学是属于医学门类临床医学一级学

---

① 王国强、宋文波：《医学方法论的新探索——第四届全国中青年医学方法论学术讨论会总结》，《医学与哲学》1995 年第 16 卷第 6 期总 169 期。

② 本刊编辑部：《我国医学科学方法论的若干问题——我国首次医学科学方法论讨论会综述》，《医学与哲学》1983 年第 7 期。

③ 王国强、宋文波：《医学方法论的新探索——第四届全国中青年医学方法论学术讨论会总结》，《医学与哲学》1995 年第 16 卷第 6 期总 169 期。

④ 王国强、宋文波：《医学方法论的新探索——第四届全国中青年医学方法论学术讨论会总结》，《医学与哲学》1995 年第 16 卷第 6 期总 169 期。

⑤ 本刊编辑部：《我国医学科学方法论的若干问题——我国首次医学科学方法论讨论会综述》，《医学与哲学》1983 年第 7 期。

⑥ 本刊编辑部：《我国医学科学方法论的若干问题——我国首次医学科学方法论讨论会综述》，《医学与哲学》1983 年第 7 期。

科下的二级学科。而在美国、英国、加拿大、澳大利亚等国，护理学是属于医学科学或健康科学学科群中的与临床医学平行的学科①。护理专业不仅在方法论和方法上的体系建设尚在摸索阶段，大部分院校的护理教学尚未形成护理专业的独立课程体系，课程设置模式主要在传统医学模式的基础上增加几门护理专业课程和人文课程，护理仍从属于医学、并且按照医学模式进行护理学的教学和科研。限制了护理教育专业化和护理学知识体系化的发展②③。护理学更强调人文性和情感性这些在学科序列中被认为缺乏科学性的特质④。

医护的等级还在于二者的分工关系是一种理论与实践的关系，或者说嘴和腿的关系。如医生 C5 认为："具体的由护士来做，但是对一个疾病来讲，疾病从发生、发展及病因等等这些，医生的了解会更多一些，包括它们治疗、治疗的效果会是怎么样，它可能会产生的一些并发症会是怎么样，可能这些对医生来讲会更专业些。"

可以说，这种体力脑力的分工和等级也是医学实践中的优势来源。对护理 / 技术关系的研究也能突显护理中手的劳动的文化问题。护理往往被看成不过是医生之手，并在脑力或是智力工作的二元论中处于下风。中国传统文化中对体力劳动的轻视、当下对现代科技理性的崇尚也强化了医护中的专业权力关系。

3. 市场价值优势

事实上，医护之间的学历乃至知识的差距在改革开放前也存在，医生在市场化的过程中能够重新招回自己的权威，在医护关系中处于优势地位的根本原因是其知识在市场上更有价值，更有回报。就是说，在市场经济下，

---

① 段志光、王爱珍、王斌全、王倩、孙玉芳、孙娜：《南丁格尔奖获得者的教育教学价值取向研究与实践》，《中国高等医学教育》2008 年第 12 期。

② 段志光、王爱珍、王斌全、王倩、孙玉芳、孙娜：《南丁格尔奖获得者的教育教学价值取向研究与实践》，《中国高等医学教育》2008 年第 12 期。

③ 吴蓓雯，曹伟新：《从中美护理教育现状分析中国护理本科教育面临的挑战》，《护理研究》2006 年 5 月第 20 卷第 5 期上旬版（总第 177 期）。

④ 段志光、王爱珍、王斌全、王倩、孙玉芳、孙娜：《南丁格尔奖获得者的教育教学价值取向研究与实践》，《中国高等医学教育》2008 年第 12 期。

医生的知识被看作更有价值的。相比之下，护士的劳动无法体现为经济效益。2018 年，三级公立医院门诊住院收入中 53053.3 万元，其中护理收入为 1483.5 万元，仅占 2.8%，而检查、治疗、手术收入三项合计 16117.1 万元，占 30.4%。[①]

访谈中，不少医生明确指出，医院创收主要靠医生。如医生 C1 如此描述医护商业价值的差异："你比如说门诊也好，在哪里给人拍片子，看病，你一个月能创几百万的价值，护士只是把这几百万的价值让它……保驾护航。"医生创收的手段主要包括给患者开检查单和药单。"检查，主要是检查这些。"（A11）"医生开药，你为什么说他们的收入没法定呢，同样的药比如说咱们常用的头孢类东西，医院里面能有十多种都叫一个名字的药，就是一类的药，头孢这类的药，你给哪个回扣高他肯定用哪个。"（A16）"他有开药，该开的药开，不该开的药也开。（没有约束他的对吧？）反正有约束他自由度更大，护士没有这个权力，没有主动权。"（A23）

这一方面导致医生对护士的主导意识和优越感："他们认为是一个是学历高，完了他们有主导意识，这个病人我说给他开什么药，他就挣什么药，感觉好像这钱都是在我笔下。……如果没在我笔下，你能挣到钱吗？"（A17）另一方面也导致医护收入的差距。医生 C1 认为："以前挣钱差不多。应该说都不挣钱。现在可能护士看医生，哎，怎么挣这么多钱？有可能心理不平衡。"护生 D2 在医院实习期间观察了医护人员的收入情况，发现收入上"护士一般就是两块，一个基础工资，一个科室或者医院的分红嘛，她的工资来源就是这两块。他们大夫的话，可能来源就会比较多一点，然后这就会有差距。"护士没关系，因为你工资就这么多。（A23）

相对于医生合理化自己的高收入，护士则更合理化自己的"不平衡"。如 A11 认为"护士你也没那权限去创收。"A16 则表示护士执行的价值没有得到体现："一点事都没有，皮试是你，做药都得经你手，完了一分钱没有你的。"当被问及是否觉得医生的工作就值更多的钱时，护士 A23 表示"对，

① 国家卫生健康委员会编：《2019 中国卫生健康统计年鉴》，中国协和医科大学出版社 2019 年版，第 106 页。

他们（指医生）认为（如此）。”

可以说，医生知识的价值在市场上能够更好地得到兑现。那么，这种兑换的根源在哪里？归根结底在于医生的处方权。尽管有的医生如C5认为，“现在对医生来讲诊疗费和手术费都很低很低的。”但是检查费和药物费等也是需要医生开具处方后才能发生，更不用说其中的灰色收入了。对于医院来说，没有医生的处方权，就不可能有医疗费用的发生。用某网友的帖子来说，这种权力的差距是：“护士长年累月不能脱岗，只为了那1千多元的糊口的工资，而医生查完房就可做第二职业，医生动笔就有钱，开药有钱，写病历有钱，开张住院证有钱，开个检查单有钱。”①事实上，医护之间的权力之争，很大程度上就体现在对处方权的争夺上。

（二）医生权威的维系

医生群体还通过各种方式维系自己的权威和优势地位，避免受到同一领域内护士的冲击。

1. 核心活的垄断

医生会通过占有“专业性”劳动、规避“无价值”劳动，让自己的劳动增值。

社会学家E·休格（E.C.Hughes）曾建议从所有社会需要的工作里区分出“令人尊敬”的工作与“脏活”，后者指的是那些从事家庭生活方面的工作（如倾倒垃圾），或者使人不悦的身体护理（如倾倒病人的便盆），两种工作由不同的人完成。在医院，同样的分工也存在，一边是实验新的治疗方法或者操作尖端技术的专业人员，另一边是被认为没有职业技能的其他人员在给病人打扫厕所。专业人员的地位是“工作的道德分工”的结果，因为那些不太体面的工作被交给了下级职员，全体工作人员由医生到护士，再由护士到护理人员。让·彼耐夫（Jean Peneff）对法国西部一所医院进行了实地观察研究后发现，一部分脏活由护士完成，这些脏活包含了污秽、气味、身体

---

① http://survey.news.ifeng.com/result.php?surveyId=6228 上网时间：2010年5月13日。

护理、接触到病人的隐私等带来的极度的压抑气氛[①]。

实际上，分工不仅是道德的，更主要是权力的结果。医生利用自己的权威，将那些辅助的、体现不出（经济）价值的工作交给护士干，从而为自己腾出时间干更“重要”的工作。护士不得不干琐碎的活，既包括医学领域内的边缘性工作，也包括医学之外的活如人际关系和管理病人等不得不做的工作。实际上，让护士成为自己的助理是医生容忍护理专业、护士存在的根本原因。医生 C1 认为护士存在的价值和贡献在于：“最简单的说，就是医生需要既懂一些医学知识，又能跑腿的这样一些……你不能说好些事，量个血糖，量血压啊，量个体重，发个药（都让医生去干）。需要感情细腻，对人好，准确理解，安全执行的人。护士是这样一个角色。……（医生）统筹全局，相当于一个帅才，一个将才吧。就是这么一个关系。……但是都是不可或缺的。你不可能光杆司令去打仗去。”另外一位大夫 C2 也不讳言：“护士承担了那些工作，我们就可以干别的，手术什么的。护士做的事，医生可以做，但是琐碎……”

医生会让护士帮忙干医学领域内相对简单的活，特别是在责任归属边界不那么清晰的时候。此外，对于没有明确归属的非医疗方面的事务，即所谓的杂活，医生也更有可能规避。如医生 C5 谈道：“医生这边，可能来诊了，会很忙，他可能由护士来通知医生，很多都是这样。所以对生命体征的观察对护士来说是挺……什么时候该通知医生，什么时候是安全的状态，所以这些对护士来说会更那什么一些。”

护士们对这种分工并不认可。如 A16 以国外的医护分工为例：“我不知道你对国外的护士了解多少，像欧美护士他是不干治疗的，所有在病人身上的操作全是由医生完成，就是说……就是说扎液这个活肯定是大夫干。”另外一位护士 A17 也表示护士承担了太多工作：“病房倒是我听说过。大家都在里面休息的时候，然后让护士给收拾，我们听到的时候（说）凭什么呀！……大夫看完了人家不管了。他跟病人接触的时间毕竟少。……护士不

① [法]菲力普 · 亚当、克洛迪娜 · 赫尔兹里奇著，王吉会译：《疾病与医学社会学》，天津人民出版社 2005 年版，第 88—89 页。

光管医疗，吃喝拉撒住什么的其实啥都管。”

这种所谓的“无价值”的劳动也反映在情感劳动的分配上。在医学界，广为流传着纽约医生特鲁多的墓志铭：有时治愈，常常帮助，总是安慰（To Cure Sometimes，To Relieve Often，To Comfort Always）。这段话既说明了医学的局限性，也蕴含着医学应有的人文内涵。细胞病理学说的创始人、德国病理学家维尔啸（Rudolf Virchow 1821–1902 年）有一句名言，即“医学是一门社会科学”[①]。不少医学专家认为，抽去医学的人文性，就抛弃了医学的本质属性。安慰，既是在平等基础上的情感表达，也是医学的一种责任和医学能力。

近些年，国内医学界也在反思和重建医学的人文关怀，发表了不少相关著作和文章。2012 年，国内医学人员赴德研修时惊奇地发现：每次查房的主查医生都与病人亲切握手，有时甚至坐下来与病人聊病情。病人不但熟悉自己的主管医生，而且对上级医生也非常了解。医护人员每隔 1 小时就会与病人亲切交谈一次，无论病人病情轻重[②]。

T 医院最负盛名的科室的主任、“全国创先争优优秀共产党员”称号获得者 W 某在受伤住院期间作为患者，对患者的情感需求进行了反思[③]：

> 这 14 天，他切肤地体会到了病人的需求病人的希望。病人希望得到最及时的治疗，希望知道治疗后的效果，希望医生出现在病房，希望医生能倾听自己对病体感觉的诉说解除自己的种种疑问，希望得到组织功能恢复训练的指导……他也体会到了，医生的每一个笑脸都能让病人感到温暖，每一个耐心解答都能让病人的精神放松，每一句温情的话语都能让病人得到心灵慰藉，即便囿于当代医学水平和医疗条件，病人的某些希望还是奢望。

---

① 薛公绰：《世界医学史概要》，学苑出版社 1995 年版，第 82 页。

② 高志棣、杨凤：《德国医生用大量时间与病人交流》，《健康报》2012 年 9 月 4 日第 6 版。

③ 来源：内刊。

但是，当今中国医生大部分只“治愈”而不“帮助”和“安慰”的现象依然存在，真正善于换位思考、善于给予病人帮助和安慰的医生比例不高，这也激发了许多医患矛盾[①]。在定义什么是相对不重要的工作时，医学中的“心术”“仁术”或者说对病人的情感劳动相对于能直接带来学术或市场利益的工作，被一些医生认为是对自己时间的浪费。在医学模式转变和医疗服务市场化的过程中，要求全部医务人员更多地关注病人的心理需求，即进行一定的情感劳动。但是，这种责任往往更多地落在护士身上了。

医生们认为确实存在患者的情感需求，但他们往往拒绝承担。如C1认为，确实有要求对病人态度要好一些，但是“医生还担负医德、责任什么……，很多很多的。”C2则对患者的情感需求表示直截了当的不满和拒绝：“有的病人为一些鸡毛蒜皮的事，就把你叫到病床，叨叨叨叨说半天。医生你有其他的工作，不是只有一个病人，自己所有的什么的，有的扯的根本不是医疗上的事。看沟通，我不爱听的，就说：打住，咱们不谈这个。”在患者面前，他具有这种绝对的权威和权力，病人“畏惧大夫。你在这里住院，处理，敬畏吧。”但他认为，“护士不一样”“护理不一样”，因为“有的病人打心眼里看不起护士。”这就导致护士无法拒绝患者的要求：“这样的人，跟病人之间稍有问题，有的护士又不是特别能……忍。”这种对情感劳动的规避有时是借用医学的“理性”来进行的，如大夫C5解释道：“不能跟亲人一样在那嚎嚎在哭，给他知道病情后手足无措，这种情况是不可以的。你可以有同情，但是……（理性化？）嗯！……医生这个职业本来就是一个很理性化的职业。……医生是个理智的职业的，他需要理智地去分析病情各个方面。……医学应该是很严谨、科学性的一个学科。”

相对比之下，护士较多地认可自己应更多地承担针对患者的情感劳动。如护士A14认为：“反正现在护理就是归护士，做心理护理。”A20也同意：“要算责任的话，就得在病人呆着（的时候），病人所有的吃喝拉撒，包括所

① 孟宪红：《医生被刺应该谴责谁》，《健康报》2011年2月10日第5版。

有的治疗什么的都归医护。”医生一方面没有时间进行这种情感劳动：“医生多数还是做手术，跟你看病跟你谈你的病情会怎么样，然后用药，大夫更没时间了。”（A14）另一方面也没有必要进行这种情感劳动：“（医生）早上起来查房一次，如果没有什么事不需要换药手术又完事了，那他没有必要见他。”（A20）护生 D2 从医学模式的转变角度谈到了在护理中对患者进行情感劳动的必要性：“希望护士能更多地关注病人，加强跟病人的沟通，然后了解病人的一些心理，然后一些那些情况，就是让病人在病房里面也能够住得比较舒服，不仅仅来看病，也能心情愉快，住的比较好一点。”尽管她同意医学模式的转换不光是针对护理，医学也应该如此转向，但这项工作医生不会做，仍然会全部交给护士：“是这样要求，但是感觉没有太大变化，他们还是每天查查房，然后没什么事的时候就待在办公室写写病例，然后有什么事的时候就来看看病人，就不会像护士这样，就是经常去病房看看病人这样的。”

阿伯特认为，职业的内部地位取决于职业工作的纯洁性（purity），而职业工作通过祛除非职业因素而获得其纯洁性。[①] 通过将护士助理化，医生得以祛除他们认为的“非职业因素”来获得这种“纯洁性”，集中于自己认为重要的工作。而护士的专业性就在执行医嘱、处理琐事中消失不见了。特别是由于医护比的长期倒置[②]，护士的工作更多停留在简单执行医嘱之上了，难以在专业化道路上得到长足的进步。

2. 专业壁垒的设立

2010 年，由于医生严重短缺，美国约有 28 个州考虑加强护士的职责，扮演医师看诊、开药等角色。美国医学会大力反对，主席威尔森（Cecil Wilson）说，不能因为某一种专业人才出现短缺，就改变了整个医疗制度的

---

① 刘思达：《职业自主性与国家干预——西方职业社会学研究述评》，《社会学研究》2006 年第 1 期。

② 根据《2009 中国卫生统计年鉴数据》计算出来的医护比，1949 年为 1：0.09；根据《2011 卫生统计年鉴》计算出来的医护比为 2010 为 1：0.85。按照 1978 年国家卫生部综合医院组织编制原则，医护比应为 1.00 ： 2.00。

各种标准，“我们应该要培训更多的医生才对。”[①]

发生在美国的医生群体对职业边界的维护在中国同样发生着。曾几何时，护士有机会转为医生，有的报考护理专业的时候以为有转为医生的机会。二十世纪三十年代中期之前，护士是西医的一个重要来源之一：“目前西医的来源可分三种：一由国内正式学校卒业，二系各医学校肄业及非正式医学校卒业，三系由护士出身，其中尤以二三两种为最多。”[②]当时男性能够参与到护士职业中来的，主要因为可以到各城市乡村独立门户开诊者，可以当军医[③]。但对于护士转为医生，医学界一直有人表示反对：“政府对此，虽定有考试条例，然拖延复拖延及今仍未执行，此项人才应如何取缔，亦似应有妥善之办法。”[④]到了1935年后，政府对于医事建设“认真加以整顿，过去男护士之出路，早已断绝并加取缔”[⑤]。

到了二十世纪六七十年代，国家号召“克服医生和护士之间的等级观念，提倡医护结合、一专多能。”六十年代，在重庆各市属医院和沈阳市第一医院，医生参加一些护理工作，一些工龄较长、临床经验丰富的护士也做一些力所能及的治疗工作[⑥]；上海市杨浦区中心医院从一九六八年开始，试行亦医亦护、医护结合的做法，医生以医疗为主，兼学护理；护士以护理为主，兼学医疗[⑦]。六十年代毕业的，许多有经验的护士当了医生[⑧]。

但是，现在这种现象又“不可能了”，显示着医护之间专业壁垒的再次

---

① 中新网：《美国医生短缺，28 州拟将护士扩权扮演医生角色》，2010 年 04 月 15 日，中国新闻网。

② 馨：《卫生行政与医药问题》，《医学周刊集》1932 年第六卷第三期，第 164 页。

③ 田维范：《关于男护士出路之商榷》，《医事公论》1935 年第 2 卷第 19 期。

④ 馨：《卫生行政与医药问题》，《医学周刊集》1932 年第六卷第三期：第 164 页。

⑤ 解冰士：《中国男护士将往哪里去》，《医事公论》1935 年第 2 卷第 18 期。

⑥ 人民日报评论员：《提倡医生护士更好地结合》，《人民日报》1966 年 1 月 18 日第 3 版。

⑦ 佚名：《上海市杨浦区中心医院深入批判修正主义医疗卫生路线 培养“一专多能”的医护人员 医生以医疗为主，兼学护理；护士以护理为主，兼学医疗》，《人民日报》1970 年 9 月 10 日 4 版。

⑧ 人民日报评论员：《不是亲人 胜似亲人——论全社会都要尊重护士爱护护士》，《人民日报》1981 年 5 月 7 日第 1 版。

建立和日益坚固，标志着医生群体在捍卫自己边界方面的成功。正如纪亚流（Thomas F.Gieryn）有关学术知识组织的论点："长久以来，知识分子生态系统借持续不断的分门划界，以便达致目标、方法、能力和实质专业技能的表面细分"，分门划界的重要目的是建立界限以保护某学科，边界就标志着所有者的领土，外人不得擅入，以便跟其他学科划清界限。

在广义医学发展历史上，政策曾经允许医护专业之间的流动（主要是护士向医生的流动）。护士 A2 指出，自己读书的时候知道护士可以考医生："那会儿护士还可以考医生。也是太幼稚了。（说是）护士毕业后可以考医生，才 15、6 岁。"A11 亲戚的经历也表明了这种可能性的存在："我舅妈以前是助产士，是在县医院工作了很多年，就有一个机会，比如说要到基层去，就是到乡医院去工作可以转为医生，她转成医生也很多年了，但在这种三级甲的医院是不可能的。"A16 求学期间"那老师就说这个出来以后能当大夫。"A17 也指出"以前护士可以转医生，可以干医生的活。"

但是，这种可能性逐渐消失。护生 D2 也指出，护士转为医生"以前可以，现在不行，现在不行。我记得好像就近几年开始吧，就不行了。"护士 A2 当年在护校学习几个月之后，得到通知"说护士流动太大，不允许考医生了，只能考护士。这一辈子就扔下来了。"A8 觉得当前护士转医生"可能性不大，除非你特别认真刻苦地学。基本上不可能。"A10 则断定"护士转不了医生。"A11、A20 也认为这种转换"不可以。"

从上述访谈记录可以看出，在过去，尽管流动仍然受到种种限制（只能在基层、多转向妇产科等），医护之间毕竟曾经是可以流动的（主要是护向医的流动）。A2 获悉的"不允许考医生"的原因是"护士流动太大了"。事实上，在医学和护理学的竞争中，医生们始终反对建立起一个强有力的竞争者。这种壁垒在教育阶段已经形成。一方面，护理学的学生很难转系到临床医学专业。护生 D2 指出："以前北医还能转呢，现在就不行了……是考研还是什么时候，反正以前能转，现在不行。……现在你可以转去别的专业，但是你不能转临床。（临床？）对。我阿姨就是转的，她以前也是护理的，而且是那种大专的护理，以前是那种，她是可以转妇产科什么什么的。（科也限制？）好像没有什么太大限制，但是会转妇产比较多。”另一方面，医学不设第二学位。医生 C5 指出：“你不是法律的一个学生，你可以去考职称；但是你不是一个医学生，你没有资格去考医生执照。就是这样子的原因，你连资格都没有。（这就是医和法的不同？）就是说医学和其他行业的有很大的区别，就在这一块，医学没有说是第二学位，就像当时学外语、心理学等等这些，有第二学位，你可以修，但是医学从来不会是第二学位的。”这就堵住了护理专业向医学专业跨进的缝隙。

护理专业由此继续成为医学领域内“有限的栖居”①。

3. 话语权优势

医生在医疗机构和医学学科领域内的代表多于护士，这也使得他们在制定政策及规章制度的时候更有话语权优势。

组织以规章制度的形式在科层制中划分专业职责和工作范围，并允许不同专业根据其专业职责掌握相应的组织资源。专业权威高低和功能性大小成为组织衡量及设定专业权力的标准。强势专业会因为在纵向权力结构中拥有更大的权力能够保证自己获得更多的组织资源、拥有更多的纵向权力和更强的专业权威。②

尽管护士在医院中占据工作人员的大部分，但在领导层，却是不成比例地缺席。A14 指出：“我觉得护理部还是权威不是特别大，因为在医院还是医生……像院长都是医生。”A19 发现医院管理者如院长“肯定全是那些大夫出身的，好像没有一个是护理院长，就没有护士这方面的。”据 D2 了解，“国内护士混得最好也就是副院长，反正不会有太高的那种管理职能。”A13 认为这是医护关系不平等的一个原因：“因为医院里的领导全是大夫出身，大夫本身都看不起护士。他觉得自己医术水平很高，护士有什么医术？就干这些辅助什么的，就行了。……院长什么的都是大夫出身，但没有护理人员

---

① Margarete Sandelowski, *2000. Devices and desires*: *Gender*, *Technology*, *and American Nursing*, Chapel Hill: University of North Carolina Press.

② 廖衍杨韬：《社会工作在精神科权力结构再造中的渗透与实践》，北京大学社会学系 2009 级硕士论文。

当院长什么的。”

不仅在医院，而且在整个医疗卫生系统中，决策者里都鲜见护士出身的代表。这一点是与其他领域女性在领导层的代表缺乏具有高度一致性的。从国家卫生部网站提供的信息来看，2012 年，卫生部 10 位部长级领导人中仅有排名第 10 的副部长是女性，且除了两位是社会科学出身（经济学和法律）外，其他人均为医学背景毕业（8 人中有 2 人为中医学），无一人有护理学教育、工作或管理背景。在政策制定专家中，护士出身的也极少。从国家卫生部网站 2009 年公布的“卫生部第五届政策与管理研究专家委员会名单”[①]来看，24 名国内外专家中仅 3 名女性，无一有护理学背景。

由于话语权的缺失，在定义自己知识的价值以及面对专业壁垒时，护理从业者也就往往更加脆弱了。护生 D2 认为：“就是感觉决策治理的时候，护士能说话的就不是特别多，就是话语权不是很多。就像一些协会什么什么的，就是制定政策那些，真正护士参与的就不太多。而且参与那些也不是能够切身来到临床的。……脱离临床很久了，所以就不太了解现在临床的情况。”（D2）

4. 性别意识形态

国外统计证据显示，尽管进医学院的男女数量平等，仅 15.5% 的主治医生是女性，医学学术权威中的女性更少[②]。在中国，同样的性别结构和性别关系的影响也在一定程度存在：绝大多数医生特别是外科医生、主任医师是男性，女医生更多地集中在内科和妇产科等科室，在国家卫生系统及医疗机构内女性的发言权相对较少。医生 C2 就观察到：“外科是男的多，内科女的多。我们科室外科基本上是男的。”

调查中发现，两位年轻的男医生 C1、C2 认可目前这种医生主导、护士辅助的关系。如 C1 认为，“中国的护士只能起到执行医生医嘱的角色。要

---

① 蔡仁华：搜狗百科 https://baike.sogou.com/v62875934.htm。上网时间：2020 年 10 月 11 日。

② Sarah J Sweet and Ian J Norman, The nurse-doctor relationship: a selective literature review, *Journal of Advanced Nursing*, 1995, 22.

达到相互配合，相互弥补的还达不到。”在他看来，护士的工作没有什么技术性和重要性：“护士做的主要是核查，是不是给这病人输，别给输错人了，（量）是不是这个药。要三查七对。把这个做好了，基本她就没什么责任。实际上这个也没有什么复杂的，也就是一个细心的活呗。”C2 观点类似：“医生相对还是处于强势。一般护士还是要遵守医嘱。就是及时不及时，认真不认真。医疗主要还是医生。”

对医护之间的壁垒，男大夫比较敏感，反对护士的高学历或高职称，如 C1 认为：“主任护士，我们医院都没有，全国也没有几个。但是没必要，又不当领导，除非是护理部主任，你得要副主任护师职称。达到领导级别的。但是你没必要，一般的没必要。”此外，男医生更认可女性的传统性别气质，认为女护士应该好看、温柔，老实。医生 C2 觉得“其实医院应该找一些性格温柔……（思考中）老实，没有很多事儿的那种。”C1 更强调护士的外形具有女性气质：“你比如说要是看到一个长得比较娇小的，或者长得好看的给你打针，你可能心理上舒服一些。”

有专家认为，女权主义运动的推进和性别平等的提高，可能会改变医护不平等关系的格局。斯坦等人的调查发现，随着女医生和男护士的数量增加，可能会改变传统的护士处于从属地位的性别角色和典型的男性统治、女性服从的关系①。加拿大一项研究考察医师性别对女护士行为影响的研究发现，当护士和医生都是女性时，二者关系中传统的权力不平衡消失了，显示那些不平衡既建基于专业等级上，也建基于性别等级之上②。

本调查发现，女医生中也有轻视女护士的情况。但是，相比于男医生，女医生往往更能与女护士建立平等的乃至朋友式的关系，日常相处中体现了相对平等的模式。与男大夫相比，女大夫对护士往往更加友好，更能体谅护士们劳动的辛苦。如医生 C5 就对护士的劳动表示了同情：“就是

① [美]威廉·科克汉姆著，杨辉、张拓红等译：《医学社会学》，华夏出版社 2000 年版，第 219—220 页。

② [美]威廉·科克汉姆著，杨辉、张拓红等译：《医学社会学》，华夏出版社 2000 年版，第 219—220 页。

很多人很费劲，真的很费劲，很多护士就是腰椎的问题很明显，就是长期的这种工作对她的腰椎的损害很严重，其实。”男大夫则没有体现出类似的关注。

同时，女大夫更倾向于认可护理作为一个与医学不同的、平等互补的专业，并不坚持和维护医护之间的专业壁垒。女医生 C3 在谈及医护之间的专业技术水平的差别时认为：“这个差别不太好说，因为有的时候我觉得差别应该越小越好。”在她看来，医护之间“只不过是分工不同，比方说医生开医嘱，然后护士去执行，在执行的过程中，她也应该了解这是对的或是错的。”虽然存在专业差异，“只不过是岗位不同，但要求应该都是一样的。”医生 C5 也强调医护专业上的差异没有等级高低，自己在某些知识点上可能比如护士：“其实有很多东西侧重点不一样。比如说对一个病人褥疮的护理，可能我知道的不如护士多，就是一个皮肤的压迫，我所知道的就是一个皮肤的压迫，然后用上些药物，但是具体用什么药物，具体的由护士来做。”只是“对一个疾病来讲，疾病从发生、发展及病因等等这些，医生的了解会更多一些”。虽然她和男医生一样谈及了医生对病理知识掌握更多，但并没有因此表现出类似的优越感。女医生 C4 认为医护之间的关系应该是“互相帮助。”尽管医护之间的专业水平和技术水平有一定的差别，但她并不认为这种差异是本质性的、不可改变的：“现在我觉得护理这方面，她们学历也在增高，对护理的标准越来越高。”在谈及护士是否可能变成医生时，她也表现出更多的弹性：“如果她系统地去学习，我觉得也没什么不可能的。”

考虑到护士构成的高度女性化及男性在医学领域中的优势地位，当谈到医生—护士关系时，“性别仍旧是形成互动性质的一个重要因素。”[①]

---

① ［美］威廉·科克汉姆著，杨辉、张拓红等译：《医学社会学》，华夏出版社 2000 年版，第 219—220 页。

三、护士的辩护与反抗

对医生的优势宣称，护士们并不完全认可，而是认为医护本不同，护理也有“专业”。她们在工作中采取各种方式捍卫自己的专业尊严，并要求医护关系从主辅关系转变为平等互补关系。

大部分护士赞同医护之间的差距存在一定的合理性，在知识方面有差距。特别是年轻的、工作年限少的护士以及还在就学的学生，更加趋向于肯定学历之差及其合理性。不过，即便是这种对差距的承认，也是有限的：

一是认为护医之间的学历差距不意味着智力或能力水平的本质差距，这体现在选择专业时的入学考试分数差距并不悬殊。D1 的高考分数线超一类线很多分，“和临床医学的分差别不大。”D2 的高考分数“去复旦那些学校都没问题的。”49 岁、工龄 30 年的 A16 是“文革”以后第一拨中专生，“当时我们那个分要上大学什么的肯定没问题。”二是认为差距不应该泛化，用大夫的最高学历去比护士的最低学历，抹杀其他可能：如大夫的最低学历，以前也有大专，现在也有本科，而护士也有硕士学历和博士学历的。应该在同一学历水平上去比，例如本科护理知识与医学的差距并没有那么大。如 A11 认为：“他拿本科的书和中专的比当然要多很多。”实际上，根据《2019 年卫生健康统计年鉴》，2018 年医院里的执业（助理）医师中研究生、大学本科、大专、中专、高中及以下的比例分别为 20.3%、51.4%、20.5%、7.3% 和 0.5%，而注册护士的相应数据为 0.2%、23.5%、50.4%、25.5% 和 0.5%。[①]虽然前者研究生学历和大学本科学历的比例大大高于注册护士，但以大专及以上学历做比较，则二者之间仅有 18.1 个百分比的差距。而且，医生中 20.3% 的研究生比例与医生给自己所属群体塑造的都是博士、硕士的形象并不一致，也和社会认知的医生都是博士、硕士学历的印象并不一致。三是护士们普遍认为，医护学历上的差距所带来的收入和福利之差不应该如此之大，更不应该变成人格上的差距。

---

① 国家卫生健康委员会编：《2019 中国卫生健康统计年鉴》，中国协和医科大学出版社 2019 年版，第 46 页。

（一）专业层面的辩解与争夺

1. 辩解：差异而非等级

（1）“不一样”的知识

调查中，护士们更强调医护专业的差异性，“不一样”。即认为护理也有专业性，而不是给医生做辅助工作。二者是互补而非主从关系。

首先，护士们会强调医护知识存在交叉和相同的部分，以缩小专业之间的差异。如护士 A13 强调：“护理专业，其实也学病人怎么医怎么样怎么样。比如他们打眼针，他们会，我们也会。……其实差不多。也是背那些东西。”护生 D1 认为：“从专业上我觉得我们护士不是跟他们比不重要，是一样的。”D2 认为医护“你要学的很多东西其实都是差不多的。只是出来之后，你注重的方向不一样……一些基本上什么病理、病生理那些是差不多的。……因为我们学的病也比较少一点，没有他们分得那么细，要求也不会有他们要求那么高。”

更多的护士会强调两者培养方向上的差异，以弱化等级维度的评价。如 A10 认为，医护之间“专业不一样。不好说的。”A14 强调“护理和医生的方向都不一样。在学校里学的内容方向。……大夫他不学护理，他学的都是医疗方面，我们学的都是护理方面的。”A13 也认同两个专业“就是因为学的方向不一样。……护士干护士这套，医生干医生那套。”护生 D2 详细阐述了医护所学内容的差异：“只是出来之后，你注重的方向不一样，特别是你进临床之后，那个医生会更注意观察关于病情啊，然后疾病的判断什么方面的东西。然后护士的话主要是观察病人的一些，就是一些情况，就是一些生命体征啊，一些情况的观察。所以他不会像大夫那么系统地说我要把这些症状综合起来看，说它是什么什么疾病，然后怎么怎么治疗什么的。护士治疗可能有一些是，怎么说对症的感觉，你有什么症状表现出来，然后给你相应的处理，就是这样的。”

有的护士强调医生往往是专科的，可能知识更深入，但护士的知识更宽泛。如 A13 认为“现在不可能是全科大夫，但他（医生）学的专业真的很专，别的一概不知。”护士相对来说知道得更多一些“差不多都知道些。”

还有的护士将知识水平和技术水平进行了区分，如A19认为护士相对于医生“可能还是以基础护理方面为重点，比如说像操作这些为重点。”A21虽然承认在知识水平上“觉得大夫要高一点”，但技术方面“某些东西应该是护士好一点。因为护士每天都在做那些东西。”A20也认为医护“只是不同，让他输液他肯定输不上。”

总而言之，护士们所认同的如A17所言：“护理和医疗是两个不同的，但是又是一个平行线互补不可少的……医疗的一个组成部分。”

阿伯特（Abbott）认为，诊断（diagnosis）、推理（inference）、治疗（treatment）三个元素共同构成了“职业工作最本质的文化逻辑”，而职业的学术性知识则为这一文化系统的运作提供了知识基础，其内在性质不仅会影响职业管辖权的稳固性，享有较高声望的抽象性知识也意味着更有效的职业工作[①]。在强调护理学理论与医学理论的差异层面，护士们努力通过追求护理知识的体系化、提高学历、倡导终身教育等方式，显示护理大部分是脑力劳动。如新的医学模式发展成以人为中心的整体护理，强调护士运用护理工作程序，与医生在同一起跑线上对病人实施侧重面不同的治疗和护理。护理人员具有主动的、独立的解决专业范围内所有问题的能力，并能针对护理问题果断决策和采取措施。[②]其中“护理程序”的概念和步骤（评估、诊断、计划、实施、评价[③]），也表明护理学也是包括诊断、推理和治疗的。同时强调护理程序的几个步骤分为依赖性的、相互依赖的和独立的三类，其中独立性护理措施完全由护士设计并实施，不需要医嘱。

（2）实践知识的价值

针对一些医生强调自己受教育年限方面或者说文凭优势，护士们往往强

---

① 刘思达：《职业自主性与国家干预——西方职业社会学研究述评》，《社会学研究》2006年第1期。

② 陈晓燕：《如何在护理实践中提高护士的专业社会地位》，《“危重病人监测、急救技术与基础护理暨21世纪护理理念发展与资源开发学术交流会”论文汇编》，中华护理学会、中华护理学会南京分会2001年6月于中国安徽屯溪举办。

③ 丁炎明：《运用护理程序对病人实施健康教育》，《实用护理杂志》2003年第19卷第5期总第221期。

调实践和经验的价值，以实践知识（资历）对抗理论知识（学历）。

一方面，护士们认为执行工作本身有价值。在临床工作中，护士往往是发现病人病情变化的第一见证人，其观察和记录为医生的诊疗判断做出了很大贡献。没有护士的工作，很难想象医生如何开展工作。A3 认为，护士的工作价值主要体现在预防性方面，即病人未发生并发症、顺利康复等，都有护士的重要贡献，特别是其持续性的观察能对医生帮助很大："对病人能够发现潜在的一些问题，能预计到一些东西，能给医生提供好多东西。"A13 认为："到最后都是靠临床实践。"A17 也反对唯学历论："医生也有这情况，一味的追求学历、文章，谁还具体的去研究？……可是他就不会反着说，在你笔下的东西，我不去给你实施，这个病人能够体现你笔下的东西的价值吗？那如果都是你的价值那要我们实行干嘛？你都自己实行，你自己动完笔再去动手啊。你还要我们干嘛呀？……那你知识学那么多最终干嘛用啊？不运用到人吗？那你不会运用到人还有什么用，学了干嘛？……我是执行者，我是具体实施者。科学家有几个呀？不能全都在那儿拿着笔去搞科研，去画草图。画出来了谁给你实施啊？谁给你实现呀？那是设计人员多还是工人多呀。你设计再多你不能变成这么多可行性的东西，你还是得靠这些人的。"

一些医生也认识到了护士劳动的价值。如护士 A16 转述妇产科大夫对她们工作的认同："每年的妇产科的大夫都说，他们主任每次年会都说，(护士）帮我们很大的忙。因为你不可能接了电话就，我这放下电话两秒钟就过来了，你最快也得五分钟，你跑着下来也得五分钟。……其实要跟护士搞好关系，大夫很省心。"此外，护士的劳动还能够提高患者遵医的依从性，有利于医生工作的开展等[①]。T 医院某学术权威在自己受伤住院期间也对护理的功能与其受到的忽视进行了反思："对于一个医生来说，手术只是治疗的一部分，还要加上对病人术后并发症及后遗症的预防和治疗、正确的护理和功能训练的指导，才能构成完整的治疗。而后者，却是在医疗

① 赵海璇、梁思华、胡开萍、张志妙、黄泽华：《人文关怀在乳腺手术患者等候冰冻切片期间的应用》，《当代护士》2012 年 4 月下旬刊。

实践中特别容易被忽略的部分。”[①]只不过，护士的这些专业性工作由于可见性不足，被系统性地抹杀了。因为医生的工作具有“立竿见影”的效果，如A14所言：“一些抢救还得靠西医，因为大夫就是你看病吃药才好了，立竿见影。”

另一方面，护士们强调经验积累的重要性。资深护士A2认为老护士“比较有经验，对处室情况比较熟悉。”她讲述了自己与一个年轻大夫的冲突，充分表明了护士对自己经验的自信：“那会儿在骨科，有一个病人是失血性休克，颅压高，晚上10点多送来的急诊病人。应该上甘露醇。值班大夫是个刚毕业的年轻大夫，比较教条。甘露醇应该是晚上10点到早上8点，顶多10个小时。甘露醇应该是每日2次，8小时一次，还是12小时一次？应该是8点一次，下午4点一次。他特教条，开医嘱，晚上10点到次日8点，要求我2瓶给输上。我就说现在一瓶，离明天早上8点时间不够，2瓶是不是多了点。要不先一瓶，观察观察，本来颅压高嘛，等平稳了……他不同意，‘我说2瓶就2瓶。’我就想，你晚上上了，隔8小时，早上6点上不上？6点的上了，8点的是第二天的还上不上？是不是还要按常规医嘱？上，药量太大；不上，不遵医嘱。他说，‘书上就这么说的。’我就第二天早上7点多挂了，到7点的已经接上了，白天的上午上了，有2个小时拉开。后来我跟主任说了这事，主任也生气，开科室大会批评他，‘你一个年轻大夫，不听老护士的。’”

她们反对学历决定论，强调自己的经验和判断的价值。如A11认为：“其实一个护士比一个年轻的大夫经验要丰富得多，有很多情况下都是护士先发现的，是护士在做出正确判断。……”A15发现：“（急诊护士）她有时候可能会指导医生。就是说，在遇到急救这方面，因为护士就是说常年在这干他都比较有经验了，如果有的年轻的医生，年轻的医生不如一个老护士知道的更全面。她可能指导这个人该干什么干什么，不慌不乱。年轻的医生可能遇到这种事情，可能会慌了手脚，就是这样。”这也是临床的机动性决定

① 来源：内刊。

的。A16 讲述了老护士的经验和年轻医生的傲慢：“对于年轻大夫来说抢救敌敌畏他没有经验，但是像我们真是从那个时候过来的，用的每一味药你会记得清清楚楚的，你会跟他说，你比方说吧，李大夫这个病人这么治不行，你的药给少了，他根本不听你的。（不听？）他根本就不听你的，表现得很傲慢，你一个护士你怎么能指挥我啊？可是那个病人真的是……”A23 同样在年轻医生面前有知识上的自信：“因为不是说所有大夫都是对的，尤其是小大夫，他会出很多错，都得在后面督促。”护生 D1 在实习中也发现：“一些年纪大的护士，经验比较丰富的，比年轻的大夫还知道怎么开药，只不过她们没有这个权力。”

护士们认为，经验的价值必须得到重视，这些经验很多时候比书本知识更能解决临床问题。如护士 A11 总结道：“我觉得当护士的，重要的不是学历，是能力，不是说你会念书就可以了。比如说读到研究生或博士，可能做做研究什么的还可以，但是在临床不太适用。”A16 也认为对病人来说“当然是经验重要了，学历真的不重要，对医生来讲也是，现在医院都要求博士、硕士，真的不好使。真没有那个你工作多少年的经验重要，对什么人来，尤其搞医这个行业经验永远比学历重要。”

但是，护士在实践中积累的经验并不总是能够得到认可。一些案例中，即便后来证明大夫错了，他们也不会感谢护士。如 A2 不遵医嘱避免医疗事故后，大夫很生气，“他那意思是，‘我是医生，你是医生？’……他当时也不高兴，傲气，觉得我一个本科毕业，你一个小护士……”她时候还要给管理人员说：“是我不对，我没遵医嘱。我是错的。”A23 发现给大夫提出建议后，有的时候他还能接受，但有时候就不行：“学历高的不行，但实际上他真是不知道，真是不懂。……但他觉得他那书本上是这么写的。”

而 T 医院一位老医生成为患者后，对护理自己的护工的知识叹为观止，并对医学的实践性进行了反思，认识到“实践出真知”①：

① 来源：T 医院内刊。

护工老王会阅片（看X线片），知道不少功能康复肢体训练的知识，毕竟在骨科病房耳濡目染10余年，也算是得到真传了！……老王还会“用药治病”，也许是见得多了，他还知道哪种止痛药对我最有效。说实在的，我这个医生都感到惭愧，因为我不懂呀！实践出真知。医学是实践的科学。不管他所受的教育如何，只要见多识广，再加上勤劳和敬业，一样能成专家，一样能在某个领域崭露头角，受人尊敬。

2. 专业的竞争与争夺

针对医生强调自己知识的不可替代性，护士们更强调知识的可建设性，否认医护之间专业壁垒的坚固性。

护士A13强调护士只是没有相关的医学处理权限，如开医嘱。但她认为有的大夫“连开个药怎么开都不知道，还不如护士呢！就这工种，我都能当这大夫。”她对医生的专业知识的认识是“他们属于上手使”，知识相对多一些主要因为学习时间长：“培养这么一个大夫，需要十多年。”这便不是不可跨越的鸿沟：“我要干我也可以，递递东西而已、扶扶东西，慢慢自己练练动手，其实没什么太大区别。”也就是说，她认为双方知识储备上差别没那么大，如果给自己机会和时间，自己也能成为医生。

A23认为，在一个处室工作十几二十年，接触病例多了，耳濡目染，很多知识和处理办法自己也掌握了：“做治疗才能知道很多病应该怎么治疗，你看病例都能学。……就是说很多东西你看大概也能知道。”这是因为，如护生D2所认为的，多数疾病都是常规病，“差不多的病人你开的药都差不多。……都是比较常规的药”。

这在一定程度上是医护之间专业争夺的表现。这种争夺最突出和集中地反映在护士处方权的问题之上。护士处方权是指针对病人的心理、饮食、用药以及护理级别和疾病的发展所做出的判断和决策。这一概念是伴随着社区护理的发展而提出的[①]。21世纪初，荷兰赫罗纳大学医院的著名护理学者皮特里·露布女士的一项调查显示：68个国家的637名高级护理从业者代表中，有67.3%的人表示拥有处方权[②]。国外普遍认为，实施护士处方是医疗进步的需要，是人们健康的需要，也是时代发展的需要，是护理学发展的关键。护士有处方权代表了护理学科的一个明显进步[③]。不过，就像护理处方权协会秘书Stuttle所说的那样，争取护理处方权是一个漫长而曲折的过程，且面临限制与挑战：护士处方权往往限制在偏远的、缺乏足够医生的地方和时候；护士处方权往往限制在有限的病种和药方上。最重要的是，护士处方权往往限制在使医生解放出来同时不会挑战其权威的程度[④]。来自社会和医生的反对之声也不绝于耳。美国医学委员会政府关系处高级主管Tim Maglione认为，给护士处方权将会“混淆医学和护理专业之间的界限”[⑤]。

调查显示，我国护士拥有处方权有一定的社会需要性[⑥]。目前，即便护士取得了护理博士学位，依然没有处方权[⑦]。对目前中国护士没有处方权的原因探讨主要包括：当前中国护理理念的不科学性导致在人们固有的观念里往往认为处方权只是医生的专利、政府扶持力度不足、护士整体素质参差不齐、

---

① 李娜：《从国外护士处方权的发展看我国的护士处方权》，《护理研究》2009年5月第23卷第5期上旬版（总第285期）。

② 徐圣杰：《中国是否需要护士处方权》,《中华现代护理学杂志》2009年6月6卷11期。

③ 杨俊兰、于洪：《浅议护士处方权》，《包头医学》2006年第30卷第3期。

④ Don Nelson. Georgia Nurses Fight for Right to Write Prescriptions. Knight Ridder Tribune Business News. Washington: Feb 15, 2004: 1.

⑤ Zachary Lewis. Nurses call for change in prescription drug law. *Crain' s Cleveland Business*. Cleveland: Jul 02, 2007. Vol. 28, Iss. 26: 12.

⑥ 丁晓芳、夏华华、张敏、张菊、邓红艳、李红：《关于中国护士是否需要护士处方权的探讨与研究》，《现代医药卫生》2007年23卷第12期。

⑦ 胡丽、吴艳平、廖如意：《试论护士处方权在中国的实现》，《大众科技》2005年第11期。

护理理念落后导致的没有真正意义上的独立护理概念等[①]。首都医科大学友谊医院综合科护士长认为，我国护士没有处方权的主要原因是护理的重要性还没有被认识[②]。

对于我国护士是否应该有处方权，目前还存在争议。一种观点认为，护士拥有处方权时机不成熟，持这种观点的主要是医院管理人员和部分医生；还有一种观点认为，护士已有能力拥有处方权，护士用药权和治疗权应被明确，持这种观点的主要是高级护理人员和一些相关领域专家[③]。后者认为，护理学是一门独立的学科，应该有自己独立的学术领域、独立的工作方法[④]。她们还认为，在日常工作中遇到急救等情况时，护士往往未等医生下医嘱，就已进行了处置，从某种意义上讲，护士已有了一定的用药权和一定的治疗权，只是这种权利没有被明确，没有法律的保证。因此，我国应该建立有法律保障的护士处方权[⑤]。

有专家认为，护士没有处方权已经严重限制了护理理论与实践在我国的发展[⑥]，也可能延误抢救时机[⑦]。护士处方权是我国护理事业发展的必然趋势[⑧]。拥有护士处方权能够提高护士的社会地位，提升护士的职业价值，使护士有了一定的自主权，不再机械地执行医嘱；还能增强护士的法律意识，严格按法律程序办事；有助于护士等级的划分，以促进人力资源的合理利用，

---

① 丁晓芳、夏华华、张敏、张菊、邓红艳、李红：《关于中国护士是否需要护士处方权的探讨与研究》，《现代医药卫生》2007 年 23 卷第 12 期。

② 刘延利：《护士拥有处方权时机是否成熟？》，《现代护理报》2007 年 8 月 17 日。

③ 刘延利：《护士拥有处方权时机是否成熟？》，《现代护理报》2007 年 8 月 17 日。

④ 周兴梅、常健、姚秋月、孙和平：《护士处方权随想》，中华护理学会 2006 年“护士长管理”论坛论文汇编。

⑤ 周兴梅、常健、姚秋月、孙和平：《护士处方权随想》，中华护理学会 2006 年“护士长管理”论坛论文汇编。

⑥ 胡丽、吴艳平、廖如意：《试论护士处方权在中国的实现》，《大众科技》2005 年第 11 期。

⑦ 刘延利：《护士拥有处方权时机是否成熟？》，《现代护理报》2007 年 8 月 17 日。

⑧ 李娜：《从国外护士处方权的发展看我国的护士处方权》，《护理研究》2009 年 5 月第 23 卷第 5 期上旬版（总第 285 期）。

激发护士不断的学习，促进护理学科的发展[①]。

（二）日常生活中的反抗

护士们会使用多种策略，使自己在实际的护医关系中，并不总处于劣势地位。由于医护服务于同样的对象，很多业务难免发生交叉重叠，很多流程需要双方的配合。对于合作好的医生，护士可能会充分利用本身的资源包括资历、信息、人际网络等，帮忙处理一些小事情，从劝服吵闹的病人及其家属到取药、指出医嘱中的错漏等。

护士 A13 谈到与医生的配合时说道："比如说跟你关系好，配合的可能会比较通畅，比如说用药，应该是你医生去取，但我们可以帮你去取，这样不是省你自己的时间吗？……必要的协助，这本来应该他自己去干，但我们如果没什么事，也帮忙干。会畅快一些。"A16 指出："反正吧，因为在我们这个地方风口浪尖上窗口单位，能帮谁一把的机会……也有这样的时间。"对护士来说，很多是"手到擒来的事。"

护士可以帮助大夫化解与患者及其家属的纠纷："你比如说你在诊室里面病人跟你三句话、两句话，态度急啊，说的也比较简单，病人有可能就吵起来，你要是，比如说咱们都过去跟家属说算算了别生气了，大夫都是为你好，咱们劝两句可能就没事了，你知道吧？"护士还可以帮助医生节省时间："病人化验单来了我给你夹病例里头，我帮你看一眼，有事没事的，比如说有事的我赶快通知你，要是没事的话呢，我就让你在那多歇一会儿，一会儿我再告诉你这个病人什么情况，或者怎么着的。"此外，护士还能够帮助大夫处理简单的临床问题："现在病人治疗不是用好多什么泵啊，好多治疗的可调控的。这个病人血压高了，你把泵调得稍微快一点，让血压在正常的范围内。呼吸机也不用那什么，像我们上呼吸机的大夫调呼吸机，时间长了你也能调，呼吸机报警了你调调数值，哪不合适了什么的，这你都可以。"总之，大夫跟护士搞好关系会"很

---

① 丁晓芳、夏华华、张敏、张菊、邓红艳、李红：《关于中国护士是否需要护士处方权的探讨与研究》，《现代医药卫生》2007 年 23 卷第 12 期。

省心”。

实际上，除了工作本身的合作性赋予的资本，一些资历长、社会性活跃的护士可能比那些年资浅、个性内向、不善于建立资源的大夫更有“能耐”和资源。但是，一些医生出于学历和职业等方面的优越感，并不能平等待人或是充分认识到医护工作的配合性、互补性，不能充分认识到护士劳动的重要性，存在看不起护士，不愿意与护士多接触或者对护士不礼貌、“事儿多”的情况。对于这样的大夫，护士们也往往会表达自己的立场，说出自己的不满，甚至采取消极怠工、不配合的方式让你“不舒服”。

有的护士直接通过言语表达不满。如医生 C1 跟护士打交道的时候“有时很不舒服”，因为“有的护士比较有经验了，就知道这个医嘱应该怎么怎么开。有的，比如量血糖，夜里要起来好几回，有的护士就不愿意，起夜，还得给他查去，就跟大夫说你医嘱怎么开的啊，不能开成白天吗？都是自己的利益。”发现医嘱的不合适的情况，护士 A7 表示会“提出疑问，不会照着直接做。”A23 表示工作中医护冲突“谁都不可能保证不会发生，在某些工作上，比如说观点不一样”，在这个时候“会表达。”A22 如果发现医生开的医嘱不好，看不清楚，会要求医生“回去重开去吧。……就得让他锻炼锻炼。”

有的护士通过怠工、不配合等方式表达不满。如 C2 在工作中观察到，在不影响工作的前提下，虽然护士最终会配合大夫完成业务范围内的事情，“但是让你不太舒服。”具体来说，有的工作能够马上去做，有的就说腾不出手。她们还会根据自己对不同医生的喜好决定配合程度。“有可能护士对某个医生特别好，让干什么就干得比较及时、积极。”对于喜欢的医生，“再忙也能腾出手来”，而对于不喜欢的大夫“就比较怠慢”，对其工作安排“大部分不太影响工作。也给你做，但是就是及时不及时，积极不积极。”那些年资长的护士，有自己的想法和经验，如果大夫处理的不对，还会说大夫。有时觉得大夫安排得不合理或者让自己不舒服，会不愿意做。A16 认为，如果医生无法跟护士搞好关系，护士不觉得自己有义务帮助医生：“这你就一趟一趟跑吧，你自己一趟一趟去吧，我们什么事都不替你兜着，你吵起来吵就吵吧，我们也不那什么。”

有时候护士们甚至形成了不配合的亚文化。医生 C1 就发现：“有的科有比较厉害的护士，带得整个科的护士都比较厉害。”

（三）对平等关系的追求

1998 年教育部颁布的专业介绍将护理学列为与临床医学等专业平行的独立学科①。已有研究表明，医生和护士对彼此在医疗活动中作用的认识有较大差距，78.8% 的护士认为在患者康复中医护同样重要，但仅有 31.4% 的医生认为医护同样重要②。医生认为治病救人是依靠医生，护士只是遵照医嘱为医生服务，处于辅助从属地位。但随着护理工作模式的转变，护士已经不再认同主导—从属的医护关系地位，认为医护关系已转化为并列—互补关系③，或至少追求这种平等关系。“世界上的其他地方，护理是一个承担很大责任的专业。基础护理，一种个体化的、以病人为中心的护理工作被倡导。护士不再甘于在医生的统治下工作。”④

护士们要求医护之间的“平等”关系。她们认为，医生跟护士之间理想的状况应该是“平等点”,（A9）“都是平等的。”（A21）在职业工作中“起码人格应该是平等的”。（A17）双方应该“相互配合、相互理解、相互支持”。（A15）

不少护理专家认为，在医疗护理工作中，护理与医学、护士与医生应是不同学科之间平等的分工合作关系，而不是主从关系。特别是随着社会的老龄化和疾病谱的变化，慢性病增多，社区医疗加强，对护士专业独立性的要

---

① 王力：《试论建立融入人文素质教育的护理规范化考试体系》，《护理学杂志》2004 年 1 月第 19 卷第 1 期（综合版）。

② 徐群燕、应立英、王惠琴：《医生和护士对医护关系评价的差异性调查》，《护理学杂志：外科版》2006 年第 22 期，第 9—11 页。

③ 于红典、夏保京、谢鹏：《医疗团队视角下新型医护关系的构建》，《医学与哲学（人文社会医学版）》2010 年 2 月第 31 卷第 2 期总第 398 期。

④ Samantha Mei-che Pang, *2003*. *Nursing Ethics in Modern China*: *Conflicting Values and Competing Role Requirements*. Rodopi: PP. 31-32.

求提高。因此，近年来国际护理学专家得出的结论是：护士是终身探究和实践关怀照顾的学者[①]。

实际上，对相对平等关系的追求一直存在：“护士根据处方工作，那是分工合作，并不是说护士寄生于医师之下，所以一个护士的工作是广泛的，是可以独创推动的。”[②]20世纪80年代，有人在诗中写道：“你有医生的风度，你有医生的胆识。你能代替医生，医生不能代替你。”[③]

在健康领域里，医护是既有合作又有冲突的关系。一些医生强调医学专业的文凭优势、学科优势和市场价值优势，通过核心活的垄断、专业壁垒的设立、话语权优势以及性别意识形态来维系自己的专业权威，不承认护士劳动的技术性。

然而，护士们则强调自己的专业是有差异的专业而非次属的，自己的实践知识有价值，护医之间的知识壁垒是可穿透的。她们通过追求护士处方权以及日常工作中的反抗等方式，要求与医生建立平等互补的关系。

① 邱仁宗：《护理伦理学：国际的视角》，《中华护理杂志》2000 年第 9 期第 35 卷。

② 梦觉：《护士工作之别一枝》，《护士通讯》1946 年第 23 期。

③ 高士其：《献给敬爱的护士同志》，《人民日报》1981 年 7 月 27 日 8 版。

第七章　医院管控与护士的反抗

现代医院特别是公立医院由于负担着疾病治疗和能带来巨额投资的技术发展任务，成为现代国家的经济、社会领域重要部分。医院的功能和性质决定了它是多元化的组织。一般认为，大型综合性医院传统上具有“医、教、研、防”四项主要职能，具有公益性、商业性和政治性的三重性质。医院内部同时存在两个权威：第一个是医院管理上的科层权威，第二个是医生拥有的特殊威信和传统权威。当地公立医院，特别是大学医院中心，集中了两种逻辑思想的冲突，即医疗系统的科学技术逻辑和国家的理性逻辑（后者在地方体现为医院的管理）的冲突①。日本学者也认为，医院权限之构成分别为医师握有之“诊疗权限”与管理人员握有之“管理权限”，是双重权限体系（the dual authority system）②。社会学家长期认为科层制不可避免地要与专业相冲突③。此外，医院还是一个性别化的组织。

本章讨论作为组织的医院对护理专业劳动的控制及护士的感受与回应。

---

① [法] 菲力普 · 亚当、克洛迪娜 · 赫尔兹里奇著，王吉会译：《疾病与医学社会学》，天津人民出版社 2005 年版。

② [日] 山本昌之，刘绍朱译：《医院组织论（节译）》，《医院管理》1981 年第 1 期。

③ 刘思达：《职业自主性与国家干预——西方职业社会学研究述评》，《社会学研究》2006 年第 1 期。

一、市场化转型中的医院

（一）中国医院的市场化转向

在中国改革开放的大背景下，公立医院也在整个经济体制改革的背景下发生改革，逐步走向市场化道路。在整个医改过程中，政府卫生投入占卫生总费用的比重不断下降，到2002年已经下降到15.2%。2004年底，全国有近百亿元民营和外资介入中国的近百家医院的改制工作。到2005年，中国医疗产业的总市场价值达到6400亿元[①]。截至2018年6月底，全国医疗卫生机构数达99.8万个，医院3.2万个，其中：公立医院12121个，民营医院19589个。与2017年6月底比较，公立医院减少445个，民营医院增加2436个。[②]

在这种背景下，医院组织的经济功能被凸显出来，医院的两个权威在为利润奋斗方面取得了一定的共识，开始争夺已有医疗市场，并积极制造市场。在医院内部，企业运作的一套逻辑和方法开始被广泛应用于医院管理，医院服务被界定为“服务业”。医疗服务内容和方法上出现一些变化，比如提供菜单式的、差异化的服务，用知名专家、特色门诊等招揽顾客；对不同消费能力和消费需求的病人，提供不同级别的硬件服务如病房标准等[③]。此外，医院管理者纷纷从各种角度就提升医院核心竞争力献计献策，包括：硬

---

① 《中国改革开放30年最具影响力的30件大事》，《中国经济周刊》2008年1月7日，http://www.mysteel.com/gc/zhzx/gnyw/2008/01/08/080002，1706395.html。

② 中华人民共和国国家卫生健康委员会，“2018年6月底全国医疗卫生机构数”，2018年8月28日发布。http://www.moh.gov.cn/mohwsbwstjxxzx/s7967/201808/b9745940d99a4645b63afb6f5f8e1369.shtml，上网时间：2018年10月22日。

③ 张东航、薛赤、王世英、任春艳：《市场经济下医院管理模式转变的探讨》，《中国医院管理》2000年第20卷第3期。

件提升[①]、加强重点学科建设[②③]、人才队伍建设[④⑤⑥]、流程改造[⑦]，甚至包括财务管理[⑧]、文化建设[⑨⑩]，当然对客户的重视更是重中之重[⑪]。患者逐渐被界定为顾客、客户[⑫]。1995年以后，医院流行的口号叫"病人是上帝"[⑬]。2000年的一篇文章写道医院应该怎样看待病人："在市场经济的今天，病人就是'上帝'，是医院职工的衣食父母，没有病人，一切效益都谈不上。"[⑭]

对员工，医院则打着顾客是上帝的口号，要求工作人员提供顾客满意的服务，并设置相应的机构来处理服务投诉，监督员工的服务质量。诸如合同

---

① 蒋红兵：《做好医疗设备装备工作，提升医院核心竞争力》，《医疗设备信息》2006 年第 10 期。

② 秦银河：《加强学科建设，提升医院核心竞争力》，《中国医院》2005 年第 8 期。

③ 苏建军、蒋炳武、彭伟：《重点学科建设与医院核心竞争力》，《中国煤炭工业医学杂志》2008 年第 12 期。

④ 周敬：《加强高级技术人员的管理，提升医院的核心竞争力》，《中国社区医师（综合版）》2004 年第 14 期。

⑤ 浦金辉：《以加强人才队伍建设提升医院核心竞争力》，《解放军医院管理杂志》2006 年第 4 期。

⑥ 满平：《培养造就高层次人才，增强医院核心竞争力》，《江苏卫生事业管理》2011 年第 2 期。

⑦ 杨翠、谢磊、程永忠、石应康：《实施流程优化提升医院核心竞争力》，《中国医院》2005 年第 5 期。

⑧ 刘景广：《加强财务管理提升医院核心竞争力》，《会计之友（中旬刊）》2009 年第 6 期。

⑨ 余志和、张保红：《加强医院文化建设提升医院核心竞争力》，《中国社区医师（医学专业）》2010 年第 23 期。

⑩ 李艺虹：《加强医德医风建设，提升医院核心竞争力》，《医学信息（上旬刊）》2011 年第 5 期。

⑪ 陆齐：《强化以病人为中心的管理理念，有效提升医院核心竞争力》，《江苏卫生事业管理》2010 年第 2 期。

⑫ 王颖：《基于客户关系管理，提升医院核心竞争力》，《卫生职业教育》2005 年第 18 期。

⑬ 陈雪莲：《回归公益性是医院正道》，《国际先驱导报》2010-03-10。来源：新华网（北京）。http://news.xinhuanet.com/herald/2010-03/08/content_13122478.htm。上网时间：2012 年 10 月 21 日。

⑭ 李小平、徐艳萍、杨劲：《深化医院改革的理论与实践探讨》，《中国医院管理》2000 年第 12 期。

制、派遣制、外包制等用于降低人力支出的灵活用工制度也被更多地使用[①]。此外，作为性别化的组织，性别化的员工也成为利润的来源。

（二）T 医院的市场化

T 医院于 19 世纪 80 年代由美国一教会创办，经过一百多年的发展，由当时的小专科诊所逐渐发展为综合医院，目前为大型三级甲等综合医院。根据医院网站显示信息，T 医院的病床在 1952 年是 100 余张，1953 年新中国接手该医院后，病床数激增到 580 张，1992 年病床达到 850 张，2003 年为 880 余张。2010 年床位达到 1600 余张，在职员工一共 2600 余人，其中护士 1200 余人。2020 年，T 医院设有 64 个临床和医技科室，编制床位近 1800 张，有职工 3600 余人。从业务量来看，2019 年年门急诊量 290 余万人次，出院人数近 11 万人次，手术人数 8 万余人次。

国家的退出，使得医院在拥有自主权之余，也必须在财政上自负盈亏。为此，医院需要考虑如何融资、如何实现资源配置的效益最大化。这种经济压力连普通员工都能感受到。如护士 A3 指出，虽然国家要求全额拨款，但“实际上是规定的（执行）不到位。1/10 都不到。”A16 也认为“国家拨款很少。实际上应该是叫差额事业单位吧。应该是大部分的钱应该是医院自己创收来的。”大夫 C3 也认为国家应该拨款，但实际上给的钱很少，因此“单位的话，肯定会看重生意创收。”

在这种压力下，T 医院开始自我定位为提供商业（医疗）服务的服务组织。例如，2011 年 T 医院主页上 300 多字的“院长寄语”中，就谈到了医院的发展环境是“中国医疗市场改革与重组”、“全球经济一体化、医疗机构运行规则一体化”以及“代表先进文化、先进技术的现代医疗管理制度”，提到了“医疗市场的激烈竞争”；医院简介中，也指出医院名称的字号和图徽是“国家商标局认定的国内医疗服务业首家驰名商标”。在 2010 年召开的中层干部工作会议上，与会者对医院文化建设和市场开拓进行了讨论：“大家认为现

---

① 严美娟、张天华：《护理用工制度的改革及其成效》，《现代实用医学》2005 年 7 月第 17 卷第 7 期。

在的医疗市场竞争越来越激烈，对于我院严重的‘偏科’现象，需要通过宣传引导市场需求，改善公众对医院认知的偏差。并希望医院能设立专门的课题研究，进行市场调研，了解医院各科室在公众中的品牌认知度，制定相应的干预措施，在软性宣传的基础上，加大对非重点学科的宣传力度。”①

为吸引更多客户 / 患者，T 医院不断改善服务质量，也就是提供更好的软硬件。在硬件方面，T 医院不仅按照高标准修建了新区，还重新装修了老区；医疗设备方面，B 超、CT、核磁共振等先进设备迅速得到补充和更新；软件方面，就是内优管理，外塑形象，用服务吸引“上帝”；内部管理方面，企业管理的一些概念和方法被引进来，“以保证全过程质量和服务品质为前提，继续严格预算管理，全面推进成本核算工作，控制运行成本。形成一种决策科学化、流程标准化、监督制度化、考核系统化的全过程质量管理模式”。2012 年的发展规划中指出，“科学管理是生产力的源泉”，要通过规模性地引进 MBA 来“营建现代化企业文化”，认为“建树医院形象工程，是对医院无形资产的有益放大”；“建立长期利润观念”，“适应环境、发挥优势结合与整体市场的整合营销观念”；“不断完善医疗市场观念：通过扩大对外宣传、开展义诊咨询活动、开设健康课堂等形式畅通传播渠道，有效扩大潜在的医疗市场。”规划中还提出了本医院的“品牌战略优势。”②

为提高效率，T 医院还进行了业务流程再造（Business Process Reengineering，BPR）③，与之相配合进行了信息化建设即医院信息系统（Hospital Information System，HIS）作为医疗信息管理的工具。2002 年，随着信息系统的发展，T 医院建立了局域网络系统，包括财务管理系统、病案统计系统、门诊管理系统、质量控制管理系统等子系统。

---

① 来源：T 医院内刊。

② 来源：T 医院内刊。

③ 业务流程再造（Business Process Reengineering，BPR）是一种有关作业改善的学说，它是在对一个组织原有业务流程深刻理解和科学分析的基础上，以顾客为导向，对原有业务流程进行系统性重新整合或重新设计，增加业务流程中有价值的内容，减少无价值的内容，以达到改善作业质量、提高作业效率和降低作业成本的目的。

在用工制度方面，T医院也经历了从人事管理向人力资源管理的转变。一套企业化的管理模式被引入医院。这些管理理念和方法的改变共同形成了对护士劳动的控制。

二、对护士劳动的管理控制

劳动力商品化的过程，国有企业劳动关系从“有组织的依赖关系”逐渐向市场化劳动关系过渡[①]。赵明华和蒂奥（Zhao and Theo，1996）指出，为追求利润，国有企业对工人进行了身体的、心理的、精神的控制[②]。埃德沃兹认为，工作场所是一个充满斗争的领域，当雇主企图从工人身上榨取最大的努力（effort）、而工人必然抗议他们上司的这种强加于他们的做法时，工作场所就变成了战场[③]。面对工人的抗争，雇主们试图通过重新组织劳动过程的方式来解决这个问题，他们所采取的策略就是在工作上建立控制结构来减少工人的抗争机会[④]。他把“控制”定义为资本家和（或）管理者从工人那里获得所希望的工作行为的能力。这种能力的存在，依赖于工人和他们的上司的相对力量。

（一）针对护士的控制系统

埃德沃兹认为，员工的控制系统包括三个因素：一是指导工作任务，二是评估工人的工作，三是酬劳和惩罚工人[⑤]。

---

① 华尔德著，龚小夏译：《共产党社会的新传统主义——中国工业中的工作环境和权力结构》，牛津大学出版社 1996 年版。

② 宓小雄：《构建新的认同——市场转型期国有企业的劳动控制》，社会科学文献出版社 2007 年版。

③ Edwards, R.1979. *Contested Terrain*: *The Transformation of the Workplacein the Twentieth Century*, New York: Basic Books, Inc: 13.

④ Edwards, R. 1979. *Contested Terrain*: *The Transformation of the Workplacein the Twentieth Century*, New York: Basic Books, Inc: 16.

⑤ Edwards, R. 1979. *Contested Terrain*: *The Transformation of the Workplacein the Twentieth Century*, New York: Basic Books, Inc: 17-18.

1. 指导工作任务

（1）分配与要求

市场化背景下，为了追求更多的利润，随着医院的扩张和发展，医院里的工作节奏加快了，每个人的工作量也增加了。在对护士的任务要求上，往往要求用更少的人，出更多更快更好的活。

2012 年 10 月，多家媒体报道了发生在湖北省妇幼保健院的一件新鲜事：该院新生儿科为了节省宝贵的抢救时间，特别添置了 3 辆小滑板车、5 辆小自行车。从该科走廊这头的病房到走廊那头的另一间病房大概 80 米，步行需要 15 秒，滑板车或者自行车 7 秒。[①] 虽然这只是发生在个别医院个别科室的事情，但医院的快节奏却是普遍的共识。同时，这种节奏的加快是静悄悄的，没有经过科学核定的。T 医院一位老护士 A17 认为工作的分派缺乏量的概念，也就是说，缺乏上限规定。在谈到自己的工作任务时，她感到迷茫和无措："我的时间，单位时间和职业范围，我应该干什么，应该有个量吧？强行劳动，没有一个量的概念！……没有量的概念没有质量的概念，你就去想吧，而且是经常性的。"工作量的增加导致更可能犯错："你没有量的概念你能不出错吗？一天人家干一件事和一天让人家十件事、十二件事无限期的加，今天有十件事你干十件事，明天有十八件事你干十八件事，这一天你的量就两三件事一样吗？" A11 感受到了工作项目之间的无缝对接："一个人要管十多个病人的基础治疗，从早上九点钟，不算临时的，把这所有的做完，就得到十点半，紧接着中午的胰岛素、打饭什么的，每个病人二三分钟，把你的治疗做完后，你再做下一个。" A14 认为："那一天原来从早上八点就开始打针一直打到十一点半十二点这样，就是特别忙。"

A16 感到相对于过去，工作量大大增加且容易出错。刚参加工作时，她一天输液输十个就算忙的，而现在治疗量增加："各个病人都输液，没有不输液的，这块就耗你很大的精力。……你这个没弄利索呢，下一份就来了，

---

① 张晋龙：《争分夺秒 湖北护士踩滑板车登场》，新华网 2010 年 10 月 30 日，http://news.xinhuanet.com/politics/2012-10/30/c_123889276.htm。上网时间：2012 年 11 月 2 日。

下下一份又来了，忙中特别容易出错。……那病人都急头白脸的，有时候落着能有五六个，病人都在那举着药。”

王牌科室的工作量就更大了。A22 所在科室每天的门诊量大概是一千多人：“经我们手的没有一千大概也有七八百，比如说像眼压室，在眼压室几乎每个病人都要测眼压，我们每天测眼压（的人数）都能达到七八百。别的检查，像眼压内道的就是做……实验，查干眼症的，那可能比眼压少点，少点也得有三四百。”A23 也觉得比以前还累，“现在你干到下班了还有人。”

A18 所在科室有 36 张床，周转率很快。一个护士平均看 12 张床（白班），夜班需看护所有病床。一级护理的看护每 1 小时 1 次，二级护理的病人看护每 2 小时 1 次，三级护理的病人看护每 4 小时 1 次。这都大大增加了护士的劳动量。

但是，工作量的增加却没有伴随着人力的增加。人力不足是护理临床工作始终存在的问题。不可否认，随着 70 年来中国卫生事业的显著发展，在万人护士数、床护比、医护比等指标上都有明显进步。注册护士从 1950 年的 37800 提高到 2018 年的 4098630[①]，每千人口注册护士数从 1949 年的 0.06 提高到 2018 年的 2.94[②]，不能说不是一个很大的进步。但是，护士短缺问题一直相当严重。

护士们对这一结构性问题表现出了明显的关切。如 A11 认为：“我们现在的床位比跟医护比是严重不足的。”A15 也觉得“人员不足”，这种情形将影响到护理的质量：“你不可能每个人都照顾得特别好，我觉得护士这块投入的就是说，这个人员上，你要想把病人照顾得非常非常好，你必须投入人力。”护生 D2 同样忧心这一点：“他没有配套的人力，就是病房护士也没有相应的增加太多，就是你人力没有跟上，但是你给的活多了，相应每个护士要做的事情就更多了，……现在本来各个医院也好，就是像这种三甲医院都

① 国家卫生健康委员会编：《2019 中国卫生健康统计年鉴》，中国协和医科大学出版社 2019 年版，第 25 页。

② 国家卫生健康委员会编：《2019 中国卫生健康统计年鉴》，中国协和医科大学出版社 2019 年版，第 36 页。

不能满足国家规定的护患比，其他医院就是一些小医院可能更加满足不了。”

在市场化背景下，医院缺乏提高床护比的动力。实习的护生 D1 认为这是医院降低成本的一个考虑：“反正我觉得护士工作量都挺大的。医院可能觉得这样挺正常吧。成本低一点。”

（2）护士使用的扁平化

在护理业发展较为发达的国家，护士分级已经成为行之有效的一套制度，一般按其教育程度及工作经历来担任不同级别的职务，分工明确，各司其职，有严格的提升制度。例如，美国护士分 5 个等级，自上而下分别为护理行政管理（nurse management，NM）、开业护士（nurse practitioner，NP）、注册护士（registered nurse，RN）、职业护士（licensed practical nurse，LPN）和助理护士（certified nursing assistant，CNA）；英国护士分从 A 到 H 共 8 个等级；新加坡护士分为注册护士（registered nurse，RN）、助理护士（enrolled nurse，EN）、护理员（health care attendant，HCA）3 个等级，注册护士自上而下包括护士长、高年资护士、低年资护士、培训护士；香港护士分为注册护士、登记护士、健康服务员、实习护士和文员；台湾护士分为 N1、N2、N3、N4 等 4 级，其职务有副护士长、护士长、督导（科护士长）、副主任、主任等 5 个职别①。

目前在我国，虽然培养了本科、硕士、博士护士，已有完善的职称评审体系，但对护理人员职称与岗位的关系、护理工作是否按技术含量、风险匹配相应等级的护士等问题关注较少。实际当中，各层次的使用没有拉开距离和赋予责任，护理管理者没有按各级护理人员职责规定授权，护士不论学历、职称、职务，承担同样的责任和义务②。

访谈中，绝大多数护士，无论学历、职称为何，不分等级，从事的具体工作没有差别，是一种扁平化的管理。如护士 A10 对比了国内外的情况：

---

① 周咏梅、叶文琴、张玲娟、陆小英：《国内外护士分级现状与我国护士能级结构设置》，《解放军护理杂志》2007 年第 1 期，第 36—38 页。

② 王芳、乔巨峰：《护理专业自主性发展的探讨》，《护士进修杂志》2000 年 6 月第 15 卷第 6 期，第 417—419 页，第 296 页。

“外国分得细。……国外人分等级，分高级的、普通的。看电视剧。中国的护士都一样，大小事，吃喝拉撒睡都找护士。找不到别人啊。病人分不出来（差别）。”A11同样关注到这一差异：“国外护士分很多等级的：有基础护理护士、治疗护士、有专门陪床护士。但国内护士就一种。”

（3）杂活的承担

分工，就是把什么活分派给什么人，或者说给某一职业的员工分派什么活，体现了管理者对职业内容和内涵的理解。T医院的管理有使得护理工作内容狭隘化和琐碎化的倾向。例如，护士的职责中，宣教和心理护理是其重要的专业活动。但是，医院的设置使护士的职责主要限制在完成医嘱和文书写作上。此外，护士被迫干很多非专业工作。

A12时年40岁，1987年护校中专毕业，后来通过自考获得大专文凭，2004年当上护士长。她对多年护士工作的主要印象就是“工作琐碎”：“不是光护理工作要输机、账目、催款、查账，这跟业务没关系，只是自然而然地工作就是你的了。这跟工作也没有关系，本来应该是住院处的。……大小事都落在护士上。环境卫生、维护、修，应该是设备科定期到各科室检查。毕竟是非常具体的。”对她们来说，“跑跑颠颠”的事情很多。A11认为在医院，护士被要求“全能”：“插销没电了，护士；水池子漏水了，护士；保姆打架了，护士，基本上什么事都是，有时候病人问大夫的事，‘你去问护士，她们都知道。’”A16认为其实护士参与了医院里的许多管理工作：“你上下等于很多的管理都是护士在参与。……管理方面还有很多细枝末节的东西都是护士在管理。”A17抱怨道：“我们经常做的一些不是那么简单的医疗啊治疗啊护理啊这些事，这社会关系这人际关系，这学问比专业还难。太难了。”

护生D2也认识到了理论与实践之间的差异：“老师讲护士职责或者护士角色的时候，会告诉你，你是执行者、你是决策者，你是什么什么者，但是你在医院的时候，真的涉及到病人的时候，你的权力就没那么多了。……因为在课本上会更强调一下，护士对病情或者病人沟通方面的一些那个。”但是在现场，她们很难进行这种专业操作：“你到临床上就会发现，护士要干的事情太多了，特别多很杂的事情都得干。特别是作为护理学生来说，你要帮忙跑腿啊、扫床啊，基本上你的时间就被这种特别琐碎的事情占据了……就是作为实习学生你在医院的地位就很低了，就是需要干各种杂活。然后就是，怎么说就是感觉一些特别没有技术含量的事情，让你觉得你学这些东西在临床上也没有太大用。”

护理劳动可区分为直接护理和间接护理、非护理劳动。到目前为止，文献中没有一定标准来界定护士应提供多少的直接护理才算合理。理想中，专业护士应提供 60% 直接护理和 30% 间接护理[①]。调查显示，护士的时间主要用于护理记录、更换液体与处理医嘱[②]，用于非护理类项目如给病人查费、催费和做解释工作等花费时间较多，影响了护士对病人提供直接护理的时间，特别是卫生宣教和巡视病房的时间明显不足[③④]。这些都限制了护理专业性的体现，也阻碍了患者对护理专业性的全面认识。

2. 管理评估工作

工作的评估是控制护士劳动的重要手段。调查发现，量化评估以及常规评估与突袭评估相结合是护士面临的管理评估常态。

（1）量化评估

市场化以来，对护士工作的评估在护理质量管理的名义下进行，标准化、量化是评估的重要方式，统计指标是质量监测的重要手段。T 医院的管理者一直强调“建立科学、有效的量化指标考核体系”，指出要“实行全员考核，制定各类、各级人员考核量化标准，将考核结果与职务聘任和奖金挂钩。”[⑤]

---

① 周薇、冯秀兰：《病房护士工作时间调查与分析》，《中国护理管理》2006 年第 6 卷第 4 期，第 35 页。

② 吴金凤、洪惠萍、霍孝蓉、成翠琴：《对江苏省 40 家医院护理工作时间分配的调查分析》，《中国护理管理》2011 年第 11 卷第 1 期。

③ 郑雪梅、郑水利、车文芳、黎巧玲、朱淑群、申良荣：《医院护理活动时间分配的调查分析》，《中华护理杂志》2004 年 12 月第 39 卷第 12 期。

④ 周薇、冯秀兰：《病房护士工作时间调查与分析》，《中国护理管理》2006 年第 6 卷第 4 期。

⑤ 来源：T 医院内刊。

在被问及单位如何评价、考核护士的表现时，护士 A16 回答："还不是就是按照考核条例吗，包括你出勤，包括你是不是出差错了，就是这些硬指标，就是这些东西。像一些有那什么的，什么写论文啊，护士升职的时候还得写核心刊物的论文。" A23 提到了打分系统："有分在这儿把着，现在政策。……拿奖金的分，你的职称、年资，乱七八糟的手术。"

对护士管理评估的主要内容是相关理论和操作技能。1-2 周还有个定期的护士长会，通报存在的问题，再由护士长对护士进行管理评估。"护理基本的培训，考核，还有理论。……一种提问式的考试。考护士。我要问，这个骨牵引病人，要注意哪些问题，有哪些护理要点。得回答啊。"（A3）"考核、操作、环境，从大到小。"（A10）"从消毒隔离、制度、操作、急救这些……"（A11）"技术上可能每个月都有抽，从各个科里。谁上班就是临时抽，然后做什么操作。然后其他的什么护理工会下的人到病房去，哪个调查意见，每个月都有调查。（就是对病人护理质量的反馈？）对。护理部每个月都有大查，然后本科的有大查。护理部分好几拨，因为他有查护理的、有查消毒隔离的，什么乱七八糟的。反正分好几拨，每个月都有。……现在要背一些东西——规章制度什么的，现在好像你的各项工作职责什么的都需要你来背。"（A20）

客户满意度往往也是评估的一个重要内容。评价工作主要通过发问卷给病人抽查进行："医院一直在提质量啊。我不知道病人他们的质量标准是什么……就比如说服务态度这方面就是病人再怎么不讲理，你也不可以跟他怎么怎么样。包括他辱骂你，你不能骂他，他打你，你更不能打他。这就是打不还手骂不还口。（这是质量的一个标志了是吗？）这是一个服务的，而且呢，你得用文明用语，不管他怎么浑，你也得说您啦这个啦那个啦，你还得哄着他。"（A17）

评估的一个特点是频繁、严格："我觉得病房的夜班，我们这儿查得特别严，反正还挺紧张的。老绷着，看我们老人还好一点，像那些年轻的都挺紧张的，查得也很紧。"（A14）"检查的条条框框更细致了，我一开始上班的时候没有这样。现在可能各方面都比以前检查的频率也高了。（比如说，每年检查还是按月？）一个月好几次。”（A20）其他护士也有类似感受，A4发现经常有人来检查，A11感觉每个月都有检查，A13认为“检查我们工作的，特别频繁，两天一查，随时抽查。……其实天天都查，我们这边两天一查。考试……老考。”A21觉得“有什么这检查那检查的。……过一阵就查查。……各方面都挺严的。”现年40岁、工龄达24年的护士长A12也认为“现在检查比较多。各项大大小小的检查，检查护士多、细。”

这样的质量评估也导致高要求：评估标准是以100分为标准的评估。如护士A9对严苛的标准表示不满：“领导教什么，规定什么的。好像就得个完美的人，做什么都得做得很好。……反正你就得近乎完美。我觉得太挑剔、太苛刻了，一点也不人性。觉得你这个人就不是人，做事就得完美到家。”她认为这种评估标准不够人性化：“你想，上了一个夜班，本来就很辛苦，不能因为一点事，就把所有功劳都磨灭，没有功劳，也有苦劳。你们睡觉的时候，我们在这瞪大眼睛，大家都很困，我们也是人，也有生理钟。”

（2）常规评估与突袭评估

与此同时，为保证质量，单位配套了一系列管理措施，常规评估与突袭评估相结合。常规评估要求“每年要修学分，25个学分，挣够学分才能注册啊。不然就别干了。5年以后就是继续教育，之前是强化考试，每年考。”（A2）而突袭评估对护士来说，更像是头顶上的达摩克利斯之剑。“我觉得非常压力大。……就是像刚刚所说的，你一有看不见的事，别人看见都会说你，而且时刻在提醒，我什么没做，什么没做，还得想这考试，那考试，这题那检查的什么的。就是科会有操作应付检查什么的。几乎没有自己的一点休闲时间，下了班之后还得想着科里的事情，你还得提前做好准备，或者让你接个班什么的。”（A9）“随时都来……原来三个月抽查，还提前告诉你梳洗，之前还告诉你，现在就是不定期来，你不知道她什么时候来……精神还处于紧张状态。”（A11）“现在我们为什么护理压力特别大，就是检查我们工作的，特别频繁，两天一查，随时抽查，不分时间，凌晨也来。”（A13）有的时候还会晚上突袭，导致值班的医护人员“没人敢睡觉，那就去病人那儿问一些问题，但是那会儿真的挺困了，像一两点两三点的时候。”（A14）“压力很大。

因为你不知道他什么时候来，然后每天都有查夜的……每天要有查夜的，不定时检查夜班你在不在岗，对病人的情况了不了解，都要来检查……一层层往下压你。很痛苦的。压力太大了。”（A20）

对这些检查评估，护士们认为存在不合理之处：“相当不合理。减少检查，好多没必要。完全是吃饱了撑的，闲着没事儿干。不理解护士工作。”（A10）“从我内心来讲，有些背的东西真的有什么意义？只要你责任心强，你的一些集体的荣誉意识的话，你会避免那些东西，他现在就是条条框框给你框的，按条卡你卡得太死。”（A20）

3. 差强人意的酬劳和如影随形的惩罚

护士的收入通常包括基本工资、岗位工资、补贴、奖金、加班费等。工资以职称和年资为基础（二者往往具有相关性），一般为1000–3000元/月。总的来说，30岁以下的，基本工资2000元/月左右；40多岁的，工资2000多元/月，48岁的A16基本工资3000多元/月。奖金则根据所在科室的效益水平和岗位职称分级发放，热门科室、临床科室较之普通科室和非临床科室收入可能会高一些。每个月也可能有较大的区别，大概为1000–3000元/月。“待遇与科室的收入和职称挂钩”。（A2）“比如这个月效益好，我这个月奖金就高，如果不好，几十块钱也有。”（A4）各个科室的“岗”级别不同，例如，急诊室是1类岗，针灸是低级别的岗。因此，同样年龄段（40多岁）、同样职称，针灸科的A2收入2000多元/月，急诊科的A16收入为5000多元/月。

奖金部分，目前许多医院对各科室实行“单独核算”制度（即俗称承包科室）。各科室的收入除交给医院之外的部分，可以由科主任来支配。A1介绍道，“（护士）没有份额，都是占大夫的份额，按一个比例，9%。扣除成本以后，按一个比例提给科里，每个大夫再给护士。”A15认为，医生觉得都是“我个人的工作量，你说的这个工作量是大夫，比如说他看了多少病人，他往那个号上登他的名字，护士没有工作量。”

周末值班、夜班，一个夜班50元（长期为10元、20元，刚提高到50元），加班规定是一个小时20元（“从来没有按照国家规定的三倍算”）。此外，“病人要给你写表扬信，到院里之后科里会发钱，但是很少病人去哪儿给你写表扬信什么的，但是一年也有那么一两个。”（A21）因此，总体来说，护士月收入为2000–5000元左右。所有人的收入并不公开，而是“打在卡里”。

在福利方面，编制内护士的住房公积金按12%扣。工会过年过节的会发一些什么东西，像“三八妇女节”会发一个小包。“五一”“十一”有一点福利。养老保险是代管的，每个月扣700。A5是主管护师，也是合同制，一个月有饭补150元，而“一顿午饭至少得7、8块”。

在休假方面，体制内护士A18没有带薪年假，“国定假按倒班来修，基本每年都能休满国定假。如果带学生（护师通过一些考试即有资格带学生），每年有寒暑假，分别15天”。

合同制护士与编制内护士的差别在于：编制内护士有年假，合同制护士没有年假，即使有也会很少，且请假更难；合同制护士住房公积金、保险等扣的少，补的也少，且住房公积金最近一两年才开始有，一年才补一百多，后来也没涨，而编制内护士“各种补贴都有，扣的多，补助也多，工龄涨了，一年扣的公积金也会水涨船高”。（A9）

对于物质回报，绝大多数护士认为目前收入与付出（劳动强度、身心投入、风险等）不成正比。此外，与物价的飞涨相比，护士们觉得自己的收入偏低。护士们普遍认为，按照目前的劳动强度和劳动价值，收入达到六千到一万比较合适。

至于在非物质性的、符号性的奖励方面，护士相对得到的较多。每年的512都会评十佳护士，会有院刊专刊进行报道；年底的光荣榜上，护士总会占据一席之地。但是对这一点也有护士表示不满，认为变成了一种让她们不堪重负的形式主义表演，是一种压力。A11认为：“别5·12了，我们都想向中国护士协会提出取消5·12中国护士节了，每逢5·12就各种操作比赛、各种演出啊！说是演出，其实够累的。”A22也认为没有意义：“5·12护士节了，你说人家要过什么节吧，人家都搞点什么娱乐活动或者发点什么东西，我们一过节，操作比赛，然后大家就觉得这还不如不过节呢。”

相对于所得和奖励，护士们感受更深的是惩罚。A4 表示，即便得到表扬了，也就奖 100 多块钱：“你说，100 多块钱……”（A4）相对来说，惩罚的可能性和力度要大得多了。护士们感觉动辄得咎、如履薄冰。“你迟到、早退……这都扣钱。”（A4）“扣，只要有差错，就扣。我们有一规章制度，讲什么呢：什么什么情况下到时间了没换毛巾，过期的眼水……这些依次扣，比如说第一次警告，第二次 50，第三次多少，就依次往上累加，差错什么的就更别提了，肯定更得扣。”（A11）“罚钱、批评，而且这方面特重视。服务！服务！……开会护士长面子上不好过，小柱子直接出来了。”（A13）“（晚上值班）比如说你看书、看杂志不可能了。扣一千，逮着你玩手机就是一千。（那实际上被罚的多吗？）那逮着肯定是罚啊，大会小会地批。”（A20）检查、投诉“会扣的，扣 300 块钱。”（A22）

（二）管控特征：差异化与性别化

1. 医护差异化

弗里德曼（Friedman,1977）发现，为了获取稳定而高额的利润，高层管理者可能会根据工人的技能、贡献和抗争的强度将工人划分为核心工人和边缘工人。核心工人是那些拥有特殊技能、对获取利润贡献较大和集体抗争强度高的工人，反之，则是边缘工人。[①] 埃斯特（Ester Carolina Apesoa-varano，2008）的研究[②] 则发现，医院的社会化组织在意识形态和实践层面形塑了职业内部关系。专业主义和照顾的意识形态塑造了不同专业群体的话语和集体认同，规范了他们的日常实践。但是，这些群体对专业主义或照顾的观点并不相同。这些差异不仅与职业特征和疆域有关，也与医院内的劳动分工、其职业等级与劳动过程有关。在医院，区分核心和边缘员工同样是一种常见的

---

① 游正林：《管理控制与工人抗争——资本主义劳动过程研究中的有关文献述评》，《社会学研究》2006 年第 4 期。

② Ester Carolina Apesoa-varano. 2008. *Professionalism and Caring: Hospital Practitioners at Work*. Doctor of Philosophy in Sociology in the Office of Graduate Studies of the University of California Davis.

管理策略，这种策略也制造了不平等的医护关系。

（1）指导工作任务中的医护差异

在市场化过程中，医生也感觉自己的工作量增大且存在琐碎化的倾向："工作越来越细化，东西越来越多。（细化？就是说你们要学的东西不光是专业上的了？）我们要干的也不光是专业上的。（干的也不光是专业上的？）收费，你看我这刚还收费呢！"（C4）

但是护士们认为，医生们的工作好做多了。A3 认为，现在医生化验有医技室，执行有护士，"太好当了！"而且，医生们的工作被琐碎化的程度相对来说也有限多了，如 A17 发现："（患者）他不会去找大夫，说大夫我那床怎么怎么的，他不会说大夫你给我找个枕头。护士是他最贴身边的人了。24 小时随行啊……我说真是没办法，所有的事都得护士干，护士也一样不容易。"

在组织的支持下，医生还能够让护士帮忙干医学领域内相对简单的活，特别是在责任归属边界不那么清晰的时候。

（2）管理评估工作中的医护差异

医生认为自己也总是要面对不断的考试。如 C5 认为："对于医生来讲的话，真的是一辈子都在考试，就是这样。"但护士认为，对医生的管理评估无论是内容还是频率都要比护士宽松多了。"对医生不这样（严格管理），只对我们这样。"（A9）"从不查医生，只有护士。好像只有护士没有医生。从市里到院里到科室，都是只查护士。"（A10）"各种制度什么的，都是针对护理工作的……就从检查上，就光查护士，不查大夫。……就是各种各样的检查，永远都是护士，下班不能走，然后还得回家后背制度。（只有护士？）只考护士。"（A11）"我觉得虽然有一些管理方面对护士要比大夫严，因为护理专门有一个队伍，自己查。但是我觉得总的来说，作为管理者肯定都是愿意管理的严一些。"（A14）"我觉得好像护士护理这方面考试查得比较多，好像大夫就没有我们那么多，我就觉得这点不公平，反正像我们这儿的动不动三天两头大查什么的。（你就觉得对护士的管理更严格是吗？）我觉得是。"（A19）

这种宽严的不对称还体现在医护管理的时空差异上。工作时间安排作为理解时间的核心，并指向能促进这一点的技术①。泽鲁巴维尔认为，招之即来的时间灵活性界限通常与更高的职业地位有关，而职业地位较低的员工通常有更严格的时间限制，护士的刚性时间安排和似乎总是24小时“随叫随到”的医生是双方职业等级差距的标志②。

在T医院，医生更有时间上的弹性，相对更为自由——无论是在工作中，还是休假方面，或是在对医生的检查方面。如医生C3每周工作时间“就是一到五，然后有半天的学习时间，周末也会有值班。”差不多四周才值班一天。护士A16发现，医生“上班时间，病房和门诊的，五点下班吧，他要没什么事，管病房的病人都管完了，他就可以，‘我上图书馆了’，‘我去取个东西’，‘我查个东西’，他就走了。”相比之下，“你护士永远没这个机会，你必须得上满点，四点钟你就得四点钟走，三点钟就必须三点钟走，这是最明显的。”A17也有类似感受，去叫医生，医生可能说“我这儿正好有点什么事拖了，”这种情况下护士只能“又等一小时，大夫（会说你）等着，我会尽力的，你再等会儿。又一小时过去了。你看，你有脾气吗？你能去考证他到底干嘛吗？实际上他做完一件事也许在那儿聊天，歇着呢。你能吗？”A19认为医生与护士相比最大的不同在于“工作弹性”。医生有各种渠道得到弹性时间，“他们有这些，你不管休不休，他们应该都能休，就说你休不休再说这都有。”而护士只有极少数人才有这种空间：“我们必须一个科里10多个护士，比如说规定3–4个或2个，就是这种带教的老师才有假，其他的一律没有。”医生也承认这种差异的存在。C2发现：“病房值夜班什么的特别累，睡不好。值班大夫如果说没什么事情还可以睡觉，但是护士原则上，护士当班的时候不能睡觉，不允许睡觉。她们白天也有很多事情要做，也没办法休息。病人又多。”

---

① 理查德·惠普、芭芭拉·亚当、艾达·萨伯里斯编，冯周卓译：《建构时间：现代组织中的时间与管理》，北京师范大学出版社2009年版，第160页。

② 理查德·惠普、芭芭拉·亚当、艾达·萨伯里斯编，冯周卓译：《建构时间：现代组织中的时间与管理》，北京师范大学出版社2009年版，第160—161页。

空间管理上同样具有医护不对称性。空间 / 工作场所的位置既是为了满足功能性的需求，也是权力地位关系的展示。在空间的可接近性上，医生的空间具有流动性和隐蔽性，护士的空间更趋于固定在开放性的护士站。医生的空间流动性代表着一种专业自主性，而护士的空间固定性则是随时待命、缺乏自主性的标志——当然，护士有时也会流动，但那往往是在执行医嘱或是为满足病人需求的路上。“因为没准医生也不好管，医生不可能像护士我是这屋的，他流动比较大。……护士天天坐班，一岗盯着，一个萝卜一人坑。但大夫不是，明白了吧？（因为你就在这，随时可以找着？）对对对。”（A13）“你医生可以不在岗位上待着，你护士永远得在岗位上待着。”（A16）“临床的可能更严格一点，大夫可能没有这么严。大夫界定下来，我觉得没有护士这么累，不会说脱岗什么的。你要上夜班的话你值班就必须得在病房里，人家大夫无所谓，我也是值班，但是我可以在休息室也可以在办公室，他没有规定你必须坐在那儿或者怎么着。”（A20）

护士站的设立，既可以功能性地随时回应消费者（病人）的需求，也是符号性地表达服务提供者（医院）对消费者（病人）的回应诚意。医生工作场所的隐蔽性，有助于保护医生的专业形象——当医生出现时，只需要呈现其冷静、专业、高度标准化的一面，而不用呈现其日常的一面；护士的被暴露则反映了相反的原则：日常的、琐碎的、忙碌的、总是可得的。同时，护士作为中介，沟通病人的需求与医生的服务，在一个方面也有助于维护医生的专业形象。

在空间的分配和使用上，医生办公室空间更大，条件更好，还有宿舍。护士则主要集中于护士站，甚至不能坐。“就是宿舍，大夫有，护士没有。”（A8）“（你们大夫有单独的办公室吗？）我们就是应诊、接诊的地方，抢救室那块就是跟护士在一起，如果两边是玻璃的话，两边就是病房了。楼上的话，医生会有一个单独的办公室，就是病房，医生会有一个单独的办公室。”（C5）

在空间的统治和控制上，对护士是全景式的统治。她们更多地处于摄像头等监督之下，属于护士的隐蔽空间少。

这种时空的不对称性是医护之间不平等社会关系的标志之一，并且可能再生产着这种关系。大卫·哈维（David Harvey）认为："空间和时间实践在社会事务中从来都不是中立的，它们始终都表现了某种阶级的或者其他的社会内容，并且往往成为剧烈的社会斗争的焦点"①。在这里，哈维至少向我们传达了三点：（1）时间和空间具有社会内涵，实践是这种社会内涵的基础，诚如哈维自己所言："时间和空间的客观性在各种情况下都是由社会再生产的物质实践活动所赋予的。"②（2）时间和空间是特定社会关系的载体，时空关系是社会体系的结构性特征。因此，空间绝不只是被动的人类活动的"容器"；（3）时间和空间直接参与了特定社会关系的建构，时间和空间的控制、占有、分配关系体现着社会的权力结构。③也就是说，时间和空间的管理还再生产着社会关系。

（3）酬劳和惩罚中的医护差异

除了酬劳不那么令人满意而惩罚如影随形，护士们还感觉到，总体而言，相对于医生，护士"地位也没有人家高"（A23），这种差异体现在"方方面面，待遇、学历，别人对你的尊重，都有"。

回报上的医护不对称首先体现为收入差距拉大。A12认为，"（医护）待遇上肯定不一样，具体不知道，都打卡里。……以前差别也有，没觉得不合理，因为要求没那么多。"A13很是感慨："大夫怎么说呀，没法比！"A16也有同感："这个医生你没法跟他比。……明摆着的差不多少，但是他药肯定都有提成。他暗着拿的可能比他本身这份还要多。"在访谈A16时，旁边的大姐也对医护之间的收入差距表达了不满："明着还比我们多两三万啊。……他们最低年薪八万。……你说人家刚来几年的，人家又买房又买车，你就算这个。"A23同样对分配机制表示一定的不满："他们（指医生）拿多是应该的，但是有的时候是不是有点过，自己给自己什么的，我是什么主任

---

① ［美］大卫·哈维，阎嘉译：《后现代的状况》，商务印书馆2003年版，第299页。

② ［美］大卫·哈维，阎嘉译：《后现代的状况》，商务印书馆2003年版，第255页。

③ 章仁彪、李春敏：《大卫·哈维的新马克思主义空间理论探析》，《福建论坛·人文社会科学版》2010年第1期。

我要额外加多少多少钱，什么我写多少论文我要额外加多少钱，这个东西是不是有点多？”

二是医护之间上升机会有差距，医生的机会明显偏多。在入选北京市2009年度高层次卫生人才培养计划的17名人员中，没有一名护理人员。收入中的一大部分也由职称级别决定，但分配给护士的高级职称配额相当有限。2010年，注册护士专业技术资格为正高的仅占0.1%，副高1.8%；聘任技术职务为正高的仅0.1%，为副高的仅1.7%。相比而言，执业（助理）医师中专业技术资格为正高的比例是3.8%，为副高的达到12.1%；聘任技术职务为正高的3.6%，副高的12.2%。护士A11提到晋升中的医护差异：“晋升主管护师算是中级职称吧，有五个名额，……五个名额中必定大夫是占多数的，因为第一，他们学历高，必定导致他们工作几年后就可以有晋升机会。”A16表示，护士有高级职称，但“不多，像我们医院屈指可数。十个手指都数不了。”医生C1也发现：“主任护士，我们医院都没有，全国也没有几个。”专业技术职称评级系列（1–14级，14级为最低）中，足踝外科护士A20表示该科室的护士最高评为13级。

三是规避风险的能力的差别。医护责任往往难以区分，实践中一旦出事，医生往往更有能力规避风险或是将风险推给护士。“护士永远处在风口浪尖的第一线。任何矛盾都在护士这里。……医生犯的错为什么强加在护士身上？没办法。这感觉不是个人能扭转的。”（A10）“基本我看最后都是护士的事，比如说做个皮试，看过不过敏，是护士两个人签的字，如果是阴性的，给打上的，如果病人是始发反映的话，最后还是落到护士身上。……（如果你没有看出医嘱上的错误，你也得负责？）也得负责任。（医生负责任吗？）不负责任。”（A11）“护士做错的操作，构成了差错，那了不得了，扣钱吧！大夫，要做错了，一点事都没有。……比如说你要是大主意出错了，绝对是医院帮你扛着这事了；万一小大夫的问题，都是护士在这把关的。医生有什么错误也赖你护士，因为你没为他把关。”（A13）

此外，在其他福利方面，包括编制、深造、出国、休假弹性等，医生也往往享有更多的资源和机会。例如在编制上，虽然大夫也有聘任制的，但是护士在编制外的比例更高，个别科室达到50%以上；其次，当有名额空出来时，大夫往往会被优先考虑。

2. 性别化：专业与性别

（1）“专业”的招聘和使用

企业在招聘环节的倾向已经显示了其偏好。那么，医院招聘什么样的人来做员工？诚然，专业水平是必须考察的。这一点主要通过招聘对象的学历条件和工作经验等人力资本条件来筛选。

A4是通过应聘来到T医院的，经历了考试、操作、面试，面试中会被问及“专业的，也问一些学校的一些表现。”同时也被整体评估：“也看你的说话，言谈举止吧。”职称和学历对于应聘都很重要：“因为你有这个职称啊什么的，就好找点。我还是护师呢，马上主管护师，证1月份才拿。”（A5）“现在中专的护士基本上找不到工作，像我们有新毕业的小孩，她们上的是4+2，就上四年中专，加两年大专，等于是一下上下来的。……一般都是大专，尤其最近几年，岁数大点的可能有，最近几年取消护校中专了，也就都是大专了。（是不是单位招人的时候就要求学历？）基本上现在不招中专的护士，最少都是大专。”（A11）“现在的孩子基本上都是大专过来的，包括毕业（后）都在深造。”（A20）

在对劳动者的使用中，专业技术能力也是管理者所看重的，并造成了“性别淹没”现象。朱健刚、曋凯（2001）用“性别淹没”这一概念来描述白领女性的去性化工作状态。在公司追求利润最大化的强大的驱动力下，性别的区别和性别意识被暂时“淹没”在对理性化工作目标的追求之中[①]。2003年，国内某大城市有家医院改制，主张引进“无性别”护理理念。院方认为：病人到了医院只是病人，没有性别之分；还有，护理工作最基本的一条是让护士放弃性别之分，不能改变想法就只能走人[②]。在护士的专业实践中，这种现象同样存在。一方面，作为专业，要求对服务对象客体化、中性

① 朱健刚、曋凯：《工作、权力与女性认同的建构——对广东一家外资企业的中国白领女性的个案研究》，《清华社会学评论》2001年第1期（总第3期），第75—103页。

② 尚青：《“无性别”护理不应强迫执行》，《医药经济报》2003年11月12日A06版。

化、标准化，这就不能有性别的区分。如A1认为：“这个你选择了这个行业，……医院这个地方毕竟是比较特殊。”在被问及男护士是不是以照顾男病人为主时，护士A3回答：“都是中性人，病人也是中性人。不要让他们有这种概念。包括小姑娘。”

另一方面，从工作量、体力的付出上，管理者没有认为女性体力差或是因为女性生理上的特殊性（如四期）而给予照顾。第四章已经充分描述了护士在专业实践中付出的巨大的体力劳动及其代价。这也是一种对护士劳动的性别淹没。护士A4认为可以解决体力问题：“有的病人翻身，你像ICU。大家一起帮忙吧，克服。”A8谈到在她们的科室，无论女护士有多么瘦弱，她都得去抬病人，哪怕是很胖的人。

（2）“性别”的招聘和使用

蓝佩嘉（1998）提出“身体劳动”（bodily labor）的概念来描述服务劳动者的身体动作、仪态展示、表情姿势，以及情绪互动如何在劳动过程中被加以管理和规训。当雇主购买一个劳动力，他期待的不仅是一个有生产力的身体，能够提供足够的体力、能量、技术来执行劳动活动，同时，雇主也期待一个可塑的、驯化的身体[①]。在市场化背景下，本应成为管理者最关注之处的护士的技术能力并非医院考察的唯一或是最重要的指标，而性别特质却也成为这种身体管理中的一个内容。

在招聘中，对护士来说，高学历、高职称并不总是优势，反而可能成为就业的障碍。例如，护生D1发现：“有的她是觉得有几个本科的就可以了，有的觉得本科用不了，大材小用还不是太愿意用你。”护士A5认为：“你一个科有2个主管（护师）就够了，不像原来（的单位），主管越多越好，名声好，对医院名声好。现在管理不一样。我问了好几个40多的（应聘者）主管都没聘。”

对护士的女性特质如形象等看似与专业技术水平无关的内容成为管理者的要求。在招聘的时候，性别特质已经成为管理者的一个考量内容。在被

① 蓝佩嘉：《销售女体，女体劳动——百货专柜化妆品女销售员的身体劳动》，《台湾社会学研究》1998年第2期。

问及对护士是否有体力、形象、性格这方面的要求时，A13 认为面试时有这方面要求："性格没有（要求），形象很重要，反正我觉得。"A8 认为："形象上看科室吧，有的领导愿意要好看的。"A16 提到有几年医院特别重视护士的外形，招聘的时候要求"都得一米六以上的，太胖的还不行，我们那几年……好家伙，为此我们医院到东北去招护士去，东北护士不是个高嘛。"并且对个头等的要求并非出于护理工作中对体能的要求："我们这的主任可能是完美主义者，她想护士出来都跟明星似的，都跟模特似的。"A17 也提到前几届招聘护士的时候"我跟你说服务礼仪小姐似的要求。那时候好像招这样，……有一段儿他们是不是有标准，反正至少进科里的人都是一米七几，至少是得一米六八，然后都是瘦瘦的，都是那种。都在那边招人。"A20 也发现招人的时候有"形象要求"，"面试的时候你个矮或者长得太那个的话，可能会刷下去。……为医院的形象考虑。"还处于实习阶段的护理专业学生也感受到女性"外形"在竞聘中隐形的力量。如 D1 发现："确实找工作时这个还是挺重要的。我碰到一个大专的女孩长的就挺漂亮的，去哪，就招了她一个。有的的确看这个。"

在护士的工作中，组织对她们的形象要求出现更多强制性甚至强化其性特征的情况，表现在对护士外貌、外形、语言等方面的要求上。工作培训中包含化妆方面的内容，工作过程中"要求带妆上岗。"（A1）"淡妆上岗，每天上班之前要先化妆，"因为要"注意形象……要给病人一个好的精神面貌吧。"（A20）

着装上要求女性化，如冬天要求"穿一丝袜，穿一鞋，底下都露着，为了好看。今年才穿上这个……注重外表。化妆什么的，穿什么都得穿袜子，不能穿裤子。"（A13）护士 A17 以"礼仪小姐"做对比："导向呢就是那都整整齐齐的啊不出错，然后慢条斯理的啊，然后礼仪小姐似的。"

日常交往中对待病人要有礼貌，每周有例会、总结还有关于"礼仪礼貌"的内容："打招呼什么的。就是基本的社交礼仪"，因为"我们毕竟是服务行业。……我们是服务行业，要求给人感觉比较精神饱满。要注意形象。"打招呼的时候"不用病床号称呼人，就得用尊称。年纪大的叫爷爷什么的。

（把病人当）亲人。热情，大方，亲切。”（A1）

2011年1月17日，《华西都市报》报道，成都某医院科室在门口LED显示屏上滚动播出本科室工作人员的生活照，其中最引人注目的，是几张性感美女艺术照。有张艺术照的主角脚蹬皮靴、手戴一副洞洞皮手套，身着紧身、裸露胳膊大腿的照片，看上去既性感又野性。一名路过的人看到后，忍不住说：“尺度有点大，看了要流鼻血哦！”[①]科室领导解释，播放美女的靓照，主要是想缓解病房紧张的气氛，同时也希望能拉近医患关系。

然而，尽管管理者对护士形象上的要求往往以患者需要为名，病人却并不完全认同医院的这种安排，而是认为护士的技术水平更重要，对护士的形象比较宽容——只要不影响工作即可。如病人B1认为护士年轻漂亮没有必要：“业务强就行。要我看，就是要求针扎得准，给患者带来很多……，痛苦少。本来很痛苦你扎几针，疼。看病，好看难看，主要是病康复了。”

2007年对804名住院患者（其中男性400人，占49.8%；女性404人，占50.2%）的调查表明，认为护士要“漂亮”的仅占22%，当与“服务热情”“技术好”相比时，仅5%选择了“漂亮”[②]。在护士身高方面，相关调查显示，不同年龄段的病人均认为只要不影响正常工作即可。[③]护士烫发染发与否患者也并不关心[④]。病人对护士形象的要求只是“衣帽整洁、面带微笑、体貌端庄、精神面貌身体素质良好”。对于医院播放的美女护士写真，很多网友提出了质疑：“医院是治病救人的地方，护士小姐们的写真能给患者带来怎样的心理安慰？显然，在人们的理解中，护士美不美丽并不重要，更重要的是护士是否尽职和专业。”[⑤]这表明，护士形象的性化并非患者的主动要

① 秦岭：《医院LED晒照片，美女护士最扯眼》，《华西都市报》2011年1月17日第22版。

② 郑弘：《现代护士职业形象的调查与研究》，《当代医学》2009年2月第15卷第4期总第159期，第108—109页。

③ 陈刘莺、任金萍、史平、周婷婷、王春生：《不同年龄病人对护士形象要求的调查研究》，《护理研究》2010年1月第24卷第1期下旬版（总第311期）。

④ 郑弘：《现代护士职业形象的调查与研究》，《当代医学》2009年2月第15卷第4期总第159期。

⑤ 乾羽：《“护士写真”缓和不了医患紧张》，《工人日报》2011年1月19日第3版。

求或重要要求。

管理者对护士性别特质的强化一定程度上反映了管理者对护理专业性的理解：无非是美好的女性特质加一定的学科训练。

（三）劳动控制中的合法化策略与机制

1. 双重话语的实用

为什么医院能够如此控制护士的专业劳动？实际上，医院通过市场话语与专业话语的叠加使用，来控制护士的劳动。这两种话语的使用，使得护士必须投入更多时间、精力和情感，用更少的人力提供更快更多更好的服务，同时接受回报上的次级地位、从属地位。

（1）市场话语

市场话语则具有两方面的意涵：一方面，意味着医院要面对市场的竞争，以服务争取市场（客户 / 病人），需要包括护士在内的工作人员更好地服务于这个目标；另一方面，也意味着酬劳等也由市场即劳动所创造的市场价值（效益）所决定。

有研究者指出，市场化背景下消费者和生产经营者之间权力对比关系的变化，加速了商业服务部门服务态度的转变，并加速了发达国家成熟的服务文化向我国的转移。反映在具体服务人员身上，是否“笑脸相迎”“热情友好”等等，便成为服务态度好坏的评价指标之一，并纳入了服务性企业的管理范围①。“在最近的经济竞争形势下，顾客 / 工人互动日益成为服务部门的利润来源。公司可能利用改良了的手段，使这些互动成为评估工人表现的来源。管理者和雇主利用顾客的反馈来监督、评估和规训服务性工人。”②

为争夺客户，不少医院在管理方面提出了“体验经济”“感动经济”等

① 王宁：《消费者权威下的情感劳动》，《南方日报》2005 年 01 月 13 日第 A07 版。

② Linda Fuller and Vicki Smith, 1991.Consumers’ Reports: Management by Customers in A Changing Economy, Work, Employment & Society, Vol. 5, No. 1: 1-16.

收。”A17也从医院和医生处听到类似的观点：“医院说了，那你没挣那么多钱，你价值没体现出来。有的地方真的说你是随从性，你都是大夫在挣钱，你就是我的随从，我给你钱还少啊。”

由于护士“价值没体现出来”，也就无法被组织看成核心员工加以重视，给予厚待了，在工作分配、管理评估、奖惩等方面的不利也就被认为理所当然了。

（2）专业话语

“社会上各种不同的专业都一致地要求其成员必须承担为客户争取最大利益的责任，而且在有必要的时候，为了达到这一目标做出一定的牺牲，这是现代专业精神概念不可分割的一部分。”①作为提供专业服务的机构，医院要求护士提供更好的专业服务。在2010年的护理研究年会上，T医院副院长指出，在护理科研工作中，“要以问题为导向、以需求为导向，以解决实际问题为着眼点，切实提高我院护理科研工作。同时，希望全体护士在今后的工作中更加细致地关注患者的心理变化，为患者提供更好的护理服务。”②

对护士的身体使用（体力的和性化的）往往也是借助于专业话语的。从诞生伊始，护士的形象就是其专业特征的一部分。19世纪60年代南丁格尔首创护士服装时，以“清洁、整齐并利于清洗”为原则，引入中国后，在护士服装样式的设计上也都以庄重、严肃为主，主要体现美观、大方、清洁、合体，同时表现出护士的重要地位和沉稳平和的气质③。仪表方面，也以突出专业的端庄严肃为主。

有护理专家从“塑造良好的专业形象”的角度，指出对护士进行礼仪训练及美学教育的必要性。其中对护士的“招呼礼貌用语、介绍方法、交谈仪、正确姿态、仪表要求、用餐礼仪、坐车礼仪、面对礼仪等等”提

---

① 许志伟：《医患关系的本质：医生的专业视角及其伦理意蕴》，《医学与
2月第26卷第2期总第285期。

② 来源：T医院内刊。

③ 刘燕萍：《中国护理的世纪回眸（四）》，《当代护士》2001年第8

议[①]。情感劳动是护理专业知识的内在组成部分，有护理专家从专业的角度倡导护士微笑服务理念，并体现在入院接待礼仪、操作、病人住院及出院指导的全过程中，体现在言语、表情、体态和情绪控制中[②]。要“努力促进护士与病人的沟通，做到患者入院有迎声、治疗有呼声、操作失败有道歉声、病人合作有谢声、遇病人有询问声、接电话有问候声、病人出院有欢送声”[③]。

而这些从专业视角出发提出的“以病人为中心”要求与管理者从利润视角出发的“以病人为中心”要求之间界限过于微妙，难以区分。作为专业人员的护士无法拒绝管理者以专业精神为理由提出的要求。

可以说，专业话语是与市场话语紧密联系在一起的，既指向以患者 / 客户为中心，要求护士在工作中投入更多，同时专业能力在市场上的回报成为医护管理、回报上的不对称的合法理由。在这双重话语的压制下，护士难以为自己的专业自主性和专业价值辩护。

2. 组织设置中的性别构成

这些话语的合法性还得到了组织设置的支持。

首先，T 医院是一个性别化的组织。虽未得到官方统计资料，据受访人估计，T 医院男护士不超过 2%——尽管 T 医院创办时医院中的护士均为男士，20 世纪初创护士训练班时只招收男生[④]。考虑到女护士占到医院全部员工的将近一半，而医生中女性的平均比例也达到近 40%，可以估计，T 医院内工作的女性比例超过一半。但是，像国内绝大多数医院一样，具有高度重合性的两个权威都是男性化的。T 医院的管理者中，男性不仅占据比例上的优势，也占据位置上的优势，大领导多为男性：“再上头好像也都是男的没有女的。”（A20）

---

① 何润辉、徐兆珍、刘亚丽：《护士礼仪与专业形象的探讨与对策》，《护士进修杂志》2003 年 5 月第 18 卷第 5 期。

② 樊旭燕：《护理病人的礼仪服务》，《全科护理》2009 年 1 月第 7 卷第 1 期中旬版（总第 131 期）。

③ 宫曦岭、魏春：《黎秀芳事迹座谈会在京举行》，《中国青年报》2007 年 10 月 9 日。

④ 来源：T 医院网站主页。

医学权威和科层权威具有较大的重叠性，这些具有医学背景的管理者往往难以认可护士的专业性。护士 A13 认为：“因为医院里的领导全是大夫出身，大夫本身都看不起护士。他觉得自己医术水平很高，护士有什么医术，就干这些辅助什么的，就行了。”A16 也感觉：“包括决策者，包括医院的决策者，他都认为护士专业性不强。”

护士在这个双重权威的、性别化的组织内缺乏话语权。T 医院建院以来共产生 26 名院长，其中仅 1 人为女性。调查时发现，包括护理部主任在内的女性管理者人数少，无法作为关键多数发出声音，往往被边缘化，而且在面临组织要求和护士需求之间的冲突时，她们往往也会优先考虑组织的要求。可以说，医院作为组织的双重权威都由男性把持。

不少护士认为医院里没有代表护士权益的机构或渠道，或者反映了问题也得不到回应。A16 认为：“我们难在，就是说现在什么啊，你真有点事真没地找去，没人给你做主。”工会是“院里聋子的耳朵——摆设。”她们曾试图跟工会沟通过，工作量太大、压力太大、家庭困难等，工会说“我们真管不了，我们没有人事安排权，我们没有这权我们没有那权。”有的工会干部还对她们说：“你们医院还不算人最少的呢，跟其他医院比起来你们还算人员相对来讲比较多的呢。”A20 也对自己职业发展或者需求向上反映过，但是“没有取得多大的效果。”一位资深护士 A17 试图跟领导交流自己的困难，结果是“尽挨刺。”她与高层管理人员交情较好，但也很难得到同情：“我跟她说话，她永远不会认可我的。我们俩关系还是很不错的，但是她就是永远觉得我说的不对。反正不知道怎么回事，她就认为她想什么我必须得想什么。我要是跟她想的不一样，那就不对了。”护理部应该是代表护士利益的机构。A19 认为护理部主要是管理护士的，但也不能代表护士的心声：“它在医院里头具体什么的……，像他们护理部和院里头开会咱们也不知道。”A20“不觉得”它能发挥作用。A17 表示，“原来还跟上面交流交流”，现在则是“上面要求啥就是啥，没法交流。”导致的结果是，她们意兴阑珊。如 A17 说：“我们不敢，我们没有什么要求。我说我老了我身体不好了。领导说，谁说我们老了谁说我们身体不好了，不许说。得得，你们是革命人，你们是共产党员永远是年轻的。”

其次，T 医院也是一个科层机构，其匿名性和规则导向也往往使得护士投诉无门。一方面，管理自己的是一套看似客观中立的规则，另一方面，领导们也是护士们见不着的。如 A23 发牢骚道：“你现在都看不见主任怎么争？而且领导也不会让你见，有分在这儿把着，现在政策。（分？）对呀，拿奖金的分，你的职称、年资，乱七八糟的手术。”虽然护士也在这个系统里，但是因为缺少话语权，“就是说你为什么拿钱少，这个分怎么定也是领导定。所以就拿钱少了，这怎么跟人争？”A11 认为，这种现象“不是一家医院个人的问题，是社会问题，是这个社会普遍对护士的不尊重和歧视。”

三、护士的感受与应对

（一）感受到的专业贬损

1. 专业地位下降

高强度、高压力、低收入的劳动使不少护士在劳动生活中强烈地感觉到，自己的职业地位在下降。访谈中，一位护士转发了一条在护士间广为流传的短信：“护士奴隶化，病人祖宗化，人际复杂化，加班日夜化，上班无偿化，检查严厉化，待遇民工化，翻身是神话。满腔热血把技术学会，当了护士吃苦受罪，急难险重必须到位，上班下班终日疲惫。领导说话回回都对，工资不高还要交税，从早到晚比牛还累，一日三餐时间不对。一时一刻不敢离位，下班不休还要开会，迎接检查让人崩溃，天天学习不懂社会，晋升职称回回被退，百姓还说我们受贿，囊中羞涩见人惭愧，青春年华如此狼狈。”2006 年国际护士节，中国护士网站长的一篇略带调侃性的文章《关于不让护士累死的通知》在护士群体中引发了巨大共鸣。

“护士还是白衣天使吗？”被问到这个问题的 5 位护士中有 4 位表示不同意。一些护士将医院和自己的关系形容为主人和奴隶的关系，认为医院不重视护理，管理方式过于严苛。“我觉得挑剔太苛刻了，一点也不人性。”（A9）

"不够人性化。"（A13）"像人家国外可能更人性化一些。"（A20）"(护士跟医院之间是什么关系？）奴隶主和农民的关系。"（A13）"我觉得我们现在跟奴隶差不多。"（A17）"完全说句实在话，我们就说了上班就是当孙子，你这班平安下来了没事就完了，我今天把班上了，下班了就挺好。"（A16）

感受到的专业地位下降还体现在对自己专业的认同方面。蓝佩嘉对专柜销售员的研究发现，女人的劳动身体也被视为可以用完就丢（disposable）的，这样的性别意识形态为劳资双方共享，进而局限了化妆品专柜小姐的生涯发展和行动策略①。在本研究中也发现，管理者对护士形象等性别气质的要求在一定程度上影响护士的专业认同。例如，有的护士就觉得护士职业是"吃青春饭的"。如 A4R 认为："其实护士跟空姐差不多，尤其合同的，吃青春饭。人家跟你签合同，撑死了 7、8 年，8、9 年。(那你将来想干什么？）没想好。也可能改行。(为什么，那专业不就丢了吗？）别人不聘你……过几年年轻漂亮的多了去，你就……你说人家是愿意看你老不勒稀的，还是愿意看一个年轻漂亮的？"

2. 难以实现的专业性

在医院的管理模式下，护士们发现自己劳动的专业性无法实现。

由于病人身心的特殊性——患者特别是严重疾病患者往往要在医院经历震惊、拒绝、沮丧、接受的过程，这个过程需要时间，这是身体所必需的时间。每一病员每日平均护理时数，按南京军区总医院 1957 年调查数字为 1 小时 57 分②。但是，作为护理专业内容的情感劳动与管理目标形成了冲突：商业化的组织要求对病人（客户）提供微笑服务、亲人般的服务，却又不给服务提供者足够的时间。当时间就是金钱，任何不能容易转化为金钱的时间就与占统治地位的时间关系相冲突。任何不可与金钱交换的时间，要么被排

---

① 蓝佩嘉：《销售女体，女体劳动——百货专柜化妆品女销售员的身体劳动》，《台湾社会学研究》1998 年第 2 期。

② 刘瑞廷：《对八所医院护士队伍群体结构的调查和分析》，《医院管理》1982 年 5 期总第 16 期。

斥在经济评估之外，要么就滤过了思考和评估世界的方法。[①]

高负荷的劳动也许能增加护士服务的数量，但却大大损害了专业服务的质量。

一是工作量太满负荷，让护士们没有办法实施更深入的照顾和直接护理。“所以说人员不够，上午上班打点滴，下午想做心理辅助治疗，病人又要去做检查。”（A7）“病人多的时候连打点滴这样的治疗都保证不了，谈不上心理护理、健康宣教。”（A8）“你既要完成大夫的治疗，又要做基础护理，哪有时间去跟病人谈心，了解他们的心理需要。”（A11）“我觉得是这样，有的时候你和病人就得把东西说清楚了，但有时候真是特别忙的时候，真达到不了。”（A14）“我觉得人员不足，你不可能每个人都照顾得特别好。”（A15）

二是缺乏时间和精力去提高自己的业务水平，以更好地服务于患者。“来回倒夜班，也没有时间精力培训，让你去学。”（A5）“没时间弄了。而且对于一个天天上班这么忙的人，你根本没有时间学习。”（A16）

由于医院通过管理将护理劳动扁平化、琐碎化，使病人看到的护士劳动限制在遵医嘱和处理非专业的琐事之上，降低了护理劳动专业性的一面；标准化的量化评估以标准化病人和标准化情境为取向，而护理专业劳动中有较多的临床工作，是面对面的互动，作为服务对象的病人个人化的和主观性的，需要护士根据具体的情境机动地处理，标准化限制了护士能动性的发挥；劳动管理控制中的医护不对称性，则进一步强化了护士是医生助手的形象；对护士性别特征的强化，则模糊了护士的专业劳动与女性本能之间的界限。

（二）迎合与抵抗：护士们的应对

在现代科层组织中，女性经常被视为处于劣势，女性被认为是等级工作结构的牺牲品。女性的感受常常由于自身的从属位置而受到更多的自我控

---

① 理查德·惠普、芭芭拉·亚当、艾达·萨伯里斯编，冯周卓译：《建构时间：现代组织中的时间与管理》，北京师范大学出版社 2009 年版，第 24 页。

制，因此要表现得“更乖”，并且努力迎合男性权力拥有者的期望。[1]实际上，面对自己劳动遭到的贬损，护士们既采取迎合的态度，在专业上自我提升，也会适时反抗。

深造是护士们迎合管理压力和外部要求的一个重要举措。2004年卫生职业学校毕业后上班的A13目前本科在读，她的同事中“本科在读的挺多的。”（A13）其他护士中有过深造经历的或是计算深造的也不在少数。“科室、医院每年都是要考试的，自己也在念本科。”（A8）“（你这样继续深造的多吗？）一半吧！（都有压力，对吗？）对。……因为现在很多专业也需要护理专业知识的，但是它要求学历。”（A11）“（您后来在职读了是吧？）恩。2001年还是2000年那会儿读的，读完大专后来结婚生孩子就没读。”（A14）“毕业时中专学历，工作后自学3年成人高校，目前大专学历。”（A18）“大专考过好几年。（在职读？）对。（在职考大专是不是也挺多的？）挺多的。”（A20）此外，将组织的要求作为专业要求内化的也不在少数。例如，每年评选的十佳护士，都属于管理者理想中的职工。

护士们也会采取各种方式表示抵抗。例如，护士长A12认为，以前“护士长厉害，让你干什么就得干什么，护士也老实，说一不敢二的。”但现在的护士：“你在和不在不一样，坐在护士站看不出来。你得询问病人，做了什么，没做什么。偷偷去看（笑）。比如配点滴，看小药瓶是不是抽干净了。”这表明，在护士中，怠工等形式的日常抵抗也存在。

用“脚”投票是护士们表达不满的另一个重要手段。T医院是条件较好的医院，但是人员流失依然是个问题。“（科里的护士）走了好几个。因为要求特别严。”（A12）“（你们这儿护士流通大吗？辞职跳槽之类的？）我觉得原来不大，可能这几年有好多不是正式的，就大了。”（A14）“你可得问问为什么现在好多都不愿意当护士了。（现在护士离职的多吗？）多呀。”（A17）“（咱们护士流动性大吗？）去年（2010年）可能辞职了挺多的。”（A20）

她们的反抗取得了有限的胜利。例如，2009年开始，部分护士转为编

---

① 朱健刚、谭凯：《工作、权力与女性认同的建构——对广东一家外资企业的中国白领女性的个案研究》，《清华社会学评论》2001年第1期（总第3期）。

制内员工。“新来的只要是北京户口，一来就是正式的，今年就是。”（A13）“她就发现你不稳定啊，他让你转编了，你不就稳定了吗。他实行了几年，那一年全是合同，但是流失也是很快啊，你把人家培养出来了，像我们这样都是刚毕业在这留两三年，经验也有了，什么都有了，人家也走了。”（A16）“好像去年刚转了一大批，原来好像聘任制挺多。……突然间就转了一批好像是。”（A20）不过，由于目前的管理体制并没有发生改变，她们的工作量、报酬等没有得到明显改善，系统内的代表性也没有提高，这种胜利还是“有限的”。

在市场化进程中，医院的管理控制系统以利润为取向，强化了对护士的劳动控制，既招聘和使用其专业技能，也招聘和使用其性别特质。这种控制通过市场话语和专业话语的巧妙结合以及男性化的组织权威的保障得以实现。对此，护士感受到自己的专业性被贬损，采取迎合与抵抗等方式对劳动控制进行回应。

第八章　结论与讨论

一、结论：护理专业化的历史、进展与实践

护理的专业化过程是护士（个体和群体）作为主体与社会 / 患者、与医生、与医疗机构等外部主体协商这一劳动和这一主体的社会位置与社会价值的过程。社会因素包括社会性别因素贯穿于协商过程中，既可能是专业化的合法性来源，又可能是专业化的发展障碍。护理的专业化既是主体性发挥能动性并取得一定进展的过程，也是主体遭遇结构性限制的过程。

一方面，护理的专业化已经在护理人员的努力下取得一定进展，其专业性得到她们的认同。

从诞生历史来看，护理专业化最初是在现代化的过程中，伴随着公私领域的划分和妇女解放的进程，从私领域中女性的照顾性家务劳动发展、延伸到公领域，成为劳动力商品的。女性作为天然照顾者的意识形态是女性从事护理职业的合法性来源，而护理作为一个专业得到社会和医师群体的接纳是以接受一个从属性的社会位置（对医学和医师的从属以及次等劳动力）为代价的。护理女性化的这些代价在当时可能是值得的，因为毕竟它给女性提供了相对的自由和解放。但随着女权主义运动的发展和护士主体性的进一步生发，这些意识形态和代价的合理性被质疑。

从建构进展来看，百年以来，护理作为一个其知识生产者和使用者主要是女性的专业，经过护士个体与群体的不懈努力与建制，已经成为以关爱为专业本质、具备了从业者众、拥有专业组织和伦理法规、拥有一个科学知识

体系以及知识传播机制、具有极大的社会效益、获得国家特许的市场保护等专业属性的职业。

从主体实践来看，为完成向病人提供服务的专业承诺，护士必须以受到的科学知识和技能训练为基础，付出巨大的体力劳动和情感劳动，而随之而来的身心代价是与她们作为女性的社会性别角色相悖的。她们中的多数人认同关于女性的关爱优势和男性的体力优势的观念，认为这两种优势分别对应于专业实践中的情感劳动和体力劳动要求，但也依然强调自己的专业身份。

另一方面，护理专业化的进一步发展遭遇来自社会/患者、医学/师与医疗机构的结构性限制。

一是社会文化的限制。新中国成立以来不同时期对护理专业性和性别特质的再现显示，在市场化不断深入的过程中，对护理的专业性的再现日益让位于对护理的女性气质的再现，而民间话语则始终存在对护理是“伺候人”的工作的理解。这种再现和理解显示了对照顾性劳动的认识及传统性别分工意识形态的持续存在，在一定程度上造成了护理的职业隔离。护士们力图为自己的专业性辩护并抵制文化中的偏见。

二是医学霸权的排斥。在健康领域里，医护是合作又冲突的关系。一些医生强调医学专业的文凭优势、学科优势和市场价值优势，通过核心活的垄断、专业壁垒的设立、话语权优势以及性别意识形态等维系自己的专业权威，不承认护士劳动的技术性。然而，护士们强调自己的专业是差异的而非次属的，自己的实践知识有价值，护医之间的知识壁垒是可穿透的。她们通过追求护士处方权以及在日常工作中进行反抗等方式，要求与医生建立平等互补的关系。

三是科层机构的贬损。在市场化进程中，医院的管理控制系统以利润为取向，强化了对护士的劳动控制，既招聘和使用其专业技能，也招聘和使用其性别特质。这种控制通过市场话语和专业话语的巧妙结合以及男性化组织的制度设计得以实现。对此，护士感受到自己的专业性被贬损，采取迎合与抵抗等方式对劳动控制进行回应。

照顾性劳动专业化过程遭遇的结构性限制显示了社会对关爱的矛盾看

法。一方面，社会需要关爱性的照顾劳动，需要情感，允许其在专业化道路上的一定发展；另一方面，社会对关爱在专业化序列上的继续发展表示怀疑：社会文化的限制、医学/师的排斥和医疗机构的贬损显示，照顾性劳动被人们看成是出自女性本能的、缺乏知识抽象性的和无法带来利润的劳动。在这些限制、排斥和贬损反映背后，归根结底是性别观念（包括性别气质、劳动性别分工、性别等级等）以及相信照顾是女性的自然本能而非习得的观念的存在。因此，这些限制、排斥和贬损也反映了人们对女性的社会位置与社会价值的认识。

涂尔干在《职业伦理与公民道德》一书中认为，职业团体是社会分工高度发达的现代社会里实现有机团结的重要方式[①]。照顾性劳动的本质是关爱，是我们社会促进社会和谐的团结要素。照顾性劳动的专业化进展意味着为患者和社会提供优质的关爱，不仅对接受关爱者是一种福祉，还有利于促进社会的进一步团结。对照顾性劳动专业化的限制、排斥和贬损意味着社会对关爱的认可和尊重不足。如果不能充分认可和尊重其照顾性劳动的价值，不能通过人力资源配备的提高、收入的增加、社会认可度的提高等方式，给这个职业以尊严，促进其进一步专业化，留住她们并让更多素质更高的人愿意进入这个行业，不仅将损害这个群体的积极性，更重要的是，最终将损害社会上所有需要照顾和关爱的人。

二、讨论：专业、关爱与性别

（一）专业化与劳动的性别分工

传统的专业化研究强调专业的诞生与发展是社会需求与技术发展的自然结果，这就暗示了劳动分工是中立的、客观的过程。但是，将某种技术或劳动与特定的性别匹配起来则表明分工未必是“自然的”，照顾性劳动被看成

① [法]爱弥尔·涂尔干著，渠东、付德根译：《职业伦理与公民道德》，上海人民出版社2006年版。

女性化的劳动显示了传统性别分工的存在。

劳动的性别分工是人类最早的劳动分工方式，表现为男性和女性劳动内容的性别差异，其功能是有效地进行社会生产和生活。劳动性别分工的基本形态或者说特点表现为：女性成员负责与人类再生产有关的劳动（即私人领域的劳动）联系在一起，男性成员的劳动一般与生产有关的劳动（即公共领域的劳动）相联系[①]。情感劳动也被分配给女性。

在工业化时期和服务业兴起的后工业社会，伴随着公私领域分离的历史性建立，这种前工业社会的劳动的自然性别分工模式依然在家庭内和劳动力市场上得到延续并固化，与家务劳动有关的工作和情感劳动仍不成比例地分配给她们。霍赫希尔德认为，情感劳动对男人和女人的影响方式和影响程度不同[②]：一是存在情感劳动的性别划分——对两性的情感劳动内容以两性的性别特质为基础进行了划分[③]；二是女性不成比例地承担了情感劳动的负担（不管是作为空中服务员、护士还是作为保姆）。不仅前工业社会中情感劳动存在性别分工，工业社会和后工业社会中，情感劳动也存在性别分工模式，或者说，存在女性化趋势。

以关爱、情感为职业特质的护理劳动的专业化历史表明，护理职业的女性化并非仅仅是女性气质的自然体现，而更多的是一个社会建构过程；护理专业教育并不排斥男性；男女护士中均存在认为关爱是建构的、男性也可以关爱的看法。这些都驳斥了关于劳动性别分工的本质主义观念。可以说，女性并非一直被看成是更自然的照顾提供者，男性也并非一直被看成缺乏照顾的自然能力。照顾并非是女性的天生能力，关怀不是一种存在（being），而是一种行为（doing）。这种认识有助于打破护理职业的性别隔离。

事实上，随着护理专业的发展，出现一种新的呼声，要求将护理与女性

---

① 佟新：《妇女劳动的理论建构》，《国外社会学》2001 年第 1—2 期。

② Minghua Zhao. *2002. Emotional Labour in a Globalised Labour Market*: *Seafarers on Cruise Ships*. Working Paper Series, School of Social Sciences, May.

③ Angelo Soares. 2003. Tears at Work: Gender, Interaction and Emotional Labour. *Just Labour*，Vol. 2 (Spring).

相脱离，剥离其女性化、母性化形象。不少研究也表明，患者对同性护理者的偏好是广泛存在且稳定的。因此，破除性别偏见，减少男性参与护理工作的社会障碍，有利于为患者提供更多样化的服务选择。男性的大量进入乃至达到该行业的性别平衡，反过来又有利于社会改变对护理专业的偏见，促使社会改变对护理内涵和关爱照顾价值的认识。借用 2009 年美国某读者写给某护理杂志的来信："更重要的应该是护士的技能和专业价值，而不是其性别。"①

（二）专业化与知识、情感

传统的专业化研究强调职业知识基础的抽象性，如阿伯特（Abbott）认为，职业的学术性知识的内在性质不仅会影响职业管辖权的稳固性，享有较高声望的抽象性知识也意味着更有效的职业工作②。

照顾性劳动的专业化遇到的主要障碍是被认为在知识基础的抽象性水平上不足，特别是在与医学相比时。医学作为一个成熟专业，在知识的抽象性、科学性和逻辑性方面都已经得到广泛认可，其研究的方法论、方法上的特点在科技理性逻辑下具有不可动摇性的优越性。与之相对，照顾性劳动的专业化发展历程短，从知识的起源来说，照顾工作中的知识是 somological 知识，亦即由身体获得的知识。这种身体知识虽然历史上是其合法性的来源，却也是其污名化的来源。身体劳动往往被认为是肮脏污秽的、低人一等的工作，难以被看成是专业性劳动。从知识的生产者和使用者来说，由于性别分工和性别等级的存在，主要由女性从事的劳动往往被更多地与性别气质而非专业技能联系起来，照顾性知识似乎是家庭中的照顾者（往往是女性）与生俱来的，或者至少是通过简单的培训可轻易掌握的，而不是需要经过努力被教育和学习到的一种知识，一种学科。这些原因使得照顾性知识难以被看成

① Colin Rees. 2009. It should be nurses' skills that count not their gender. October 14: vol. 24 no. 6: *Nursing Standard.*

② 刘思达：《职业自主性与国家干预——西方职业社会学研究述评》，《社会学研究》2006 年第 1 期。

专业性的知识。从知识的理论基础来说，跨学科性是护理学的学科特点，而跨学科性本身的地位尚未得到广泛认可。更重要的是，照顾性劳动将关爱作为专业建构中的核心要素，而关爱被看成是朴素的人类情感，是每个人与生俱来的，是女性的生理本能，不需要也不可能高度抽象化、科学化。

这种认识反映了理性与情感的二元论及等级论。情感在社会学中的位置经历了从被忽视或者研究边缘到成为规范体系的一个分支领域的发展。随着现代性对人类情感的侵蚀，亲密关系日益受到重视，曼海姆、埃利亚斯、弗洛伊德等考察了人类文明发展与情感之间的关系变化过程，反思和批判了资本主义理性的发展施于人及其情感的负面影响。但是在对理性与情感关系问题的处理上，充分反映了社会学史上存在的一种二元论方法论，如把维持社会秩序的人性力量分为睿智力量与情感力量等等。当这种二元对立与性别的二元对立结合起来时，就形成了男性代表理性/睿智、女性则成为情感功能的承担者的性别分工。如黑格尔强调“性别的情感劳动分工”——由女性补偿男性在公共领域的艰辛。孔德把妇女视为承担社会三大动力（智力力量、情感力量与物质力量）中情感力量的阶级代表。涂尔干、帕森斯认为女性承担着社会分工中的情感表达性角色。齐美尔则将女性看作人类文化的守护者，埃里克森更是通过强调女性同一性的“内部空间”性——一种“从生理、心理到伦理照顾人类婴孩的肉体设计”，将女性的照顾角色本质化。

女性主义认为，男（理性）与女（情感）的二元论是与性别等级制相结合的，导致两性的劳动被赋予了不同的价值：男性的劳动被定义为重要的、可测量的，而女性从事的情感劳动是感性的、非理性的，也就是不可测量的、非技术性的，其价值也就不可见了，其商业价值也就无法得到承认。由此，女性从事的劳动价值永远低于男性从事的劳动价值。同时，理性与情感的分离都包含着一种更深层次的假定，即为了使感情不受经济交换的腐蚀，情感劳动者（如看护工作者）就不应获得报酬或者只应获得极少的报酬[①]。在

---

① [美]维维安娜·A.泽利泽尔，亲密交易，载于莫洛·F.纪廉、南德尔·科林斯、保拉·英格兰、马歇尔·迈耶编：《新经济社会学——一门新兴学科的发展》，社会科学文献出版社2002年版。

这种二元论的指导下，就危险地贬低和遮蔽了传统的女性工作的经济价值。

在情感与理性的关系上，康德的纯粹理性主义和功利主义的计算理性主义都认为情感破坏理性。近些年，对理性与情感之间的二元反思日益增多。有研究者认为，情绪对认知有意义："理性思考与情绪感觉（情感体验）相互交织，有限理性产生的结果比按逻辑和计算方法行动更加合理。"[①]许多女性主义哲学家认为，培养情感可帮助我们按理性办事，必须给道德情感留下用武之地。"一个合适的理论应该建立在合适的理性上，又建立在合适的情感上。"[②]还有的女性主义者认为，爱是一种认知方式[③]。

三、展望：护理专业的机遇与挑战

目前我国的护理专业化具有一定的发展机遇。

一是国家健康战略的提出与护理事业发展规划为护士职业发展创造了新机遇。2017年，十九大报告中提出实施健康中国战略，指出"人民健康是民族昌盛和国家富强的重要标志"，因此"要完善国民健康政策，为人民群众提供全方位全周期健康服务"，全面建立"优质高效的医疗卫生服务体系"，并且"坚持预防为主，深入开展爱国卫生运动，倡导健康文明生活方式，预防控制重大疾病"。《全国护理事业发展规划（2016—2020年）》提出了"整体规划，分级负责"；"提升能力，服务大局"；"规范行为，保障安全"；"创新管理，扩展服务"的护理事业发展原则。同时该规划在加强护士队伍建设方面，拟采取以下措施：落实相关法律法规，维护护士合法权益；增加注册护士总量，满足临床工作需求；建立护士培训机制，提升专业素质能力；建立护士分层级管理制度，明确护士职业发展路径；发展专科护士队伍，提高专科护理水平。这些背景和举措将给护士的职业发展提供更多可能性。

---

① 费多益：《认知视野中的情感依赖与理性、推理》，《中国社会科学》2012年第8期。

② 邱仁宗：《女性主义哲学述介》，《哲学动态》2000年第1期。

③ Carla Locatelli, Women' s way of knowing: it is all about love! *Org*
2007; 14, 3; ABI/INFORM Complete pg. 339.

二是护理专业内部提升专业化程度的努力。目前，高级临床护理工作者如“专业护士”（中国的护理专家、不执行医嘱）正在探索和培养，专科护士（clinical nurse specialist，CNS）[①]的独立认证也已经在北京、上海等地试点进行；相关部门正在督导护理副院长制度的落实；护理门诊、护理处方等问题正在探索；护理专家会诊中心已在一些大医院成功运作；护理学本科、硕士、博士教育发展迅速。这些举措将促进护士的分层化使用，有利于提高护理的专业化程度。

三是护理专业服务范围的扩展。早在 1949 年，护理专家王琇瑛便提出：“护士不但应护理病人之身体，还应涵盖生命周期各人群之心身保育，既包括疾病护理，也包括健康教育；既包括个人护理，也包括家庭、学校、工厂以及环境与社会保健及卫生的设施”[②]。在生理—心理—社会护理模式下，护理工作模式逐步从功能性向整体性转化，逐步从以疾病为中心转向以人的健康为中心，扩展到对人的生命全过程的护理，从对个体的护理扩展到对群体的护理。专业范围已拓展到预防疾病、保护生命、减轻痛苦和促进健康等方面，临床护理的专科化程度不断提高，社区护理、老年护理、临终关怀等领域方兴未艾[③]。护理工作将在预防、治疗、保健、康复、计划生育、健康教育、健康促进等多学科领域中得到快速发展[④]。《全国护理事业发展规划（2016—2020 年）》也提出要拓展护理服务领域，如大力推进老年护理、加快社区护理发展、开展延续性护理服务、加快护理员队伍建设等。

但是，护理的专业化仍面临一些传统的与新的挑战。一是社会上对照顾性劳动的刻板印象及性别意识形态的长期存在。解决此问题，需要文化的、制度的全面反思与重构。二是健康领域其他专业人士的挑战，此问题的实质

---

① CNS 是在护理专业化进程中形成和发展起来的高级临床护理工作者。CNS 需具备一定的执业资格，在某个专门的临床领域为卫生保健的服务对象提供专门化的护理服务。

② 王琇瑛：《护士教育的今昔》，《人民日报》1949 年 5 月 12 日第 4 版。

③ 王淑军：《我国护理事业发展迅速，已有护士 126 万》，《人民日报》2004 年 5 月 11 日第 11 版。

④ 余剑珍：《高等护理教育模式研究》，华东师范大学 2008 届研究生博士学位论文。

是护士如何进一步建构自己独特的专业目标和方法，以应对日益突出的其他健康照顾提供者的竞争。毕竟，医生、护士、营养师、心理学家、精神病学家、社会工作者、制药师、健康专家和健康教育者都宣称提供很多相似的服务，甚至人类学家和社会学家也努力往健康照顾领域插上一脚。最近，“机器人”护士的出现会对护士的职业发展带来何等变化仍须拭目以待[①]。

南丁格尔将护理学科的实质定义为科学、伦理与艺术的结合。为了给患者提供高质量的护理服务，护士们付出了相当多的努力，也日益得到社会的认可。正如美国护士联合会1995年关于对外部的责任，即同社会约定的表述：“护理，如同其他专业一样，是社会的重要组成部分，它已经得到发展，并将继续得到发展。护理是动态的，而不是静态的，它反映着改变中的社会需要，可以这么说，护理是为社会所拥有的。就它同那一社会的关系来说，就它的文化、制度以及它的其他成员来说，它是得到社会承认的。”[②]在2019–2020年的抗疫行动中，国家多次强调尊重和关爱包括护士在内的医务工作者。2020年4月，国家卫生健康委和国家中医药管理局联合发布《关于做好2020年512护士节相关工作的通知》，指出要“进一步关心爱护护士队伍，弘扬南丁格尔精神，营造尊重护士、爱护护士的良好社会氛围”，并提出了关心爱护护士队伍、关注护士身心健康、落实护士待遇保障政策、切实为护士减负、保障护士职业安全、加大护士宣传力度等事项；2020年9月发布的《国家卫生健康委办公厅关于进一步加强医疗机构护理工作的通知》（国卫办医发〔2020〕11号），提出要充分认识加强医疗机构护理工作的重要性、完善医疗机构护理管理体系、建立健全医疗机构护理管理制度、持续提高医疗机构护理服务质量，同时提出了充分调动护士积极性、科学开展护士评聘考核、推进护理信息化发展、加大支持保障力度、规范管理辅助服务人员、加强陪护探视管理等保障措施。某种程度上，这些政策意味着国家和社会对护士劳动日益提升的认可和尊重。

---

① 王夏玲：《英：机器人护士首次现身医院》，《中国社区医师》2011年第35期。

② 丁可编译：《护理教育的未来》，《国外医学 · 医学教育分册》2000年第21卷第4期。

参考文献

一、英文文献

1. Abbott P & Wallace C, Social work and nursing: a history, In Abbott P & Wallace C (eds), *The Sociology of the Caring Professions*. Falmer Press, Basingstoke, United Kingdom, 1990.

2. Aber CS, Hawkins JW. Portrayal of nurses in advertisements in medical and nursing journals. IMAGE: *J Nurs Schol*. 1992, 24(4).

3. Allan I, Artificial sexuality, *Nursing Standard*, 1992, 6(19).

4. Angelo Soares. 2003. Tears at Work: Gender, Interaction and Emotional Labour. *Just Labour*, Vol. 2 (Spring).

5. Armando T. Morales and Bradford W. Sheafor. *Social Work: A Profession of Many Faces*. Sixth Edition. Allyn and Bacon, 1992.

6. Ashley J, *Hospitals, Paternalism and the Role of the Nurse*, Teachers College Press, New York, 1976。

7. Barbara Zelek1 and Susan P Phillips, Gender and power: Nurses and doctors in Canada, *International Journal for Equity Health*. 2003; V. 2: 1. Published online 2003 February 11. doi: 10. 1186/1475-9276-2-1.

8. Brian Abel-Smith. 1960. *A History of the Nursing Profession*. London: Heinemann.

9. Bridges J. Literature review on the image of the nurse and nursing in the media. *Journal of Advanced Nursing*. 1990, 15(7).

10. Bullough Vern L. Men. Women, and Nursing History. *Journal of Professional Nursing*, 1994, 10(3).

11. Buresh B. The nurse who doesn't exist: omission, neglect and debasement of nurses in the media. *Revolution*. 1992.

12. Caring Labor and Class Consciousness: The Class Dynamics of Gendered Work. *Sociological Forum*, Vol. 16, No. 2 (Jun., 2001).

13. Carla Locatelli,Women's way of knowing: it is all about love! *Organization*; May 2007; 14, 3; ABI/INFORM Complete.

14. Carolyn Mackintosh. A historical study of men in nursing. *Journal of Advanced Nursing*, Volume 26, Issue 2, August 1997.

15. Celia Davies. 1995. *Gender and the Professional Predicament in Nursing*. Buckingham and Philadelphia: Open University Press.

16. Colin Rees. 2009. It should be nurses'skills that count not their gender. October 14: vol. 24 no. 6: *Nursing Standard*.

17. Darbyshire P., The burden of history, *Nursing Times*, 1987, 83(4).

18. Dingwall R & McIntosh J(eds), *Readings in the Sociology of Nursing*, Churchill Livingstone, Edinburgh, 1978.

19. Dingwall R. & Lewis P (eds), *The Sociology of the Professions,* Macmillan, London, 1983.

20. Don Nelson. Georgia Nurses Fight for Right to Write Prescriptions. *Knight Ridder Tribune Business News*. Washington: Feb 15, 2004.

21. Edwards, R. 1979. *Contested Terrain: The Transformation of the Workplace in the Twentieth Century*, New York: Basic Books, Inc.

22. Ester Carolina Apesoa–varano. 2008. *Professionalism and Caring: Hospital Practitioners at Work*. Doctor of Philosophy in Sociology in the Office of Graduate Studies of the University of California Davis.

23. Francesca M. Cancian & Stacey J. Oliker, 2000. *Caring and gender*. Pine Forge Press.

24. Gamamikow E, Sexual division of labour the case of nursing, In *Feminism and Materialism* (Knhn A & Wolfe A eds), Routledge, London, 1978.

25. Gary A. Adams, Lynda A. King, and Daniel W. King. Relation-ships of Job and Family Involvement, Family Social Support, and Work-Family Conflict With Job and Life Satisfaction. *Journal of Applied Psychology*, 1996, 81.

26. Janice L. Thompson book review, Margarete Sandelowski, Devices and Desires: Gender, Technology, and American Nursing. *Signs*, Vol. 29, No. 1 (Autumn, 2003).

27. Janine Bestall reviewed: Psychology for Nurses and the Caring Professions by Jan Walker, Sheila Payne, Paula Smith and Nikki Jarrett. J*ournal of Advanced Nursing*, Volume 52 (2), Oct 1, 2005.

28. Joan A. Evans, Cautious caregivers: gender stereotypes and the sexualization of men nurses' touch. *Journal of Advanced Nursing*, 2002. 40(4).

29. Joan Evans. Men in Nursing: A Historical and Feminist Perspective. *Journal of Advanced Nursing*, Volume 47, Issue 3, August 2004.

30. Joseph P. Zbilut. Men in Nursing. *Journal of Nursing Scholarship*, Volume 38, Issue 3. September 2006.

31. Joseph Pine B, James H Gilmore. *The experience economy: work is theatre and every business a stage*. Boston: Harvard Business School Press, 1999.

32. Judith Barber, All the young men gone: losing men in the gentrification of Australian nursing circa 1860-1899, *Nursing Inquiry*, Volume 3, Issue 4, December 1996.

33. Katrin Schultheiss. 2001.*Bodies and Souls: Politics and the Professionalization of Nursing in France 1880-1922*, Harvard University Press.

34. Keddy B, Gillis M, Jacobs P, Burton H & Rogers M (1986) The doctor-nurse relationship an historical perspective, *Journal of Advanced Nursing*, 1993, 11.

35. Leininger. *Caring: an essential human need*. NJ: C B Slack, 1981.

36. Linda Fuller and Vicki Smith, 1991. Consumers' Reports: Management by

Customers in A Changing Economy, *Work, Employment & Society*, Vol.5, No. 1.

37. Linda Thiede Thomas, Daniel C. Ganster. Impact of Family–Sup–portive Work Variables on Work–Family and Strain: A Control Perspective. *Journal of Applied Psychology*, 1995, 80.

38. Margarete Sandelowski, 2000. *Devices and desires: Gender, Technology, and American Nursing*, Chapel Hill: University of North Carolina Press.

39. Marks, Shula. 1994. *Divided sisterhood: Race, class and gender in the South African nursing profession*. Johannesburg: Witwatersrand University Press.

40. Minghua Zhao. 2002. *Emotional Labour in a Globalised Labour Market: Seafarers on Cruise Ships*. Working Paper Series, School of Social Sciences, May.

41. Morris–Thompson T, Shepherd J, Plata R, et al. Diversity, fulfillment and privilege: the image of nursing. *Journal of Nursing Management*. 2011(19).

42. Navarro V, *Class Struggle the State and Medicine*, Martin, Robertson, London, 1978.

43. Oakley A, The importance of being a nurse, *Nursing Times*, 1984, 80(59).

44. Passau–Buck S, Caring vs curing the politics of health care, *In Socialization, Sexism and Stereotyping* (Muff J ed), Moshy, New York, 1982.

45. Paula England, Michelle Budig, Nancy Folbre. Wages of Virtue: The Relative Pay of Care Work. *Social Problems*, Vol. 49, No. 4 (Nov., 2002).

46. Samantha Mei–che Pang. 2003. *Nursing Ethics in Modern China: Conflicting Values and Competing Role Requirements*. Amasterdam–New York, NY.

47. Sarah J Sweet and Ian J Norman, The nurse–doctor relationship: a selective literature review, *Journal of Advanced Nursing*, 1995, 22.

48. Shula Marks. *The Gender Dilemma in Nursing History: The Case of the South African Mine Hospitals*. Seminar delivered in Oxford Brookes University, December 2000.

49. Smith P. 1992. *The Emotional Labour of Nursing*. Macmillan, London.

50. Squires TE. Men in nursing. *Registered nurse*. 1995. 58(7).

51. Susan A LaRocco, A Grounded Theory Study of Socializing Men into Nursing. *Journal of Men's Studies*. Harriman: Spring 2007. Vol. 15, Iss. 2.

52. Susan T. Caring Knows No Gender: Break the stereotype and boost the number of men in nursing. *Am J Nurs*, 2003. 103(5).

53. Virginia Olesen and Debora Bone, Emotions in rationalizing organizations: conceptual notes from professional nursing in the USA. From Gillian Bendelow and Simon J. Williams (eds), 1998. *Emotions in Social Life: Critical Themes and Contemporary Issues*. Routledge: London and New York.

54. Watson J. The theory of human caring: retrospective and prospective. *Nur Sci Q*, 1997, 10(1).

55. WIDMARK P, VONESSEN L, SJODEN P O. Perceptions of caring among patients with cancer and their staff. *Cancer Nurs*, 2000, 23(1).

56. Wilmar Schaufeli & Dirk Enzmann, 1998, *The Burnout Companion to Study and Practice: A Critical Analysis*. CRC Press. CRC Press, London.

57. Witz, Ann. 1988. Patriarchal relations and patterns of sex segregation in the medical division of labor. In Sylvia Walby ed., *Gender segregation at work*. Milton Keynes: Open University Press.

58. Wright S, New nurses: new boundaries, *Nursing Practice*, 1985, 1(1).

59. Zachary Lewis. Nurses call for change in prescription drug law. *Crain's Cleveland Business*. Cleveland: Jul 02, 2007. Vol. 28, Iss. 26.

二、中文文献

1.《中国护理管理》杂志编辑部:《提高护士地位，增强护理专业吸引力——访全国人大常委会副委员长韩启德院士》,《中国护理管理》2007 年 5 月 15 日第 7 卷第 5 期。

2. Cecil Woodham-Smith 著，熊中贵、姚树林、景耀译:《南丁格尔传》,人民卫生出版社 2000 年版。

3. [美]H · P · 恰范特、蔡勇美、[中] 刘宗秀、阮芳赋:《医学社会学》,

上海人民出版社 1987 年版。

4. Simon BN Thompson、陈慕竹:《夜班护士麻痹症状群——临床心理学的一种新现象》,《中国临床心理学杂志》2002 年第 3 期。

5. [法] 埃米尔 · 涂尔干著，渠东译:《社会分工论》，三联书店 2000 年版。

6. 艾笑:《在护士节这一天》,《人民日报》1987 年 5 月 13 日 3 版。

7. [法] 爱弥尔 · 涂尔干著，渠东、付德根译:《职业伦理与公民道德》，上海人民出版社 2006 年版。

8. 安妮 · 马修森 (Annie Matheson),《佛罗伦萨 · 南丁格尔传》，浙江文艺出版社 2012 年版。

9. 安志英:《2006 我院病案统计网络系统应用的体会》,《中国卫生统计》2006 年 4 月第 23 卷第 2 期。

10. 澳门护士会译:《国际护士协会护士伦理规范 (修订版)》,《当代护士》2002 年 10 期。

11. [美] 保罗 · 拉比诺著，高丙中、康敏译:《摩洛哥田野作业反思》，商务印书馆 2008 年版。

12. 保颖怡、赵国琴、潘杰:《Rogers 护理理论的应用》,《护理研究》2004 年第 17 期。

13. 北京档案馆编:《档案与北京史国际学术讨论会论文集 (下)》,《中国档案出版社》2003 年版。转引自：李小尉，1912—1937 年北京居民的工资收入与生活状况,《史学月刊》2007 年第 4 期。

14. 人民日报评论员:《关心护士，做好护理工作》,《人民日报》1956 年 11 月 23 日 7 版。

15. 人民日报评论员:《提倡医生护士更好地结合》,《人民日报》1966 年 1 月 18 日 3 版。

16. 本局消息:《本局招考男女护士，分发所属各医院服务》,《卫生月刊》1935 年第 1 卷第 5 期。

17. 本刊编辑部:《我国医学科学方法论的若干问题——我国首次医学科学方法论讨论会综述》,《医学与哲学》1983 年第 7 期。

18. 曹祝萍：《医护关系研究——历史、现状、存在问题及形成因素分析》，石河子大学 2008 年硕士研究生毕业论文。

19. 曾慧婷：《护士的人格特质、情绪劳动策略和职业倦怠的相关性研究》，暨南大学应用心理学 2011 硕士研究生毕业论文。

20. [日] 朝日新闻，周振清、尚绍英摘：《日本正在进行护士室改革》，《国外医学》医院管理分册 1987 年第 3 期。

21. 陈婵娟：《以“患者需要为导向”防范护患纠纷》，《中国护理管理》2009 年第 9 卷第 11 期。

22. 陈刘莺、任金萍、史平、周婷婷、王春生：《不同年龄病人对护士形象要求的调查研究》，《护理研究》2010 年 1 月第 24 卷第 1 期下旬版（总第 311 期）。

23. 陈向明主编：《质性研究：反思与评论》，重庆大学出版社 2008 年版。

24. 陈晓燕：《如何在护理实践中提高护士的专业社会地位》，《“危重病人监测、急救技术与基础护理暨 21 世纪护理理念发展与资源开发学术交流会”论文汇编》，中华护理学会、中华护理学会南京分会 2001 年 6 月于中国安徽屯溪举办。

25. 陈朱碧辉：《护士职业之介绍》，《医学周刊集》1932 年第 6 卷第 3 期。

26. 成翼娟、谷波、张骏：《综合医院直接、间接护理时间测量探索》，《华西医学》2003 年第 18 卷第 1 期。

27. [美]大卫·哈维，阎嘉译：《后现代的状况》，商务印书馆2003年版。

28. 邓颖超：《中华护理学会名誉理事长邓颖超向全国护士祝贺护士节》《中华护理杂志》1984 年版第 4 期。

29. 丁可编译：《护理教育的未来》，《国外医学·医学教育分册》2000 年第 21 卷第 4 期。

30. 丁晓芳、夏华华、张敏、张菊、邓红艳、李红：《关于中国护士是否需要护士处方权的探讨与研究》，《现代医药卫生》2007 年 23 卷第 12 期。

31. 丁炎明：《运用护理程序对病人实施健康教育》，《实用护理杂志》2003 年第 19 卷第 5 期（总第 221 期）。

32. 杜淑英、孙瑞卿：《盼望护士异地会诊有法可依》,《健康报》2010年1月4日第7版。

33. 杜治政：《护理学的性质、对象、内容和任务》,《实用护理杂志》1989年第6卷第2期。

34. 段志光、王爱珍、王斌全、王倩、孙玉芳、孙娜：《南丁格尔奖获得者的教育教学价值取向研究与实践》,《中国高等医学教育》2008年第12期。

35. 樊旭燕：《护理病人的礼仪服务》,《全科护理》2009年1月第7卷第1期中旬版(总第131期)。

36. 方芳：《"零陪护"病房里护士的一天》,《北京日报》2010年12月7日第8版。

37. [法]菲力普·亚当、克洛迪娜·赫尔兹里奇著，王吉会译：《疾病与医学社会学》，天津人民出版社2005年版。

38. 费多益：《认知视野中的情感依赖与理性、推理》,《中国社会科学》2012年第8期。

39. 冯军军：《三位老护士手捧南丁格尔奖发出呼吁：护士人少质差亟待加强，社会应该尊重护理工作》,《人民日报》1987年6月16日第3版。

40. 冯运华：《中国护理近年之发展》,《香港护理杂志》1997年第33卷第4期。

41. [英]弗洛伦斯·南丁格尔著，庞洵译：《护理札记》，中国人民大学出版社2004年版。

42. 傅连暲：《"红色护士"赞》,《人民日报》1962年3月13日第6版。

43. 高士其：《献给敬爱的护士同志》,《人民日报》1981年7月27日第8版。

44. 高伟、杨敏、王慧、王朝霞：《护士情绪劳动与自我效能、情绪智力的调查分析》，中华护理学会2008年"医院管理"论坛论文汇编。

45. 高志棣、杨凤：《德国医生用大量时间与病人交流》,《健康报》2012年9月4日第6版。

46. 耿笑微、万巧琴、刘宇、尚少梅、罗萍、金晓燕、王志稳、范晓君、张岩、周宇彤：《护理学及其相关理论的应用现状及影响因素的调查与分析》,《中华护理杂志》2006 年 3 月第 41 卷第 3 期。

47. 宫曦岭、魏春:《黎秀芳事迹座谈会在京举行》,《中国青年报》2007 年 10 月 9 日。

48. 国家卫生和计划生育委员会编:《2020 年中国卫生和计划生育统计年鉴》, 中国协和医科大学出版社 2020 年版。

49. 国家卫生健康委员会编:《2019 中国卫生健康统计年鉴》, 中国协和医科大学出版社 2019 年版。

50. 海稜:《护士的心》,《人民日报》1959 年 3 月 8 日。

51. 何润辉、徐兆珍、刘亚丽:《护士礼仪与专业形象的探讨与对策》,《护士进修杂志》2003 年 5 月第 18 卷第 5 期。

52. 胡果, 张积慧:《我会把护士日记写下去!》,《人民日报》2003 年 8 月 25 日第 2 版。

53. 胡丽、吴艳平、廖如意:《试论护士处方权在中国的实现》,《大众科技》2005 年第 11 期。

54. 花新人:《男护士们当前严重的问题——读了冒牌医师打针杀人新闻后》,《医事公论》1936 年第 4 卷第 3 期。

55. 华尔德著, 龚小夏译:《共产党社会的新传统主义——中国工业中的工作环境和权力结构》, 牛津大学出版社 1996 年版。

56. [美] 华勒斯坦等著, 刘健芝等译:《学科 · 知识 · 权力》, 三联出版社 1999 年版。

57. 宦小淮、熊浩然:《为 3 元钱单据, 患者掐脖撞晕护士》,《华西都市报》2012 年 2 月 22 日第 18 版。

58. 黄庆红、宋丽华、刘莉、朱开恩:《聘用护士现状调查与分析》,《护理研究》2006 年 5 月第 20 卷第 5 期下旬版(总第 179 期)。

59. 黄石:《妇女果不适于职业么》,《妇女杂志》第10卷6号, 1924年6月。

60. 黄玉艳:《责任护士的一天》,《当代护士(综合版)》2011 年 06 期。

61. 嵇晓宇、嵇晓琳:《护士的知识结构与现代护理模式的转变》,《河北医学》2002 年 3 月第 8 卷第 3 期。

62. 黄虔、何金爱:《知识积累与护士职业尊严》,《实用护理杂志》2000年第16期。

63. 建群:《医改20年:路在何方?》,《时代潮》2005年第18期。

64. 姜安丽:《21世纪护理教育发展现状及我国护理教育面临的挑战和发展策略》,《解放军护理杂志》2004年12月12期。

65. 姜廷旭、胡敏,护士:《不该让男人走开》,《中国医药报》2003年4月7日。

66. 姜小鹰主编:《护理伦理学(本科护理)》,人民卫生出版社2012年版。

67. 尹梅主编:《护理伦理学(二版/协编)》,人民卫生出版社2012年版。

68. 蒋红兵:《做好医疗设备装备工作,提升医院核心竞争力》,《医疗设备信息》2006年10期。

69. 解冰士:《中国男护士将往哪里去》,《医事公论》1935年第2卷第18期。

70. 蓝佩嘉:《销售女体,女体劳动——百货专柜化妆品女销售员的身体劳动》,《台湾社会学研究》1998年第2期。

71. 李超平、时勘等:《医护人员工作家庭冲突与工作倦怠的关系》,《中国心理卫生杂志》2003年第12期。

72. 李道明、陈东:《世界红十字日和国际护士节》,《人民日报》1991年5月7日第7版。

73. 李核:《我所认识的护士》,《医学周刊集》1932年第6卷第4期。

74. 李娜:《从国外护士处方权的发展看我国的护士处方权》,《护理研究》2009年5月第23卷第5期上旬版(总第285期)。

75. 李强、刘海洋:《变迁中的职业声望——2009年北京职业声望调查浅析》,《学术研究》2009年第12期。

76. 李强、时燕:《体验经济下医院体验营销模型的构建》,《中国药物经济学》2008年第4期。

77. 李晴:《佛学的布施理论与现代护理理念培养》,《医学与社会》2012年8月第25卷第8期。

78. 李完白:《男护士出路之建议》,《中国护士报》1947年第2期。

79. 李喜凤、王家琪:《“夜班综合征”困扰护士》,《健康报》2005年1月19日。

80. 李小妹、何贵蓉、顾炜:《关怀与护理专业》,《国外医学·护理学分册》2001年第11期。

81. 李小妹、刘彦君:《护士工作压力源及工作疲溃感的调查研究》,《中华护理杂志》2000年11期。

82. 李小平、徐艳萍、杨劲:《深化医院改革的理论与实践探讨》,《中国医院管理》2000年第12期。

83. 李秀华、郭燕红主编:《中华护理学会百年史话1909—2009》,人民卫生出版社2009年版。

84. 李艺虹:《加强医德医风建设,提升医院核心竞争力》,《医学信息(上旬刊)》2011年05期。

85. 李映兰:《美国护士的经血液传播疾病的预防》,《中华护理杂志》2002年第8期。

86. 李映兰、罗贞:《护士职业安全的危险因素及防护对策》,《实用护理杂志》2003年第19卷第1期。

87. 李永鑫、谭亚梅:《医护人员的情绪劳动与工作倦怠及工作满意度的关系》,《中华护理杂志》2009年第6期。

88. 李玉花:《护士人手不足护患比例失衡请“天使”到位》,《健康时空》2002年12月13日第10版。

89. 理查德·惠普、芭芭拉·亚当、艾达·萨伯里斯:《建构时间:现代组织中的时间与管理》,北京师范大学出版社2009年版。

90. 廖美容、敖菲、王安奇:《临床女护士遭遇患者性骚扰情况的调查分析》,《护理学杂志》2011年5月第26卷第9期(综合版)。

91. 廖衍杨韬:《社会工作在精神科权力结构再造中的渗透与实践》,北京大学社会学系2009级硕士论文。

92. 林菊英:《我国护理在医疗卫生事业中的作用与地位》,《护理学杂志》

2003年1月第18卷第1期。

93. 林贤芬：《做个好护士，做个好女人》，《当代护士》2012年第5期。

94. 刘春梅：《取针扎破手指，艾滋病房护士放弃胎儿》，《华西都市报》2011年11月26日第2版。

95. 刘方：《民国时期的新兴职业女性》，吉林大学2006年硕士论文。

96. 刘宏鹏、张丽霞：《体验医疗模式的核心竞争力研究》，《中国医院管理》2009年第29卷第4期。

97. 刘景广：《加强财务管理提升医院核心竞争力》，《会计之友（中旬刊）》2009年第6期。

98. 刘妙妙：《两位男护士的“尴尬”事》，《北京社区报》2011年5月12日第8版。

99. 刘瑞廷：《对八所医院护士队伍群体结构的调查和分析》，《医院管理》1982年5期总第16期。

100. 刘淑琼：《天使梦》，《护理研究》2006年7月第20卷第7期中旬版。

101. 刘思达：《职业自主性与国家干预——西方职业社会学研究述评》，《社会学研究》2006年第1期。

102. 刘涛：《HIS在医院管理中的应用与体会》，《中国病案》2009年第10卷第5期。

103. 刘馨：《护士情感性劳动策略的影响因素——重症监护室和产科的比较案例研究》，浙江工商大学技术经济及管理2010年硕士研究生毕业论文。

104. 刘延利：《护士拥有处方权时机是否成熟？》，《现代护理报》2007年8月17日。

105. 刘燕萍：《中国护理的世纪回眸（四）》，《当代护士》2001年第8期。

106. 刘燕萍：《中国护理的世纪回眸（二）》，《当代护士》2001年第6期。

107. 刘燕萍：《中国护理史上的男护士》，《当代护士（综合版）》2004年第2期。

108. 刘燕萍、霍杰：《中国护理的世纪回眸（一）》，《当代护士》2001年第5期。

109. 刘义兰、Richard W. Redman:《美国密歇根大学护理学博士课程及教学介绍》,《中华护理教育》2009 年 2 月第 6 卷第 2 期。

110. 陆齐:《强化以病人为中心的管理理念，有效提升医院核心竞争力》,《江苏卫生事业管理》2010 年第 2 期。

111. 罗洪:《医院的环境污染与防护》,《国外医学 · 护理学分册》2000 年第 10 期。

112. [美] 罗伊 · 波特（Porter，Roy）编著，张大庆等译:《剑桥医学史》，吉林人民出版社 2000 年版。

113. 罗云芳:《护士出现焦虑和抑郁症状多于医生》,《羊城晚报》2009 年 5 月 13 日。

114. 骆宏、孙庆龄、顾利慧:《护士情绪工作能力对职业倦怠的影响研究》,《中华护理杂志》2008 年第 11 期。

115. 骆俊澎:《〈心术〉为何不健全》,《东方早报》2012 年 5 月 22 日第 B08 版。

116. 马芳、宋建华:《护理专业中引入诠释学理论的探讨》,《中华护理杂志》2007 年第 5 期。

117. 马芳、朱丹:《护理中的人文关爱》,《护理学杂志》2006 年第 6 期。

118. 满平:《培养造就高层次人才，增强医院核心竞争力》,《江苏卫生事业管理》2011 年第 2 期。

119. 孟桂芹:《心理护理不当所引起的意外和教训》,《护理杂志》1955 年第 4 卷第 6 期。

120. 孟铁:《你的支持能减轻护士的疲劳》,《杭州日报》2005 年 11 月 25 日。

121. 孟宪红:《医生被刺应该谴责谁》,《健康报》2011 年 2 月 10 日第 5 版。

122. 梦觉:《护士工作之别一枝》,《护士通讯》1946 年第 23 期。

123. 宓小雄:《构建新的认同——市场转型期国有企业的劳动控制》，社会科学文献出版社 2007 年版。

124. 倪鑫、赵晓兰:《从体验经济到体验医疗》,《中国医院院长》2008

年第 11 期。

125. 聂春雷、童星：《社会转型、职业女性与社会支持——护士群体个案研究》,《思想战线》2005 年第 2 期。

126.《女子之新职业》，上海《女子世界》1907 年第 2 卷第 6 期。

127. 潘绥铭、姚星亮、黄盈盈：《论定性调查的人数问题：是“代表性”还是“代表什么”的问题——“最大差异的信息饱和法”及其方法论意义》,《社会科学研究》2010 年第 4 期。

128. 彭芳：《护士情感劳动的管理研究》,《当代护士》2009 年第 6 期。

129. 彭晶、王晓燕、匡仁伟：《我国男护生护理教育现状分析及对策》,《护理研究》2007 年第 11 期。

130. 平明：《男护士需要不？》,《护理杂志》1956 年第 6 期。

131. 浦金辉：《以加强人才队伍建设提升医院核心竞争力》,《解放军医院管理杂志》2006 年第 4 期。

132. 乾羽：《“护士写真”缓和不了医患紧张》,《工人日报》2011 年 1 月 19 日第 3 版。

133. 秦岭：《医院 LED 晒照片，美女护士最扯眼》,《华西都市报》2011 年 1 月 17 日第 22 版。

134. 秦银河：《加强学科建设，提升医院核心竞争力》,《中国医院》2005 年第 8 期。

135. 秦颖等：《从社会性别角度看待男护士的社会角色冲突》,《医学与哲学（人文社会医学版）》2011 年 1 月第 32 卷第 1 期。

136. [美] 琼 · 威 · 斯科特著，蔡一平译：《束永珍校，经验的证据》，载于 [美] 佩吉 · 麦克拉肯主编，艾晓明、柯倩婷副主编：《女权主义理论读本》，广西师范大学出版社 2007 年版。

137. [加] 琼 · 尤恩著，黄诚、何兰译：《在中国当护士的年月 1933–1939》，时事出版社 1984 年版。

138. 邱仁宗：《护理伦理学：国际的视角》,《中华护理杂志》2000 年第 9 期第 35 卷。

139. 邱仁宗：《女性主义哲学述介》，《哲学动态》2000 年第 1 期。

140. 冉庆欣：《信息化建设提升医院核心竞争力——河北北方学院附属第一医院信息化建设纪实》，《中国信息界（e 医疗）》2012 年第 1 期。

141. [日] 山本昌之著，刘绍朱译：《医院组织论（节译）》，《医院管理》1981 年 01 期。

142. 尚青：《“无性别”护理不应强迫执行》，《医药经济报》2003 年 11 月 12 日 A06 版。

143. 韶先：《女子职业教育之必要》，《妇女杂志》1921 年第 7 卷第 10 期。

144. 人民日报社论：《不是亲人 胜似亲人——论全社会都要尊重护士爱护护士》，《人民日报》1981 年 5 月 7 日 1 版。

145. 人民日报社论：《尊重护士的高尚劳动》，《人民日报》1956 年 9 月 10 日第 1 版。

146. 沈原：《“强干预”和“弱干预”：社会学干预的两条途径》，载于李友梅、孙立平、沈原主编：《转型社会的研究立场和方法》，社会科学文献出版社 2009 版。

147. 石彤、王献蜜：《大学生就业质量的性别差异》，中华女子学院学报 2009 年第 21 卷第 6 期。

148. 宋瑰琦、房彤、姚红萍：《60 所医院聘用合同制护士现状调查》，《中国护理管理》2006 年 11 月 15 日第 6 卷第 11 期。

149. 苏建军、蒋炳武、彭伟：《重点学科建设与医院核心竞争力》，《中国煤炭工业医学杂志》2008 年第 12 期。

150. 苏银成、夏忠、梅世雄：《军旅模范护士——岑爱萍》，《人民日报》2004 年 3 月 2 日第 4 版。

151. 孙飞宇、杨善华：《作为意义探究的深度访谈》，《社会学研究》2005 年第 5 期。

152. 孙慕义：《医学伦理学》，高等教育出版社 2004 年版。

153. 孙宇红、孙玉杰、盛振霞：《从求职竞争谈护士的能力培养》，《黑龙江医药科学》2002 年第 2 期。

154. 田维范：《关于男护士出路之商榷》，《医事公论》1935 年第 2 卷第 19 期。

155. 佟新：《异化与抗争——中国女工工作史研究》，中国社会科学出版社 2003 年版。

156. 佟新：《妇女劳动的理论建构》，《国外社会学》2001 年第 1–2 期。

157. 王斌全、王磊：《护患关系的发展历程》，《护理研究》2007 年第 15 期。

158. 王斌全、赵晓云：《护理"专业"的界定与发展现状》，《护理研究》2008 年第 15 期。

159. 王斌全、赵晓云：《护理的起源》，《护理研究》2006 年 4 月第 20 卷第 4 上旬版（总第 174 期）。

160. 王芳、乔巨峰：《护理专业自主性发展的探讨》，《护士进修杂志》2000 年 6 月第 15 卷第 6 期。

161. 王桂生：《现代护理学理论基础》，新疆人民卫生出版社 2003 年版.

162. 王国强、宋文波：《医学方法论的新探索——第四届全国中青年医学方法论学术讨论会总结》，《医学与哲学》1995 年第 16 卷第 6 期总 169 期。

163. 王慧：《护士情绪劳动表现策略的个体影响因素分析》，山东大学护理学 2008 硕士研究生毕业论文。

164. 王菊吾、陈爱初、胡安瑜、申屠敏姣、叶乐勤：《住院患者对护士关怀照护需求的调查》，《解放军护理杂志》2005 年第 1 期。

165. 王兰芳、朱秀兰、叶世清、王小玲：《护士职业安全防护存在问题及对策》，《中华医院感染学杂志》2011 年第 21 卷第 5 期。

166. 王兰平、彭立志、王敬茹等：《噪音对手术患者生理指标的影响》，《中华护理杂志》2000 年第 11 期。

167. 王力：《试论建立融入人文素质教育的护理规范化考试体系》，《护理学杂志》2004 年 1 月第 19 卷第 1 期（综合版）。

168. 王立章、李懿秀：《护理学与护士工作》，《人民日报》1956 年 12 月 31 日第 7 版。

169. 王丽：《长沙市区护士情绪劳动及其相关因素的研究》，中南大学护理学 2010 年硕士研究生毕业论文。

170. 王宁：《个案研究的代表性问题与抽样逻辑》，《甘肃社会科学》2007 年第 5 期。

171. 王宁：《消费者权威下的情感劳动》，《南方日报》2005 年 1 月 13 日第 A07 版。

172. 王三虎：《护士形象简史》，《中华护理杂志》1992 年第 11 期。

173. 王淑军：《卫生部副部长为护理工作"把脉"——护士人力不足，流失现象严重》，《人民日报》2004 年 5 月 12 日 11 版。

174. 王淑军：《我国护理事业发展迅速，已有护士 126 万》，《人民日报》2004 年 5 月 11 日第 11 版。

175. 王同镇：《介绍高效护理单元的设计》，《医院管理》1982 年 11 期。

176. 王小霞、闫成美、肖海云等：《论系统化整体护理模式的实现》，《实用护理杂志》1996 年第 12 期。

177. 王琇瑛：《护理发展简史》，上海科学技术出版社 1987 年版。

178. 王琇瑛：《护士教育的今昔》，《人民日报》1949 年 5 月 12 日第 4 版。

179. 王益锵主编：《护理社会学》，中国科学技术出版社 1993 年版。

180. 王莹：《她有一颗平常心——献给国际护士节》，《人民日报》1997 年 5 月 9 日 9 版。

181. 王颖：《基于客户关系管理，提升医院核心竞争力》，《卫生职业教育》2005 年 18 期。

182. 王政：《社会性别与新中国的象征文化——〈新中国妇女〉视觉形象透视》。2009 年 6 月 26–29 日上海复旦大学"社会性别研究国际学术会议"论文。

183. [美]威廉·科克汉姆著，杨辉、张拓红等译：《医学社会学》，华夏出版社 2000 年版。

184. [美]维维安娜·A. 泽利泽尔：《亲密交易》，载于莫洛·F. 纪廉、南德尔·科林斯、保拉·英格兰、马歇尔·迈耶编：《新经济社会学——一门新兴学科的发展》，社会科学文献出版社 2002 年。

185. 魏开琼:《女性主义方法论：能否讲述更好的故事》,《浙江学刊》2008 年第 6 期。

186. 吴蓓雯、曹伟新:《从中美护理教育现状分析中国护理本科教育面临的挑战》,《护理研究》2006 年 5 月第 20 卷第 5 期上旬版（总第 177 期）。

187. 吴红、丁汉梅:《新护士独立上岗前实施综合技能考核的实践与成效》,《第八届全国烧伤外科学年会论文汇编》2007 年 11 月，中国广东广州，中华医学会烧伤外科学分会举办。

188. 吴吉梅、吕志强、赵海燕、王曼、展新荣、王晓红:《病区构造和布局对护理工作的影响》,《中国实用护理杂志》2006 年 11 月 21 日第 22 卷第 11 期下旬版。

189. 吴金凤、洪惠萍、霍孝蓉、成翠琴:《对江苏省 40 家医院护理工作时间分配的调查分析》,《中国护理管理》2011 年第 11 卷第 1 期。

190. 吴小英:《女性主义的科学重建》,《自然辩证法研究》1996 年第 9 期。

191. 吴亚君、陆斐、张培生等:《护士对病人关爱需要的认知及关爱行为的探讨》,《中国实用护理杂志》2004 年 09 期。

192. 吴袁剑云、李庆功:《美国护士伦理守则：概念基础及实施策略》,《中国护理管理》2008 年 10 月 15 日第 8 卷第 10 期。

193. 夏佳芬、胡雁、李志红、李宛珍、余爱萍:《关于护士夜班工作体验的现象学研究》,《中华护理杂志》2005 年 04 期。

194. 夏学銮:《社会工作的三维性质》,《北京大学学报(哲学社会科学版)》2000 年第 1 期。

195. 肖习姗:《护士求职压力与社会支持的缺位分析》,《湖北广播电视大学学报》2008 年第 28 卷第 1 期。

196. 馨:《卫生行政与医药问题》,《医学周刊集》1932 年第 6 卷第 3 期。

197. 熊丙纯:《质性研究方法刍议：来自社会性别视角的探索》,《社会学研究》2001 年第 5 期。

198. 徐群燕、应立英、王惠琴:《医生和护士对医护关系评价的差异性调查》，《护理学杂志：外科版》2006年第22期。

199. 徐圣杰：《中国是否需要护士处方权》，《中华现代护理学杂志》2009年6月6卷11期。

200. 许志伟：《医患关系的本质：医生的专业视角及其伦理意蕴》，《医学与哲学》2005年2月第26卷第2期总第285期。

201. 薛公绰：《世界医学史概要》，学苑出版社1995年版。

202. 闫龑：《北京要将住院患者聘护工比例降到10%以下》，《健康报》2010年7月8日第3版。

203. 严美娟、张天华：《护理用工制度的改革及其成效》，《现代实用医学》2005年7月第17卷第7期。

204. 杨翠、谢磊、程永忠、石应康：《实施流程优化提升医院核心竞争力》，《中国医院》2005年第5期。

205. 杨方英、刘丽华、周慧娟：《SICU护士职业危害因素及防护》，《实用护理杂志》2002年第18卷第7期。

206. 杨红叶：《国内整体护理的现状及进展》，《蛇志》1999年第11卷第3期。

207. 杨慧：《护士秀的一天》，《当代护士》2002年4月。

208. 杨俊兰、于洪：《浅议护士处方权》，《包头医学》2006年第30卷第3期。

209. 杨淑盈、单岩：《浅谈护理理论的应用及发展对策》，《护理实践与研究》2011年第21期。

210. 杨藻宸：《药理学和药物治疗学（下）》，人民出版社2000年版。

211. 佚名：《关心护士的生活和学习，上海着手改进护士工作》，《人民日报》1956年9月8日7版。

212. 佚名：《好护士》，《人民日报》1961年2月15日7版。

213. 佚名：《上海市杨浦区中心医院深入批判修正主义医疗卫生路线 培养“一专多能”的医护人员 医生以医疗为主，兼学护理；护士以护理为主，兼学医疗》，《人民日报》1970年9月10日4版。

214. 佚名:《尊重护士劳动，做好护理工作》,《人民日报》1956年10月11日7版。

215. 游正林:《管理控制与工人抗争——资本主义劳动过程研究中的有关文献述评》,《社会学研究》2006年第4期。

216. 于红典、夏保京、谢鹏:《医疗团队视角下新型医护关系的构建》,《医学与哲学(人文社会医学版)》2010年2月第31卷第2期总第398期。

217. 余剑珍:《高等护理教育模式研究》，华东师范大学2008届研究生博士学位论文。

218. 余韫珠:《护理工作中的节力原则》,《护理杂志》1957年第3期。

219. 余韫珠、甘兰君编译:《护理工作中的节力问题》,《护理杂志》1964年第6号。

220. 余志和、张保红:《加强医院文化建设提升医院核心竞争力》,《中国社区医师(医学专业)》2010年23期。

221. 俞顺华:《试行护理工作程序化》,《医院管理》1982年12期。

222.《在国际护士节到来之际 习近平向全国广大护士致以节日的祝贺和诚挚的慰问》,《中国临床护理》2020年第12卷第3期。

223. 张陈:《漫话医院管理信息系统(HIS)》,《软件工程师》2000年第2期。

224. 张东航、薛赤、王世英、任春艳:《市场经济下医院管理模式转变的探讨》,《中国医院管理》2000年第20卷第3期。

225. 张古英、郑清芬、董凤岐:《建设数字化医院提升医院核心竞争力》,《临床合理用药杂志》2010年第18期。

226. 张红卫:《妇产科护患纠纷的原因分析及对策》,《中华现代护理杂志》2008年第10期。

227. 张静娟:《男护士护理事业的发展》,《中国误诊学杂志》2008年9月第8卷第26期。

228. 张师前、任延贞、杨文浩、顾幸振:《护士的职业危害及预防》,《护士进修杂志》1994年第9卷第8期。

229. 章金媛：《节力带在护理工作中的应用》，《护理杂志》1980年第5期。

230. 章金媛、刘金妹、章萍、刘海萍：《护士专业行为综合评价标准初探》，《齐鲁护理杂志》1999年第2期。

231. 章仁彪、李春敏：《大卫·哈维的新马克思主义空间理论探析》，《福建论坛·人文社会科学版》2010年第1期。

232. 章紫曼、肖艺：《护士相貌太丑陋患者投诉到消协》，《羊城晚报》1999年8月29日，转引自《现代技能开发》1999年10月号。

233. 赵采花、史东江：《护理专业的界定》，《现代护理》2005年第11卷第1期。

234. 赵海璇、梁思华、胡开萍、张志妙、黄泽华：《人文关怀在乳腺手术患者等候冰冻切片期间的应用》，《当代护士》2012年4月下旬刊。

235. 赵君英：《护士的情绪劳动及其相关因素的关系研究》，浙江师范大学应用心理学2010年硕士研究生毕业论文。

236. 赵康：《专业、专业属性及判断成熟专业的六条标准——一个社会学角度的分析》，《社会学研究》2000年第5期。

237. 赵康：《专业化运动理论：人类社会中专业性职业发展历程的理论假设》，《社会学研究》2001年第5期。

238. 赵维平、骆丽君、孙竟翔：《精神科女护士受患者性骚扰情况调查》，《临床心身疾病杂志》2005年第2期。

239. 郑广怀：《工人阶级的失语——读〈工人阶级经验的现象学研究〉》，载于李友梅、孙立平、沈原，《当代中国社会分层：理论与实证》，社会科学文献出版社2006年版。

240. 郑弘：《现代护士职业形象的调查与研究》，《当代医学》2009年2月第15卷第4期总第159期。

241. 郑雪梅、郑水利、车文芳、黎巧玲、朱淑群、申良荣：《医院护理活动时间分配的调查分析》，《中华护理杂志》2004年12月第39卷第12期。

242. 中华护理学会编：《护士守则》，人民卫生出版社2008年版。

243. 中华人民共和国卫生部编:《2011 中国卫生统计年鉴》, 中国协和医科大学出版社 2011 年版。

244. 钟摘:《工作压力致病》,《职业与健康》1989 年第 6 期。

245. 周敬:《加强高级技术人员的管理, 提升医院的核心竞争力》,《中国社区医师 (综合版)》2004 年第 14 期。

246. 周柳亚:《试论护理事业中的女性性别优势》,《中华女子学院学报》2002 年第 2 期。

247. 周薇、冯秀兰:《病房护士工作时间调查与分析》,《中国护理管理》2006 年第 6 卷第 4 期。

248. 周晓荣:《临床护士自身防护的研究进展》,《护理研究》2002 年第 8 期。

249. 周兴梅、常健、姚秋月、孙和平:《护士处方权随想》, 中华护理学会 2006 年 “护士长管理” 论坛论文汇编。

250. 周咏梅、叶文琴、张玲娟、陆小英:《国内外护士分级现状与我国护士能级结构设置》,《解放军护理杂志》2007 年第 1 期。

251. 朱安平:《〈护士日记〉礼赞青春》,《大众电影》2009 年第 5 期。

252. 朱健刚、曋凯:《工作、权力与女性认同的建构——对广东一家外资企业的中国白领女性的个案研究》,《清华社会学评论》2001 年第 1 期 (总第 3 期)。

253.《准护士会中护士讲护士: 女子职业以此为宜, 实地实习手脑并用》,《燕京新闻》1940 年第 6 卷第 25 期第三版。

254. 邹询主编:《现代护理新概念与相关理论 (第 3 版)》, 北京大学医学出版社 2004 年版。

后　记

本书是我在博士论文的基础上修改后的作品。最终决定让它面世，根本动力在于要将笔下这个群体的丰富与可爱呈现给世界。特别是 2019 年底爆发的新冠肺炎疫情大大考验了护士们，她们也以专业的精神与表现令国人激赏赞叹，国家亦随之出台了一系列有利于护士职业发展的政策措施。这里由衷地企盼她们的劳动与价值更多地被人们所认识、所认可，她们的工作环境更加友好，她们的职业发展能够更加顺利，她们从而也能够更好地服务社会。

感谢实地调查与论文写作前后帮助过我的所有人，特别是那些可爱可敬可亲的女护士们，在身处生活变动中仍接受我访谈的患者们，坦诚的医生们，还有穿针引线的朋友们。感谢中华护理协会提供的资料。

我的导师佟新教授，不仅是一位可为榜样的学者，还是一位可为榜样的女性，给予了我最大的宽容与包容，她的言传身教让后知后觉的我受益无穷。系里的其他老师们，特别是参加预答辩的刘爱玉、王思斌、谢立中和杨善华等诸位老师，见证了我的成长，他们的期待和宽容令我汗颜，催我上进。

所在单位全国妇联妇女研究所的领导为我创造了学习条件，特别是谭琳等领导对论文给予了极具建设性的帮助。论文写作期间，其他同事们也展示了最大的帮助、包容与体谅。

感谢好友范艳春、何丹、杨可、刘亚秋等给予的启发与鼓励，师弟师妹们特别是周旅军提供了撰写建议。

感谢我的家人。爱人刘雨龙给予的关爱和鼓励是我前进的动力，公公刘继尧和婆婆李凤莲帮忙带孩子为我争取了难得的调研与写作时间，特别是公公还对文章通篇做了编辑工作。两个女儿不仅充实了我的生命，也让我作为女性和母亲加深了对护理这项工作、对女性学这一学科的认识。

文中第一章“进步与妥协：西方护理职业化中的性别建构”曾以同标题发表于《妇女研究论丛》2011 年第 4 期；第二章“近代护理职业中的性别协商”部分以同标题发表于《中华女子学院学报》2018 年第 4 期；第五章“护士形象的再现及其不满”中的部分内容曾以“护士形象的再现——对《人民日报》1949 年以来文本的分析”为题，发表于《山东女子学院学报》2018 年第 4 期。感谢这些刊物授权本书使用这些内容。

完成调研已过经年，护理这个行业发生了诸多变迁，但因种种原因未能跟进，限制了其时代价值，仅将其作为一个时期的记录吧。

马冬玲

2021 年 1 月